볼매뉴얼테라피 | 짐 워크아웃

© 김민석 2024(저자와 맺은 특약에 따라 검인을 생략합니다.)

1판 1쇄 인쇄 2024년 11월 11일
1판 1쇄 발행 2024년 11월 18일

발행처 페인프리북스 PAINFRRE BOOKS
발행인 김민석
기획총괄 김민석
디자인 김지유
일러스트 장소희 이주현 김지유 최경숙
출판등록 2019. 7. 30. 제 25100-2019-000017호
주소 06023 서울특별시 강남구 압구정로 216 3층 페인프리북스
전화 02 - 6338 - 7699
전자우편 painfredu@gmail.com

ISBN 979-11-967898-3-1 (93510)

볼매뉴얼 테라피 Ⅰ

짐 워크아웃

BALLMANUAL THERAPY – GYM WORKOUT

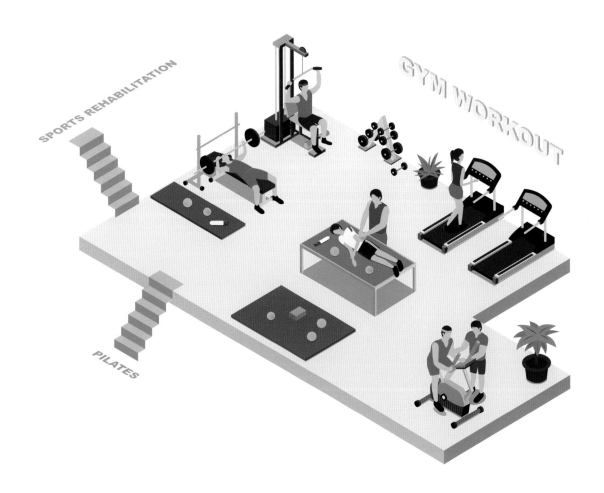

재활과학 박사 탑 시크릿!

상위 1% 재활·퍼스널트레이너를 위한 1:1 고급 맞춤형 PT

PAINFREE
B O O K S

목차

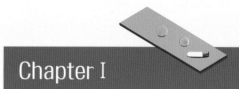

Chapter I

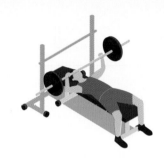

Chapter II　　　볼매뉴얼테라피 소개

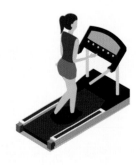

Chapter III   운동 전 볼매뉴얼테라피

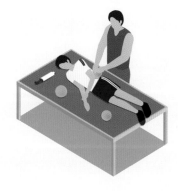

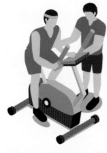

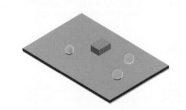

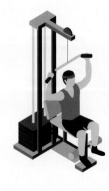

들어가는 말

요가, 필라테스, 피트니스 등 많은 건강관리 운동으로 피트니스는 오랜기간 동안 가장 대중적인 운동으로 인식되고 있습니다. 피트니스는 다이어트, 체형, 근육질 몸매 등의 건강관리법으로 이용되고 있지만 무분별한 운동으로 부상위험이 높은 운동 중 하나입니다. 무엇보다, 피트니스 산업의 외형적인 성장에 맞춰 퍼스널트레이너의 공급도 급속도록 증가하였지만, 질적인 성장은 그에 미치지 못해 운동효과 만큼이나 부상의 위험도 높은 실정입니다.

볼매뉴얼테라피 - 워크이웃은 1:1 맞춤식 피스널트레이닝으로 근육 활성화 증가, 근육피로 감소, 근육재활에 특화된 새로운 개념의 근육 관리법입니다. 지금까지 1:1 맞춤식 퍼스널트레이닝은 회원의 건강상태에 따라 차별성에 기반한다기 보다는 일률적인 1:1 퍼스널트레이닝에 보다 가까운 방식이였습니다. 볼매뉴얼 워크이웃은 근육재활을 통해 근육이 올바른 발달과 부상관리와 예방이 가능한 프리미엄 1:1 맞춤식 퍼스널트레이닝이 가능한 새로운 개념의 근육 관리법입니다.

볼매뉴얼테라피는 건강운동관리사, 물리치료사, 필라테스, 요가 강사 등에게 매우 유용하게 사용 될 수 있습니다. 퍼스널트레이너는 볼매뉴얼테라피를 통해 운동능력 향상, 근피로 회복, 근육 균형발달, 부상방지에 효과적인 방법으로 사용 될 수 있습니다. 또한, 건강운동관리사 및 물리치료사는 재활운동 적용시, 볼매뉴얼테라피를 통해 부작용 방지와 재활기간 단축, 높은 재활 완성도를 이룰 수 있습니다. 볼매뉴얼테라피를 통해, 필라테스 및 요가 강사는 정상적인 근육 활성화를 통해 회원의 운동동작의 완성도를 높일 수 있으며, 부상방지와 체형교정 효과까지 기대 할 수 있습니다.

볼매뉴얼테라피는 단기간에 퍼스널트레이너의 경쟁력이 몇단계 이상 발전할 수 있는 강력한 수단이 될 것임을 확신합니다. 볼매뉴얼테라피가 출판되기 이전에 이미 건강 및 의료분야에서 그 효과를 검증하였고, 소비자들의 높은 만족도를 경험 할 수 있었습니다. 저자는 볼매뉴얼테라피가 건강, 보건 분야의 획기적인 신개념으로 발전하기를 기대합니다.

PAINFREE EDU

재활과학 박사 김민석

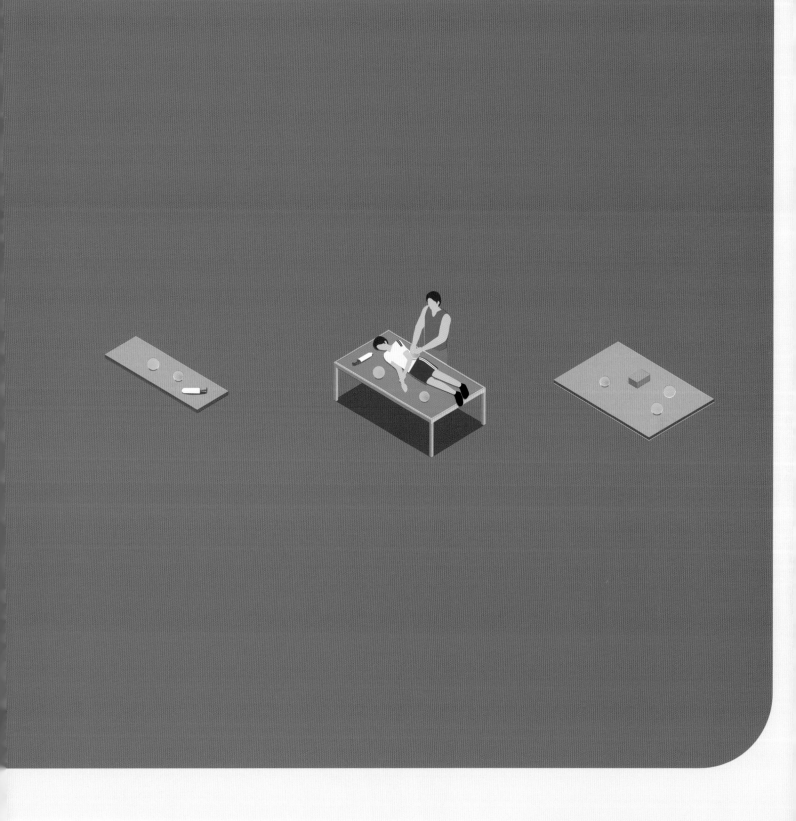

Chapter I
기초해부학

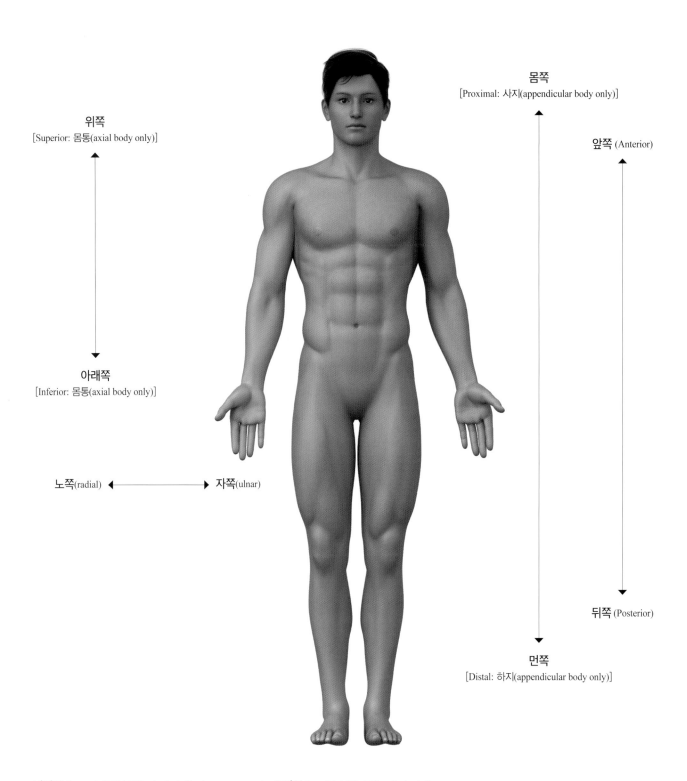

위쪽
[Superior: 몸통(axial body only)]

아래쪽
[Inferior: 몸통(axial body only)]

몸쪽
[Proximal: 사지(appendicular body only)]

앞쪽 (Anterior)

뒤쪽 (Posterior)

먼쪽
[Distal: 하지(appendicular body only)]

노쪽(radial) ◄─────────► 자쪽(ulnar)

바깥쪽 [Lateral: 전체 신체(entire body)] ◄─────────► 중심쪽 [Medial: 전체 신체(entire body)]

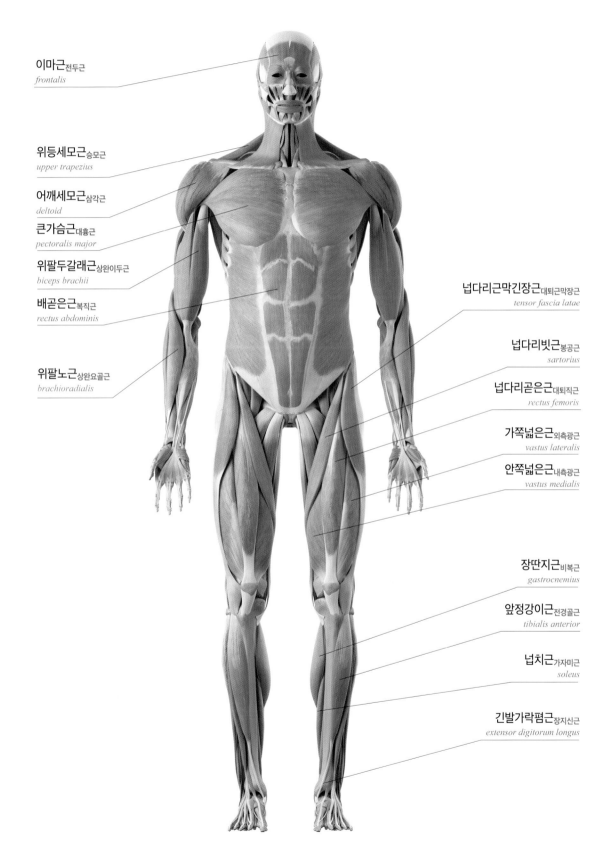

이마근전두근
frontalis

위등세모근승모근
upper trapezius

어깨세모근삼각근
deltoid

큰가슴근대흉근
pectoralis major

위팔두갈래근상완이두근
biceps brachii

배곧은근복직근
rectus abdominis

위팔노근상완요골근
brachioradialis

넙다리근막긴장근대퇴근막장근
tensor fascia latae

넙다리빗근봉공근
sartorius

넙다리곧은근대퇴직근
rectus femoris

가쪽넓은근외측광근
vastus lateralis

안쪽넓은근내측광근
vastus medialis

장딴지근비복근
gastrocnemius

앞정강이근전경골근
tibialis anterior

넙치근가자미근
soleus

긴발가락폄근장지신근
extensor digitorum longus

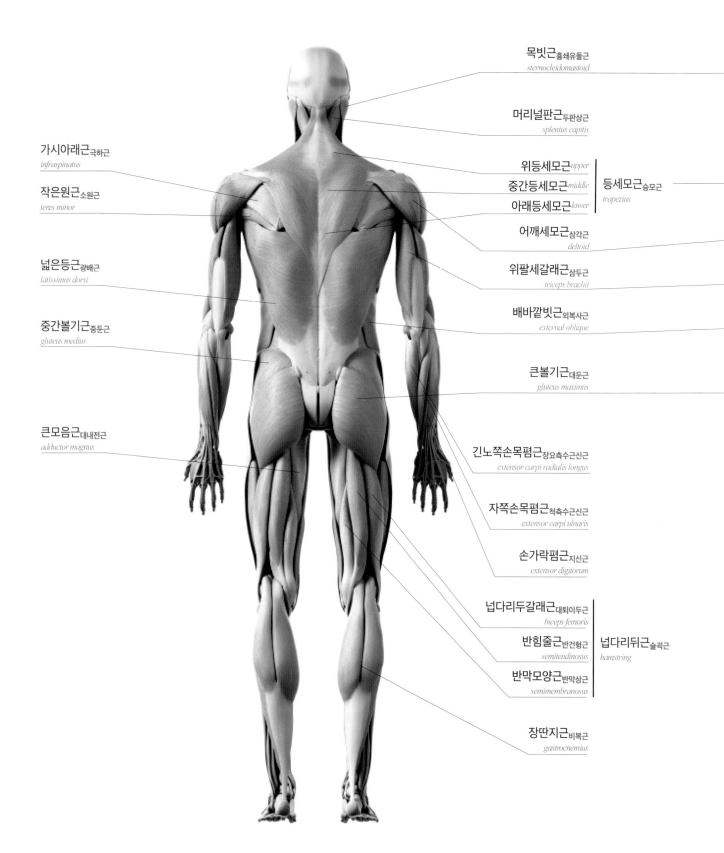

목빗근흉쇄유돌근
sternocleidomastoid

머리널판근두판상근
splenius capitis

가시아래근극하근
infraspinatus

작은원근소원근
teres minor

위등세모근*upper*
중간등세모근*middle*
아래등세모근*lower*

등세모근승모근
trapezius

어깨세모근삼각근
deltoid

넓은등근광배근
latissimus dorsi

위팔세갈래근삼두근
triceps brachii

배바깥빗근외복사근
external oblique

중간볼기근중둔근
gluteus medius

큰볼기근대둔근
gluteus maximus

큰모음근대내전근
adductor magnus

긴노쪽손목폄근장요측수근신근
extensor carpi radialis longus

자쪽손목폄근척측수근신근
extensor carpi ulnaris

손가락폄근지신근
extensor digitorum

넙다리두갈래근대퇴이두근
biceps femoris

반힘줄근반건형근
semitendinosus

넙다리뒤근슬괵근
hanstring

반막모양근반막상근
semimembranosus

장딴지근비복근
gastrocnemius

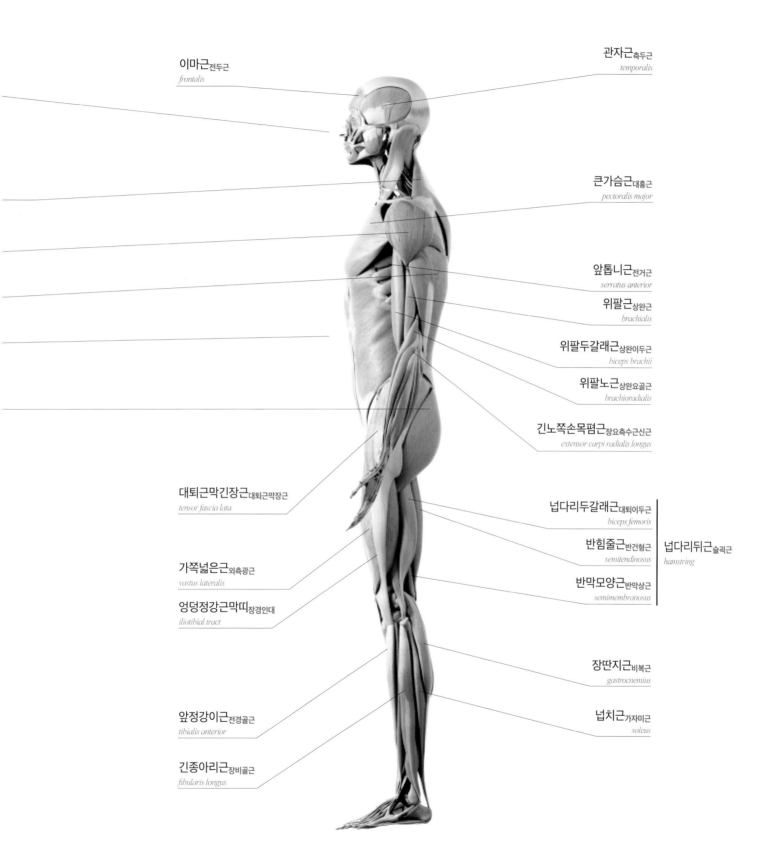

이마근전두근
frontalis

관자근측두근
temporalis

큰가슴근대흉근
pectoralis major

앞톱니근전거근
serratus anterior

위팔근상완근
brachialis

위팔두갈래근상완이두근
biceps brachii

위팔노근상완요골근
brachioradialis

긴노쪽손목폄근장요측수근신근
extensor carpi radialis longus

대퇴근막긴장근대퇴근막장근
tensor fascia lata

넙다리두갈래근대퇴이두근
biceps femoris

반힘줄근반건형근
semitendinosus

넙다리뒤근슬괵근
hamstring

반막모양근반막상근
semimembranosus

가쪽넓은근외측광근
vastus lateralis

엉덩정강근막띠장경인대
iliotibial tract

장딴지근비복근
gastrocnemius

앞정강이근전경골근
tibialis anterior

넙치근가자미근
soleus

긴종아리근장비골근
fibularis longus

13

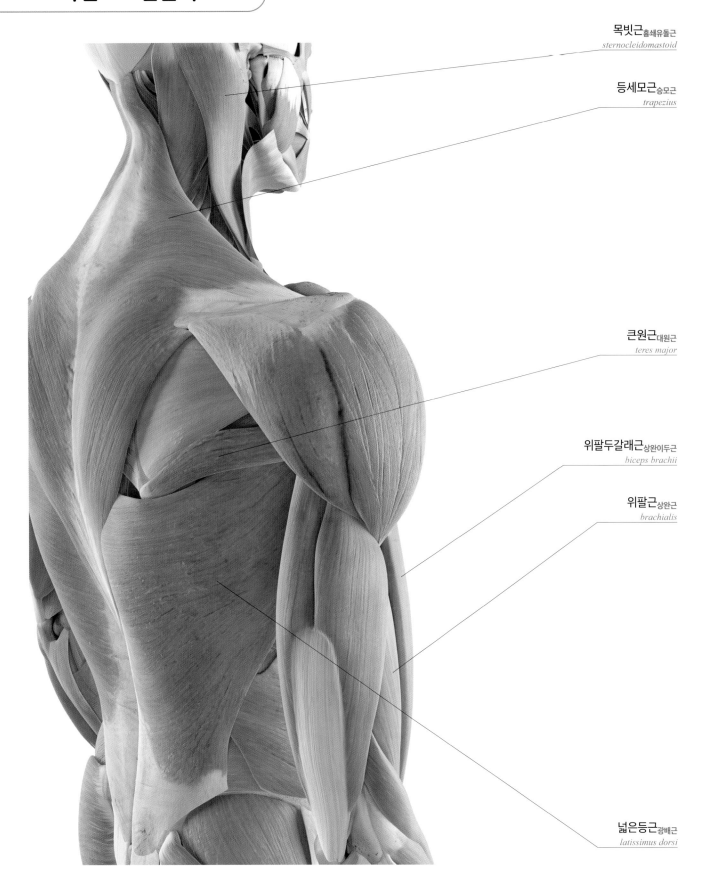

목빗근흉쇄유돌근
sternocleidomastoid

등세모근승모근
trapezius

큰원근대원근
teres major

위팔두갈래근상완이두근
biceps brachii

위팔근상완근
brachialis

넓은등근광배근
latissimus dorsi

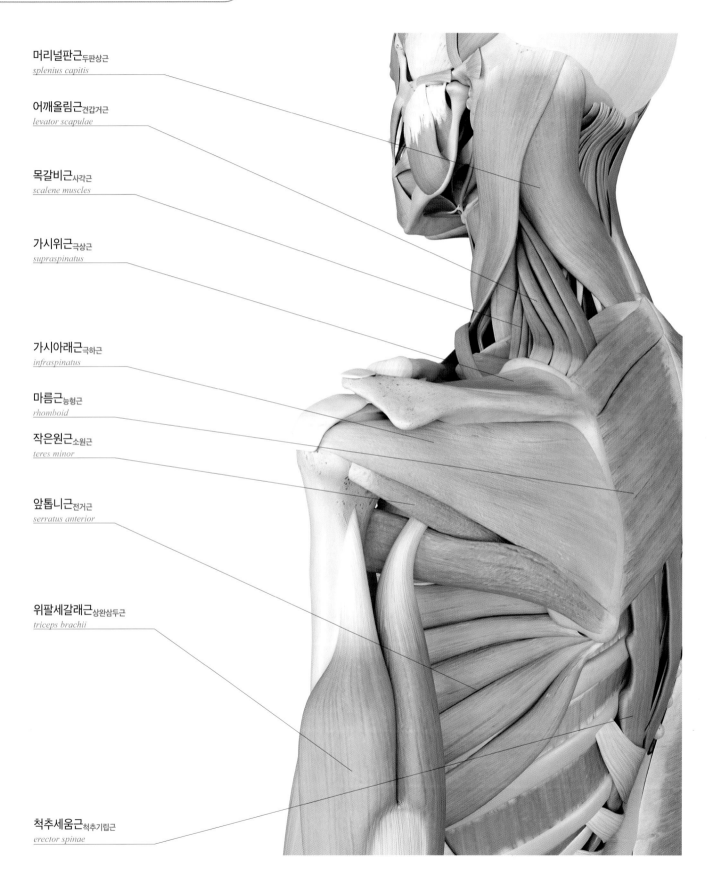

머리널판근_{두판상근}
splenius capitis

어깨올림근_{견갑거근}
levator scapulae

목갈비근_{사각근}
scalene muscles

가시위근_{극상근}
supraspinatus

가시아래근_{극하근}
infraspinatus

마름근_{능형근}
rhomboid

작은원근_{소원근}
teres minor

앞톱니근_{전거근}
serratus anterior

위팔세갈래근_{상완삼두근}
triceps brachii

척추세움근_{척추기립근}
erector spinae

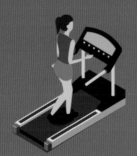 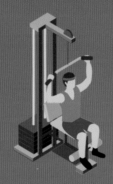 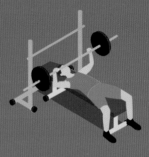

Chapter II
볼매뉴얼테라피 소개

0. 볼매뉴얼테라피 소개

1 볼매뉴얼 테라피란?

「볼매뉴얼테라피」는 근본적으로 근육 활성화를 통해 근육 관절 신경의 긴장성이 균형을 이루는 비화학적 비수술적인 신체 기능 회복 테라피 입니다. 「볼매뉴얼테라피」는 압통점을 포함해 근육 활성화가 낮은 부위에 효과적입니다. 근육 기능 향상을 위해 공기주입식 볼을 이용해 근육 및 관절 기능 향상을 위한 근육 관리법입니다. 볼을 통한 자극은 근육을 포함해, 근막, 뼈막, 힘줄까지 자극하며 복합적인 근신경 생리학적 변화를 통해 근육 및 관절 기능을 향상시키며, 통증 감소의 효과까지 기대할 수 있습니다.

짐 워크아웃, 엘리트 스포츠 선수의 신체기능 향상을 위해서는 근력강화 관절가동범위 증가, 유연성, 민첩성, 근지구력 등 많은 요소들이 필수적입니다. 이러한 필수요소들은 근육의 정상적인 활성화 통해 가능합니다. 운동 시작에 앞서 향상된 근육 활성화는 본 운동의 효과를 극대화 시킬 수 있습니다. 또한, 「볼매뉴얼테라피」는 운동 종료 후 젖산과 같은 부산물을 감소시키고, 혈류를 개선시켜 짐 워크아웃으로 인한 근조직의 미세상처조직에 영양과 산소를 공급해 근육의 피로감을 최소화하여 피로회복에 매우 효과적입니다. 무엇보다 근육의 올바른 활성화를 통해 정상적인 근 탄력*Muscle elasticity*을 회복해 근력향상과 바른근육 형태를 발달시켜 균형잡힌 체형을 유지할 수 있습니다.

또한, 부상 후 재활운동시 개선된 근 탄력과 긴장감*Tension*으로 재활운동을 할 경우 그 효과를 극대화 할 수 있습니다. 「볼매뉴얼테라피」를 통한 근력향상은 단순히 근육의 파워뿐만 아니라 근육에서 발생된 근력을 장력의 형태로 근막을 통해 효과적으로 전달되기 때문에 10-15% 정도의 근력향상 효과를 기대할 수 있습니다.

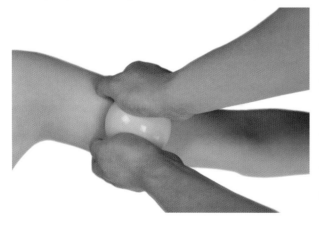

「볼매뉴얼테라피」는 다양한 전문서적과 해외논문 등의 생리해부학적 근거에 기반을 하였습니다. 무엇보다 볼매뉴얼테라피는 근육의 올바른 사용을 통해 근육활성화를 증진시키고 근육기능 향상으로 정상적인 체형회복에 효과적인 근육관리법입니다.

1. 볼매뉴얼테라피 장점

「볼매뉴얼테라피」는 빠른시간안에 근육 활성화, 근막이완, 근력향상 효과로 짐 워크아웃 시 효과적인 근육 관리법이 될 수 있습니다.

❶ 퍼스널 트레이너의 관절 보호

❷ 학습적 용이함

❸ 안정성

❹ 신체접촉 최소화로 불쾌감 감소

❺ 지속적 자극 유지

❻ 저강도힘 사용으로 효과 극대화

「볼매뉴얼테라피」는 신체 국소 근육의 기능개선과 통증관리에 최적화된 볼테라피 입니다. 「볼매뉴얼테라피」는 대표적으로 짐 워크아웃 근력향상, 엘리트 스포츠 선수의 기능개선에 매우 효과적인 근조직 관리법입니다. 특히, 볼테라피를 통해 자가이완이 어려운 경우 「볼매뉴얼테라피」는 인대, 힘줄, 속근육, 얇은 근육 등을 직간접적으로 자극하여 연부조직, 결합조직 회복에 효과적일 뿐만 아니라, 벌크업과 함께 바른체형을 위해서는 골격을 감싸고 있는 근육의 정상적인 근육톤 유지에 매우 효과적입니다. 근육톤의 정상화는 근육의 올바른 세포증식과 외형에도 중요한 요소입니다. 뼈와 관절에 붙어있는 짧고 단축된 근육은 관절의 비틀림을 야기하여 올바른 체형을 유지하기에 방해 요소입니다.

「볼매뉴얼테라피」는 근육길이의 회복은 단순히 근육을 잡아늘리는 스트레칭 개념이 아닌 근절^{Sarcomere} 의 액틴^{Actin} 마이오신^{Myosin}의 이완의 근본적인 이완을 가능하게합니다. 「볼매뉴얼테라피」는 단순히 근육을 마사지하는 개념이 아닌 근육과 뇌의 소통을 통해 액틴 마이오신의 결합을 능동적으로 분리시킬 수 있습니다. 속 근육과 두꺼운 근육 이완은 볼테라피와 같은 자극으로 가능하며, 겉근육과 얇은근육, 힘줄, 인대와 같은 조직은 「볼매뉴얼테라피」를 통해 충분히 이완시킬 수 있습니다.

2. 볼매뉴얼테라피 효과

「볼매뉴얼테라피」를 충분히 활용하기 위해서는 뼈를 감싸는 뼈막, 근육을 감싸는 근막의 이해가 필수적이며 볼매뉴얼 압박을 통한 조직의 변화는 압박자극으로 인해 생리학적인 전기에너지 발생으로 가능합니다. 대부분의 근육 손상은 근육 자체적인 손상보다는 힘줄부위에서 발생하는 경우가 많습니다. 이는 직접적인 힘줄손상보다는 근육의 단축으로 힘줄이 스트레칭되어 조직 손상으로 이어집니다. 또한, 인대의 경우에는 혈액공급이 매우 제한적인 조직으로 자가힐링이 어려운 조직이기 때문에 볼매뉴얼테라피를 통한 생리학적인 전기자극으로 조직회복에 효과적입니다. 「볼매뉴얼테라피」는 도수치료적 효과를 근육 · 관절 · 신경의 해부생리학적 관점에서 설명합니다. 「볼매뉴얼테라피」는 신체활동 이후 근육의 회복과 근육 기능 향상을 통해 올바른 운동효과를 극대화 시키는 것을 목표로 합니다. 「볼매뉴얼테라피」는 근육기능 개선과 함께 통증감소에도 효과적이며, 임상적 · 의학적 근거과 해부학, 기능해부학, 도수치료관련 등 다양한 전문서적과 해외논문을 참고하였습니다.

❶ 근육의 피로회복

❷ 부상회복

❸ 근육 기능회복(근력과 관절가동범위)

❹ 근육의 탄력성*Elasticity* 회복

❺ 힘줄, 인대 탄력회복

② 볼매뉴얼테라피 차별성

1. 상위 1% 퍼스널트레이너를 위한 신개념 솔루션

「볼매뉴얼테라피」는 짧은시간에 근력과 관절가동범위와 같은 근육의 기능회복에 최적화된 신개념 근육관리법입니다. 「볼매뉴얼테라피」는 많은 짐 워크아웃 퍼스널트레이너들의 효과적이고 올바른 근육 활용방법을 제시하며, 보다 체계적이며 안전한 방법을 통해 퍼스널트레이너의 전문성을 향상시켜 상위 1%의 전문가로 거듭나게 하는 최고의 솔루션입니다.

활용방법

❶ 운동 전 볼매뉴얼테라피를 통한 근육, 힘줄, 인대 워밍업 효과 부상방지

❷ 짐 워크아웃 통증 발생 시 올바른 운동 프로그램 구성

❸ 균형잡힌 체형을 위한 올바른 근육운동법 가능

❹ 짐 워크아웃 이후, 효과적인 근피로 회복

❺ 근 탄력회복을 통한 파워 · 스피드 및 관절가동범위 증가

2. 최대압력에 대한 단면적 압력 분포도 비교

땅콩볼(약1.6cm), 엄지손가락(약1.8cm), 미니볼(약3.5cm), 미듐볼(약5cm), 맥스볼(약6.3cm)로 각기 다른 5가지 방법에 대한 최대 압력 적용시 단면적은 다릅니다. 각 방법에 대한 장단점이 있지만, 땅콩볼과 엄지손가락에 의한 압박에 대한 장단점은 다음과 같습니다. 땅콩볼은 압력점이 모인다는 장점은 있지만, 연부조직과 얇은 근육에 적용시 통증으로 장시간 적용하기에는 많은 제약점이 있습니다. 또한, 엄지손가락은 세밀한 압력조절이 가능하지만, 한 부위 10초 이상 동일한 압력 적용이 어려우며, 타인에 의한 방법이 일반적이라는 점이 단점일 수 있습니다. 무엇보다, 30분 이상 장시간 동일압력 적용시 트레이너의 손가락, 손목 관절과 근육에 피로감과 통증을 유발할 수 있습니다.

이에반해, 볼매뉴얼테라피를 통한 압박은 땅콩볼과 손가락에 의한 압박법보다 단점은 적고, 장점의 더욱 많습니다. 볼매뉴얼테라피는 ❶ 세밀한 압력조절, ❷ 압력점의 분산, ❸ 30분 이상 장시간 이용 가능, ❹ 광범위한 신체 부위 적용, ❺ 얇은 근육 적용등의 장점이 더욱 많습니다.

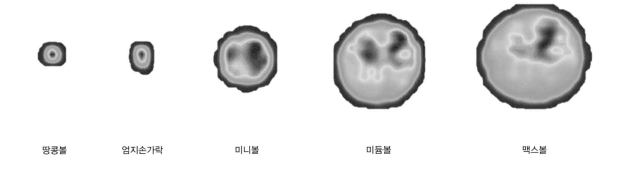

| 땅콩볼 | 엄지손가락 | 미니볼 | 미듐볼 | 맥스볼 |

〈 허용 가능한 최대압력 적용시 단면적 압력 분포도를 비교한 결과 〉

3. 정적인 볼매뉴얼테라피

정적인 동작의 「볼매뉴얼테라피」는 손 마사지와 가장 큰 차이점을 갖습니다. 손 마사지의 경우 일정한 위치에 동일한 힘으로 자극하는것이 상대적으로 어렵습니다. 또한, 강한 힘으로 누르고, 비비는 손 마사지의 경우 멍^{Bruise} 이 발생하는 경우가 많습니다. 멍은 손 마사지의 당연한 결과가 아닙니다. 생리학적으로 멍은 신체조직의 손상입니다.

인위적으로 조직손상을 유도하고 조직 회복을 기대하는 것은 어쩌면 아이러니한 상황인것입니다. 또한, 힘줄이나 인대에 강한 자극을 통한 마사지는 조직 손상을 유발하여 그 효과성에 대해 아직 논란이 있습니다.

짧고 · 빠르고 · 강한 동적인 마사지 자극은 근육의 국소적인 이완과 일시적인 이완 정도의 효과를 기대할 수 있지만, 정적인 「볼매뉴얼테라피」는 중추 · 말초신경계를 직 · 간접적으로 자극해 단축된 근육을 이완 할 수 있습니다.

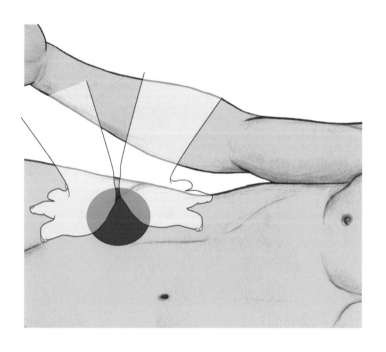

< 한 부위를 지긋이 압박하는 볼매뉴얼 테라피 >

4. 볼매뉴얼 테라피 전용볼 「페인프리볼」

「볼매뉴얼테라피」는 기본 생리학과 기능해부학의 기본적인 적용 원리를 통해 효과를 설명합니다. 손마사지의 경우 손가락 관절, 손목, 팔꿈치, 목, 어깨 등의 신체 주요 관절 손상과 변형 등을 발생시킬 수 있습니다. 「볼매뉴얼테라피」는 퍼스널 트레이너의 신체 관절을 보호하며 마사지 효과를 극대화 할 수 있는 최적화된 도구입니다. 또한, 손마사지의 경우 특정 부위에 동일한 힘 자극하는게 쉽지 않은 반면에 「볼매뉴얼테라피」는 관절 보호와 함께 그 효과가 매우 탁월하며 마사지를 받는 사람의 경우 손에 의한 불쾌감을 최소화해 거부감 없이 할 수 있습니다. 근육 · 신경 · 혈관 · 근막의 손상을 최소화와 「볼매뉴얼테라피」 효과를 극대화 해야 하기 때문에, 말랑하고 탄력이 있는 공기압 조절식 볼매뉴얼 전용 「페인프리볼」 사용을 권장합니다.

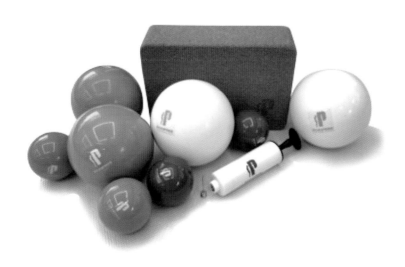

③ 볼매뉴얼 테라피 – 짐 워크아웃 목표

「볼매뉴얼테라피 짐 워크아웃」은 피트니스인들의 올바른 근육관리를 통해 근육기능과 체형회복에 효과적입니다. 전문 퍼스널트레이너들의 고급 1:1 맞춤식 퍼스널트레이닝을 위한 단순한 근육형성 보다는 고객의 근육관리를 통해 고차원적인 근육재활을 위한 퍼스널트레이닝 프로그램 개발을 목표로 합니다. 학습을 통해 「볼매뉴얼테라피 짐 워크아웃」적용효과를 해부생리학적 접근으로 원리를 이해할 수 있으며, 근육 해부학, 근육의 시작점과 부착점, 트리거포인트, 근막, 뼈막, 혈관, 신경, 볼의 물리적 성질 등을 이해하여 「볼매뉴얼테라피 워크아웃」의 효과를 설명할 수 있습니다.

④ 학습 대상자

「볼매뉴얼 테라피 짐 워크아웃」은 상위 1% 퍼스널트레이너의 1:1 퍼스널트레이너의 전문성을 높여줄 훌륭한 도구입니다. 「볼매뉴얼테라피」워크아웃은 운동전, 운동후, 근육재활 목적으로 사용 가능 하며, 스포츠 마사지와 같은 수기요법을 사용하는 퍼스널트레이너들의 관절과 근육 손상을 예방을 위한 훌륭한 도구가 될 것입니다. 퍼스널트레이너의 경쟁력은 자신의 훌륭한 근육과 몸매를 뽐내는 것과 함께 해박한 전문지식과 고급 1:1 고객 맞춤 서비스를 통해 높일 수 있는 것입니다. 많은 퍼스널트레이너들이 단순히 멋진 외형에만 초점이 맞춰져 있는 상황에 놓여 있습니다. 퍼스널트레이닝을 평생직업으로 생각한다면 외형보다는 고객을 위한 고급 1:1 고객 맞춤서비스를 위해 자기개발을 해야 하는 것이 경쟁력 있는 퍼스널트레이너의 모습이라고 생각이 듭니다. 「볼매뉴얼테라피 짐 워크아웃」은 한층 높은 전문성과 경쟁력을 갖추려는 퍼스널트레이너들에게는 새로운 목표를 제시합니다.

I. 볼매뉴얼테라피 해부 · 생리학 이해

1 힘줄 · 인대 · 연골의 이해

힘줄은 근육이 뼈에 붙어 있는 것이고, 인대는 뼈와 뼈를 연결하는 대표적인 특성을 가지고 있습니다.

힘줄	인대	연골
1. 유연하다	1. 결합조직	1. 충격흡수
2. 탄력이 낮다	2. 뼈와 연골에 붙음	2. 낮은 재생능력
3. 섬유세포	3. 관절에 위치	3. 뼈 마모방지
4. 근육과 뼈에 붙어있음	4. 탄력적이고 강함	4. 혈액공급 안됨
5. 근육 끝단에 위치	5. 흰색 · 노란색 탄성 조직의 변성 *Modification of a white or yellow elastic tissue*	5. 신경분지 없음
6. 탄력이 낮고 질기다	6. 너무 강한압박은 염좌 *Sprain* 발생	
7. 백색섬유 조직의 변형	7. 관절 안정성 제공	
8. 너무 강한 압박은 좌상 *Strain* 발생	8. 근력의 효과적인 전달	

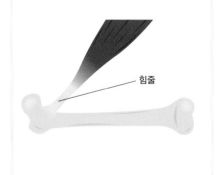

힘줄

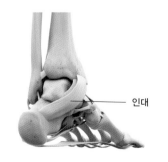

인대

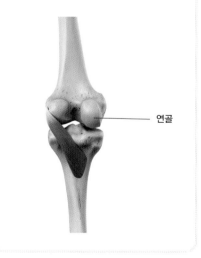

연골

② 뼈막 Periosteum

뼈막은 뼈를 둘러싸고 있는 막입니다. 근육에도 근막이 있듯 뼈에도 뼈막이 존재합니다. 근육이 뼈에 부착될 때, 힘줄과 뼈막의 결합으로 근육이 뼈에 고정될 수 있는 구조를 형성합니다. 뼈는 신경과 혈관이 관통되는 효율적인 구조물로써, 볼매뉴얼테라피의 강한 물리적 자극을 통해 뼈막의 유착을 일시적으로 분리시켜 혈관과 신경포착^{Entrapment} 개선에 효과적입니다. 대표적으로 위팔뼈나 넙적다리뼈와 같은 긴뼈의 형태를 띄는 경우, 위팔근, 중간넓은근같은 경우 긴뼈와 함께 붙어있어 뼈막과 근막이 직접적으로 결합되어 있습니다. 긴뼈에 부착되어 있는 긴 근육의 경우 볼매뉴얼테라피의 강한 자극으로 뼈막과 근막의 유착분리에 효과적입니다.

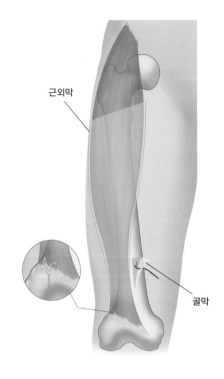

근외막

골막

⟨ 중간넓은근^{중간광근}Vastus intermedius ⟩

③ 근육이완과 근절

근육의 수축과 이완은 근절^{Sarcomere}의 개념을 이해하는 것이 무엇보다 중요합니다. 근육의 수축과 이완은 액틴과 마이오신의 결합과 분해로 발생하는 원리이며, 이는 생리학적 접근을 통해 이해할 수 있습니다. 액틴과 마이오신의 결합은 근육의 수축을 의미하며, 분해는 이완을 의미합니다. 따라서, 근본적인 근육의 이완은 근절의 수준에서 발생하는 것으로 결국에 뇌의 명령을 통해 발생하는 것입니다. 액틴과 마이오신이 강하게 결합된 상태에서, 마사지와 억지로 늘리는 개념의 스트레칭은 오히려 조직의 손상을 초래하기 쉽습니다.

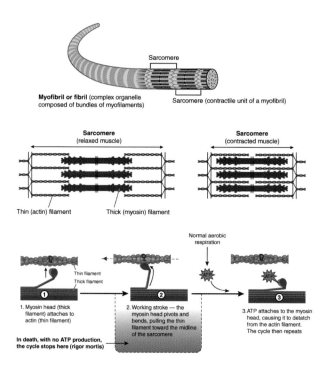

⟨ 근원섬유^{Myofibril} ⟩

근육이완과 스트레칭은 근육이 늘어난다는 공통점이 있지만, 그 기전은 명백히 다릅니다. 근육이완은 신경자극이 중지될 때 발생합니다. 즉, 칼슘이 근절^{Sarcomere}의 액틴-마이오신$^{Actin-Myosin}$의 결합을 안정적으로 해체시키기 위해 근소포체$^{Sarcoplasmic\ reticulum}$로 들어가 발생합니다. 근육이완은 단순히 근육이 느슨해지는^{Slackness} 것이 아니고 초기 근육긴장도$^{Muscle\ tone}$로 돌아가는 것입니다. 근육이완은 근력발생 없이 유연성 증가, 근육 뻣뻣함^{Stiffness} 감소, 혈관기능 향상, 통증감소^{Sorness}등의 효과로 관절가동범위 증가 효과를 기대할 수 있습니다. 이에 반해 근육 스트레칭은 근육탄성과 근육긴장도$^{Muscle\ tone}$을 개선시키기 위해 특정 근육이나 힘줄을 의도적으로 늘리는 것입니다. 이때, 액틴-마이오신 결합은 상대적으로 해체되는 것이 아닌 결합 상태에서 조직이 늘어나는 상태 입니다. 스트레칭 이후, 근육은 원래 긴장도와 길이를 회복하며, 관절가동범위, 유연성 증가에 효과적입니다(Weerapong, 2004).

④ 근육 긴장 Muscle tension · Tightness · Stiffness의 차이

한국어 번역으로 Muscle tension과 Muscle tightness, Muscle stiffness는 근육 긴장으로 동일하게 번역됩니다. 아직까지 임상적으로 근육긴장 개념을 혼용하며 사용하는 경우가 많습니다. 하지만, 근육상태를 보다 효과적으로 이해하기 위해서는 세 개념간의 명확한 차이를 이해해야 합니다.

근육긴장*Muscle tension*은 근육이 장기간 반 수축*Semi-contraction* 상태를 유지하는 상태를 나타냅니다. 근육 긴장은 긴장된 근육을 촉지하면 작은 덩어리 또는 '근육뭉침'을 통해 확인 할 수 있습니다. 대표적인 부위는 목 부위(위등세모근), 허리, 다리 부위로 항중력 근육으로 체형을 유지하는데 지속적인 근육 긴장*Muscle tension*이 발생하는 근육부위가 대표적인 근육 긴장성을 확인 할 수 있습니다.

근육긴장*Muscle tightness*는 지속적인 근육 수축(근육 과사용)으로 인해 신체관절의 최대 관절가동범위를 방해하는 근육(군)의 무능력을 뜻합니다. 근육긴장*Muscle tightness*은 관절 비대칭과 유연성 감소를 야기할 수 있습니다(Bhimani, R, 2020).

근육의 긴장*Muscle tightness*과 단축*Shortness*은 유사하게 이해될 수 있지만 스트레칭 효과를 이해하는데 중요한 개념입니다. 두 개념 간의 차이점은 근육이 얼마나 이완되었는지를 포함합니다. 근육단축은 근육활성화 동안 늘어나지 않는 것을 말하며 전체적인 유연성을 방해하는 근육의 구조적 특성으로 관절가동범위가 소실되고 연부조직의 섬유화는 진행되지 않은 상태로 신장 운동시 근육의 원래 길이를 회복할 수 있는 상태를 말합니다. 이에 반해, 근육 긴장*Muscle tightness*은 기능을 제한하고 통증을 유발할 수 있는 근육의 과도한 긴장 상태로 근육 이완이 어려운 상태를 말합니다.

예를 들어, 단축된 햄스트링은 무릎굽힘과 엉덩관절 폄 과 같은 기능적 움직임을 제한할 수 있기 때문에 스트레칭하는 것이 효과적일 수 있습니다. 하지만, 근육긴장*Tightness*는 근육의 길이는 짧지 않고, 근육의 긴장감이 증가해 정상 관절가동범위가 가능하지만 관절운동을 제한 할 수 있습니다. 과긴장된 근육을 스트레칭 하는 것은 이완되지 않은 긴장된 근육을 더욱 긴장시키기 때문에 근육의 긴장을 더욱 악화시킬 수 있습니다.

근육긴장*Muscle stiffness*은 정상적으로 근육이 이완 될수 없는 능력을 말합니다. 근육의 과사용으로 발생하는 근육긴장*Muscle stiffness*은 통증을 야기하고 관절을 움직이기 어렵게 야기하는 *Muscle tightness*의 감각을 말합니다(T. Richard Nicholas).

5 근력 Muscle strength과 근육활성화 Muscle activation 개념 차이

근력*Muscle strength*은 근육이 근력을 발생시키는 힘을 말합니다. 근육이 강할수록 더큰 근력을 발생시킵니다. 이에반해, 근육활성화*Muscle activation*는 근육을 수축하는 것을 의미합니다. 특정근육을 의식적으로 활성화하면 근육과 근육을 자극하는 신경계 사이에 더 강한 연결이 형성되며, 근력을 발생시킬 때 더 큰 강도와 근육 수축을 유발시키는 것입니다. 근육 섬유가 신경 자극에 의해 자극되면 근육이 활성화되고 "켜집니다". 이때 신경 자극이 멈추면 근육은 활성화 되지 않습니다. 이 시점에서 근육은 다시 활성화될 준비가 된 휴식 상태로 이완되어야 합니다. 근육은 세포에 더 이상 ATP(에너지)가 남아 있지 않을 때 수축을 멈출 수 있습니다.

근육활성화는 과활성*Overactivation*과 저활성*Underactivation*과 으로 구분되며, 과활성은 수축 역치가 높아 수축이 쉽게 발생되는 상태이며. 저활성은 수축역치가 증가해 수축이 쉽게 발생되지 않는 상태입니다. 즉, 수축이 발생되지 않아야 하는 상황에서의 근육의 수축이 발생되는 것이 과활성이며, 수축이 발생되어야 하는 상황에서 수축되는 것이 저활성 상태입니다.

1. 근육활성화의 중요성

근육 활성화는 원하는 신체 움직임을 발생시키기 위해 그 자체로 중요합니다. 짐워크아웃 시, 올바른 근육과 근육 그룹을 활성화 시키면 보다 효율적이고 강력하고 안정적으로 움직일 수 있습니다. 더 나은 근육 활성화는 더 많은 근육 섬유를 동원하여 더 강한 근력을 발생시키며 효율적으로 근수축을 발생시킬 수 있습니다. 또한 신체의 다른 부분에서 약점과 활성화 부족을 충분히 보상하여 부상위험의 가능성을 감소시킵니다. 짐워크아웃 운동시 해당 근육 그룹을 많이 사용하지 않거나 장기간 사용하지 않았을 경우, 근육을 활성화 시키면 워크아웃 수행능력이 향상 될 수 있습니다.

근육활성화의 진정한 중요성은 근수축의 기초가 되는 신경과 근육 자체 간의 연결을 개선하는 것입니다. 근육활성화가 낮으면 근력을 향상시키거나 퍼포먼스 향상의 잠재력이 제한됩니다. 또한, 다른 근육의 과도한 보상수축이 발생하게 됩니다. 또한, 관절의 안정성에 문제를 발생시킬 수 있습니다. 관절 움직임시 주동근, 길항근, 협력근, 안정근들의 협응 능력이 중요한데, 근육활성화가 낮으면 관절 움직임시 근육들간의 불안정성의 증가로 관절의 불안정성까지 증가시켜 부상 위험을 높일 수 있습니다.

결론적으로, 근육활성화는 중추신경계와 근육 사이의 체성신경계의 연결을 개선하는 것입니다. 이상적인 근육 활성화는 타겟 근육이 적시에 수축하도록 하고 신경 자극이 꺼지면 다시 이완하는 것입니다.

「볼매뉴얼테라피」는 타겟근육을 자극해 근육 활성화의 스위치를 켜는 역할을 해 근육을 적절히 사용하기위한 신경학적으로 근신경을 워밍업하여 최적의 상태로 수축하는데 도움을 줍니다. 볼매뉴얼테라피는 근육의 혈류를 증가시키는 동시에 중추신경과 체성신경을 자극하여 더 많은 근섬유가 동원될 수 있도록 합니다.

6 지연성근육통 이해 Delayed onset muscle soreness_DOMS

지연성근육통은 운동 후 근육통을 유발하는 신체 반응입니다. 운동 후 근육통은 신체의 정상적인 반응입니다. 새로운 운동으로 원심성 수축 후 지연성근육통이 발생 할 수 있습니다. 예를들어, 스쿼트시 무릎을 굽혀 내려올 때 근육이 늘어나면서 넙다리네갈래근 대퇴사두근*Quadriceps*의 원심성 수축운동으로 근육세포에 아주 작은 파열이 발생하고 이를 통증으로 느낍니다.

근육통은 일반적으로 운동 후약 2-3일 후에 최대치에 달하고, 최대 7일정도 지속될 수 있습니다. 지연성근육통은 1형근육의 긴장으로 발생되며, 운동에 의한 근육손상(근육긴장)이 발생하고 신체는 이전보다 더 강해지도록 스스로 복구하려는 스트레스를 가하는 증상입니다(Cheung, et, al. 2003).

근육수축에 의해 강한 장력이 발생해 근육세포의 세포벽이 손상되어 세포 내 물질의 균형이 무너질 수 있고, 근육 수축능력을 저하시키는 주요 원인이 됩니다. 또한, 근육이 과하게 수축하면 힘줄부위에 많은 부하를 줄 수 있어 부상위험이 높아 질 수 있습니다. 과도한 근육세포 손상은 근육에 국소 부종과 염증을 발생시킬 수 있으며, 근육의 통증수용체에 압력을 가해 통증 신호가 뇌로 전달되면서 지연성근육통으로 느끼는 것입니다(Hough, T. (1900).

지연성근육통 개선의 열쇠는 근육 혈류량을 증가시키는 것입니다. 혈류가 증가하면 손상된 근육세포에 도달하는 영양소와 산소가 증가하고 통증유발물질과 노폐물을 제거하는데 도움이 됩니다. 많은 연구에서 허혈성 압박 마사지가 지연성근육통 감소에 효과적이라는 보고가 있습니다.『볼매뉴얼테라피』는 허혈성 압박 마사지 원리를 따르기 때문에, 더욱 효율적인 효과를 기대할 수 있습니다 (Laffaye, G, 2019, Duypuy, O, 2018),

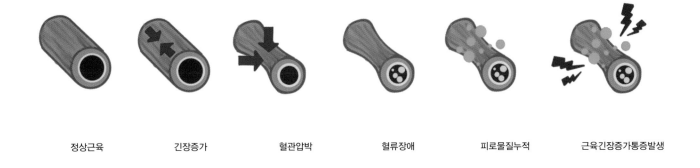

| 정상근육 | 긴장증가 | 혈관압박 | 혈류장애 | 피로물질누적 | 근육긴장증가통증발생 |

〈 통증 근육긴장 과정 〉

1. 신경근 조절 능력 향상

신경근 조절은 관절의 동적 안정성에 관한 신호에 대해 근육이 무의식적으로 훈련된 반응으로 정의 할 수 있습니다. 신경근 조절은 단순히 근육조직의 수축 · 이완 작용 뿐만 아니라 근방추와 골지건기관과 같은 고유수용감각과 근육조직의 상호 작용과 신경계 간의 움직임 조절을 의미합니다.

보행 시, 엉덩관절^{고관절}Hip joint, 무릎관절, 발목관절의 움직임은 근신경 조절 시스템으로 목적 움직임을 위한 정확한 전달값을 제공해야 하는 신경근 조절 시스템에 의해 제어됩니다. 근신경 조절 운동은 목적된 기능을 향상시키기 위해 감각 운동 기능과 기능 안정화의 여러가지 측면에서 다루어져야 합니다(Ageberg E, 2010).

신경근 조절 훈련은 생체 역학 및 신경근 원리를 기반으로 하며 감각 운동 조절을 개선하고 보상적 기능 안정성을 달성하는 것을 목표로 합니다. 단순한 근력 운동과 달리 신경근 조절 운동은 움직임의 질을 높이고 세 가지 생체 역학 · 움직임 · 면 모두에서 관절 조절을 강조합니다(Clausen B, 2016).

신경근 운동은 기능적 수행, 생체역학 및 관절 주변 근육 활성화 패턴에 영향을 미칩니다. 자연스러운 움직임이나 충분한 퍼포먼스를 발휘하기 위해서는 근력이나 관절가동범위와 같은 1차원적이고 물리적인 수치나 상태만을 회복시키는 것만으로는 부족하며, 관절이 기능적으로 회복하는데 충분하지 않습니다. 물론 물리적 수치와 신경근 조절 능력 모두 장기적으로 기능적 움직임에 중요하기 때문에 신경근 재활 프로그램 설계 시 두가지 측면을 모두 고려해야 합니다 (Risberg MA 2001). 재활운동시, 정상적인 근력과 관절가동범위에만 초점을 맞추고, 신경근 조절능력을 간과한다면 언제든지 부상은 발생할 수 있습니다.

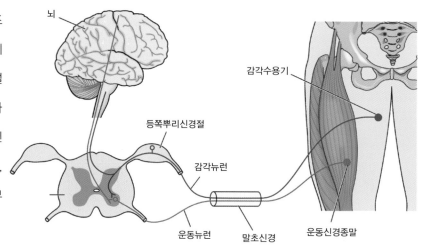

뇌
등쪽뿌리신경절
감각뉴런
운동뉴런
말초신경
감각수용기
운동신경종말

〈 근신경 조절 - 근육과 뇌의 연결 〉

Ⅱ. 볼매뉴얼테라피 생리학적 효과

① 모터동원 재구성

　짐 워크아웃 시 특정근육을 집중적으로 발달시키기위해 고립운동*Isolation exercise*, 선피로*Pre-exhaustion exercise*, 후피로*Post-exhaustion* 운동 등이 사용됩니다. 하지만, 미리 세팅된 모터동원 프로그램으로 특정 근육이 더욱 수축되면서 근육 형태 및 근력, 기능의 불균형이 발생합니다. 일반적으로 근육 불균형의 경우, 덜 발달한 근육의 무게를 증가시키거나, 중량을 낮추고 횟수를 증가시키는 등 많은 방법을 사용하지만 근육 불균형을 해소하기에는 어려움이 많습니다. 근육 불균형 개선을 위해 고립운동, 선피로, 후피로 등의 방법이 사용되지만, 잘 사용하지 못하면 타겟 근육(주동근)이 아닌 주변근육(협력근)이 활성화되는 소극적 전이로 인해 모터동원 결함이 발생하기 때문에 모터동원 구조를 재구성 할 필요가 있습니다. 「볼매뉴얼테라피」은 비활성화된 근육을 활성화시켜 모터동원 시 꺼져 있던 근육 스위치를 켜 근육수축 시 정상적으로 근육의 탄력회복에 효과적입니다.

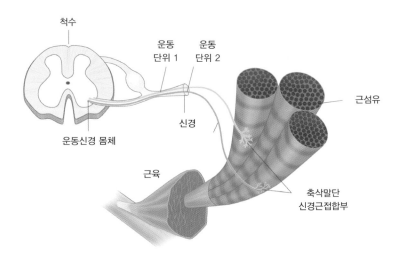

< 운동 뉴런*Motor neuron* >

② 근육 활성화와 신경근 조절 능력 향상

근육 활성화는 근육 수축을 위해 스위치 on/off 개념으로 생각하면 이해하기 쉽습니다. 어깨굽힘$^{Shoulder\ flexion}$ 시 동원되는 근육은 큰가슴근$^{대흉근Pectoralis\ major}$, 앞어깨세모근$^{전삼각근Anterior\ deltoid}$, 위팔두갈래근$^{상완이두근Biceps\ brachii}$, 부리위팔근^{오훼완근} ^{Coracobrachialis} 등이 대표적으로 수축하여 움직임을 발생시킵니다. 만약 어깨굽힘 시, 큰가슴근의 활성화가 낮다면 다른 협력근들의 근활성도는 더욱 증가되 피로감이 증가합니다. 「볼매뉴얼테라피」는 관절움직임 시 근육들 간의 근육활성화를 재설정하여 움직임 개선에 더욱 효과적입니다.

신경근 조절은 동적 관절 안정성에 관한 신호에 대해 근육이 무의식적으로 훈련된 반응을 발합니다. 부상 이후 수술적 치료로 인한 재활 시, 단순히 근력, 관절가동범위, 감각 정도의 회복정도를 판단한다면 부상은 다시 재발할 수 있습니다. 신경근 조절 능력은 힘줄과 근육에는 근방추$^{Muscle\ spindle}$, 골지건기관$^{Golgi\ tendon\ organ,\ GTO}$ 등의 고유수용감각의 조절된 움직임을 생성하는 능력입니다. 「볼매뉴얼데리피」는 과긴장된 근육을 이원시켜 신경근을 재조징해 관질 움직임과 근력항상에 노움이 됩니다.

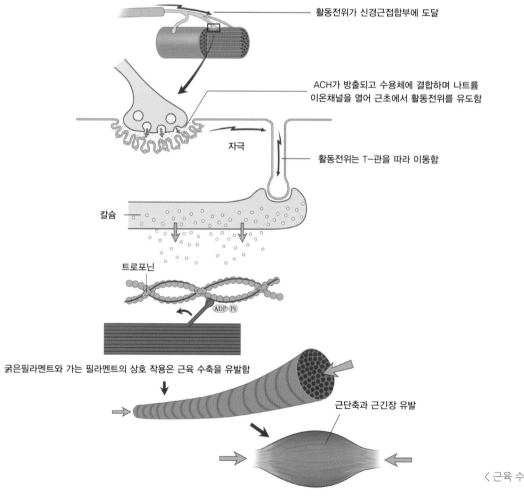

활동전위가 신경근접합부에 도달

ACH가 방출되고 수용체에 결합하며 나트륨 이온채널을 열어 근초에서 활동전위를 유도함

자극

활동전위는 T-관을 따라 이동함

칼슘

트로포닌

ADP Pi

굵은필라멘트와 가는 필라멘트의 상호 작용은 근육 수축을 유발함

근단축과 근긴장 유발

〈 근육 수축 기전 〉

③ 생체 압전기 효과 Bio piezoelasticity effects

힘줄은 끊임 없이 저항의 유·무 상태를 유지한 체 근육과 뼈를 연결하는 동적 조직입니다. 힘줄은 기계적 자극에 반응하며, 내재적 압전기 특성을 가지고 있습니다. 힘줄의 과도한 부하는 섬유아세포 증식을 시작하고 염증 매개체의 합성을 촉진시키고, 스트레스의 방향과 함께 콜라겐 침착 증가가 발생합니다. 이와반대로 구심성, 원심성 수축은 힘줄 재생을 촉진시킵니다. 세포수준에서 생체 전기 신호는 세포 활동을 조정하며, 내재성 전기장은 세포 이동을 가능하게 하고, 성공적인 상처 치유를 유도하는데 중요한 역할을 합니다(Fernandez-Yague, M. A 2020).

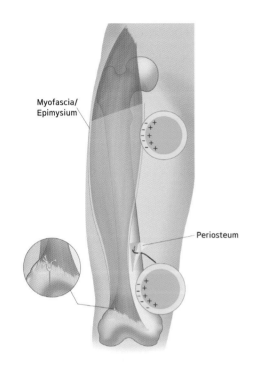

④ 근막이완을 통한 근력향상

근막은 장력을 생성하고 지지하는 엘라스틴과 콜라겐으로 구성되어 있어 강한 기계적 스트레스를 받으면 특성을 잃을 수 있습니다. 『볼매뉴얼테라피』의 마사지 자극은 중추신경계의 자극을 받아 결합 조직을 재구성하고, 피부와 근막 사이의 전단력을 통해 교감신경계를 조절하는 원리를 따릅니다(Kargarfard, M 2016, Schleip.R, 2013). 『볼매뉴얼테라피』에 의해 증가된 국소 온도는 혈액 공급을 증가시키고 조직의 높은 점탄성에 의해 조정된 효율적인 움직임을 촉진시킵니다. 결과적으로 「볼매뉴얼테라피」를 통해 근력향상 효과를 기대할 수 있습니다(Abrantes, R, 2019).

볼자극에 의해 발생된 압전기는 압전조직인 근막을 변화시켜 근육에서 발생되는 근력을 근막장력에 의해 근막전달의 효율성을 높여, 실제로 근비대가 발생한 것은 아니지만, 10 ~ 15% 정도 근력이 향상된 것 같은 효과를 기대할 수 있습니다.

⑤ 부상방지와 피로회복 효과

　근육회복이 부족해 피로가 누적될 수록 근육부상의 위험성은 증가합니다. 반복되는 격렬한 근력운동과 짧은 근육회복 시간으로 좌상이 발생하면 지속적·효과적인 운동이 어렵습니다. 근육피로 회복에는 영양섭취와 함께 낮은 강도의 근력운동, 근육스트레칭, 마사지와 같은 방법들이 사용됩니다. 이러한 방법들의 공통점은 젖산이 쌓인 근육세포에 혈액을 공급해 피로물질을 배출하고, 영양분과 산소를 공급한다는 공통점이 있습니다. 「볼매뉴얼테라피」는 허혈성 압박 마사지의 형태를 통해 다양한 근육세포의 피로물질을 배출하고 피로해진 근육에 영양분과 산소를 공급함으로써 허혈성 압박 마사지의 효과를 기대할 수 있습니다.

⑥ 허혈성 압박 효과 Ischemic compression effect

　긴장된 근육의 트리거포인트 통증 부위는 신진대사를 위한 글루코즈와 산소가 부족해 혈액공급이 결핍된 허혈상태입니다. 트리거포인트의 결절이 이완되면 근 조직에 영양분과 산소공급이 활발해져 세포의 에너지 공급에 대한 항상성 유지에 효과적입니다. 또한, 자율신경계 항상성이 균형을 회복해 항진된 교감신경이 감소되고 부교감신경이 활성화되 전반적인 신체이완이 가능합니다. 허혈성 압박은 이완호르몬과 엔돌핀 분비를 촉진하며, 반사반응이 발생해 신경학적 효과가 있으며, 근육과 트리거포인트 활성화와 통증의 신경근 흥분도 감소에 효과적입니다. 『볼매뉴얼테라피』는 동일 부위에 지속적인 자극이 가능해 손으로 하는 허혈성 압박보다 더욱 효과적입니다. 허혈성 압박은 특정 부위로의 혈류를 직접적으로 제한하고 세포의 사멸을 발생시킬 수 있지만, 압박이 중단되면 세포 사멸이 신체에 기록되고 새로운 산소가 공급된 혈액이 해당 부위로 유입되면서 세포 재생 및 회복을 촉진시켜 급성·만성 통증 감소에 효과적입니다.

　허혈성 압박은 혈액 순환 증가, 노폐물 제거, 유착 및 흉터 조직 분해 등에 생리학적으로 효과가 있습니다. 허혈성 압박은 해당 부위의 혈액 순환 증가를 자극합니다. 압박으로 혈액공급이 제한된 국소부위의 세포는 압력 해제를 통해 급작스럽게 산소공급을 증가시킵니다. 제한된 산소의 영향으로 세포는 사멸되지만, 신체는 염증반응을 유발시켜 사멸세포에 반응합니다. 염증반응은 혈관을 확장시켜 해당 부위에 혈액을 증가시킵니다.

　허혈성 압박은 근육의 노폐물 제거에도 효과적입니다. 혈액이 증가하는 과정에서 산소와 영양을 공급하면서 노폐물이 배출됩니다. 연조직의 노폐물의 배출로 근육통, 긴장 및 피로 감소에 효과적입니다.

　허혈성 압박은 연조직 내의 유착과 흉터 조직 분해에 효과적입니다. 유착과 흉터조직은 치유 과정 중에 형성됩니다. 유착과 흉터 조직은 단단하고 움직임을 방해합니다. 허혈성 압박에 의해 혈액 순환과 온도가 증가해 조직을 이완시켜 관절가동범위를 증가시킬 수 있습니다. 허혈성 압박은 조직 섬유를 분해하고 정상적인 형태로 재정렬하는데 도움이 될 수 있습니다(Simons DG, 2004, Moraska, A.F, 2013, Sherer, E, 2013).

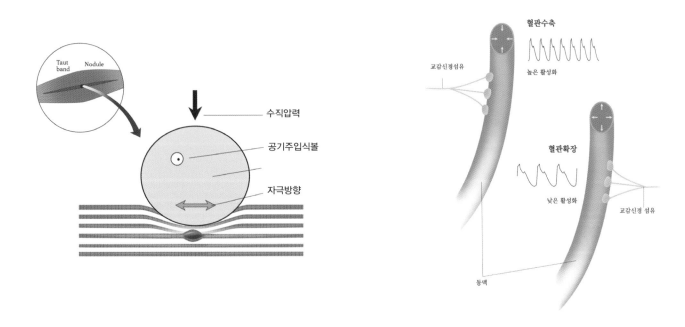

⟨ 트리거포인트의 띠*Taut band*와 결절*Nodule* ⟩

체성신경은 말초신경의 일부분으로 운동신경과 감각신경으로 나뉩니다. 운동신경은 원심성 신경전달로 자극을 중추에서 말단의 골격근으로 전달해 근육운동을 발생시키며, 감각신경은 구심성 신경전달로 자극을 감각기 말단에서 중추로 전달하여 감각을 느낍니다. 체성신경계는 신체 각 감각기관의 중추, 그리고 중추와 골격근을 연결하는 신경입니다. 손 끝에 분포되어 있는 신경섬유 한 가닥이 척수 속 까지 연결되어 있는 것처럼 말초신경과 중추신경 사이가 단일 신경섬유로 연결되어 있습니다.

신경포착은 말초신경의 가동성*Mobility*과 유연성*Flexibility*이 감소되거나, 주변 조직에 의해 압박을 받을 때 발생합니다. 신경포착은 급성 또는 만성일 수 있는 신경병증 · 신경 통증을 유발할 수 있습니다.

신경포착은 말초 신경 내에서 발생하며 일반적으로 만성 압박의 결과로 통증 및 신경기능(운동 및 감각) 상실을 특징으로 합니다. 신경 포착이 중증일 경우에는 손목 터널 증후군*Carpal tunnel syndrome*, 흉곽 출구 증후군*Thoracic outlet syndrome*, 족근간 증후군*Tarsal tunnel syndrome*과 같은 근육기능 · 김긱 이싱과 같은 증상이 악화되며, 동증이 동시나발적으로 발생 할 수 있습니다. 이러한 경우에는 병원의 전문적인 치료가 우선시 되어야 합니다. 하지만, 이러한 심각한 증상이 아니더라도, 국소 통증*Referred pain*, 따끔거리는 느낌*Tingling*, 감각이상*Paresthesia*, 근육약화*Muscle weakness*, 운동장애*Impaired movement* 등과 같은 경미한 신경포착 증상이 발생할 수 있습니다.

「볼매뉴얼테라피」는 과긴장된 근육에 의해 압박 받는 흥분된 신경을 회복하는데 효과적입니다. 국소적으로 과긴장된 근육을 볼매뉴얼을 통해 이완시켜, 신경압박을 감소해 통증을 완화할 수 있으며, 근육기능과 운동장애를 회복하는데 효과적입니다.

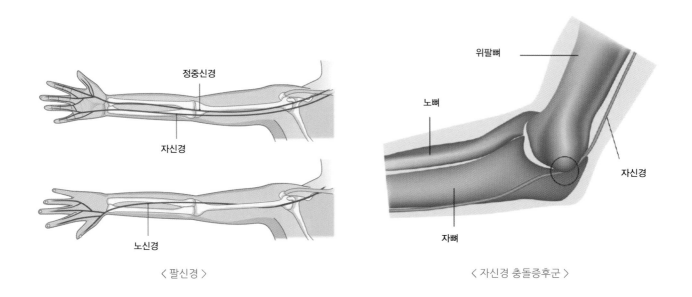

〈 팔신경 〉 　　〈 자신경 충돌증후군 〉

〈 자신경 척골신경*Ulnar.N* 신경포착*Nerve entrapment* 〉

8 물리적 에너지에 의한 근막과 뼈막 분리

근육은 힘줄과 뼈의 연결을 통해 수축과 이완을 통해 관절움직임을 발생합니다. 근육은 일반적으로 시작점과 부착점이 존재하며 근육의 주된 수축방향을 정할 수 있습니다. 하지만, 넙다리네갈래근^{대퇴사두근Quadriceps}의 안쪽넓은근^{내측광근Vastus medialis}같은 경우 근육의 시작점과 부착점과 함께 근육자체가 근막과 뼈막이 결합해 뼈에 부착되 있습니다. 또한 넙다리네갈래근의 3개의 표면근육은 개념적으로는 구별될 수 있지만 근육단면에서는 실질적으로 구별짓는 것은 쉽지 않습니다. 「볼매뉴얼테라피」에서는 겉근육과 같이 층을 이루는 근육끼리의 근막과, 속근육의 근막과 뼈막과의 유착을 분리시키는 물리적인 에너지를 가해 유착을 분리시킬 수 있습니다. 이는 물리적인 에너지와 함께, 국소적 체온증가, 압전기 효과 등의 동시다발적 복합적인 효과 등으로 가능하리라 생각됩니다.

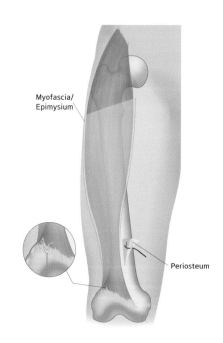

< 물리적 힘에 의한 뼈막분리 >

9 관절가동범위 증가

「볼매뉴얼테라피」는 긴장된 근육의 수축과 이완능력을 증가시켜 결과적으로 근육의 탄력회복에 효과적입니다. 근육의 탄력은 근육이 최대 관절가동범위에서 스트레칭을 허용해주는 엘라스틴 섬유^{Elastin fiber}의 능력을 뜻합니다. 근육세포의 탄력 증가는 근육의 긴장^{Tightness} 감소와 관절가동범위를 증가시킵니다. 「볼매뉴얼테라피」는 혈류량을 증가시켜 근육의 국소적인 온도를 증가시켜 근육 세포의 탄력을 증가시키는데 효과적입니다. 상승된 온도는 근육세포의 비탄력성^{Inelasticity}를 감소시키고 근육의 유연성을 증가시켜 결국에 관절가동범위를 증가사킵니다.

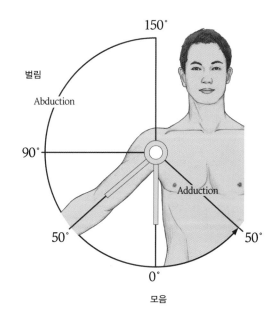

10 근육의 입체적 자극

근육은 다수의 층을 이루며 같은 시작점–부착점 방향의 수축과 이완을 합니다. 신체는 움직임의 효율성을 위해 움직임 시작시 속근육이 먼저 수축하고 그다음 겉근육이 수축합니다. 예를들어 팔꿈치 굽힘시, 위팔근^{상완근}*Brachialis*이 먼저 수축하며, 뒤이어 위팔두갈래근^{상완이두근}*Biceps brachii*이 수축해 팔꿈치 굽힘 동작을 완성합니다.

타겟근육을 수직방향으로 위에서 아래로 자극하는 것과 함께, 타겟근육을 측면에서 접근하는 것은 근육계곡 근복^{*Muscle valley*}를 자극해 근육과 근막이완에 더욱 효과적입니다. 예를들어, 가자미근^{넙치근}*Soleus*은 종아리근육 밑에 층에 위치합니다. 수직으로 압박하는 것과 함께 측면에서 자극은 가자미근의 이완에 더욱 효과적입니다. 또한, 일반적으로 가자미근 기능저하 시, 압력을 가하면 가자미근의 안쪽^{*Medial*}이 바깥쪽^{*Lateral*} 보다 더욱 심한 통증을 유발합니다. 이것은 가자미근의 안쪽부위가 수직방향으로 엄지와 검지와 일직선으로 힘 방향이 일치하기 더욱 큰 근력을 발휘하기 위해 근절^{*Sarcomere*}의 액틴 – 마이오신 결합이 더욱 강해 단축고착^{*Locked short*}된 상태이기 때문입니다. 근육의 입체적 수축 – 이완 개념을 이해한다면 『볼매뉴얼테라피』의 다각적인 접근의 중요성을 이해할 수 있습니다.

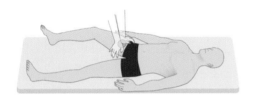
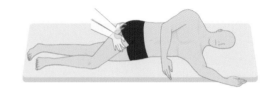
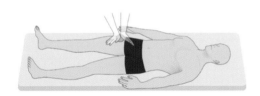

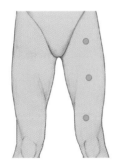
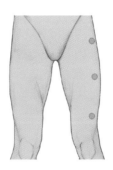
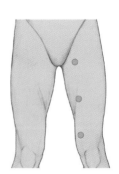

〈 넙다리네갈래근의 입체적 자극 자세와 볼포인트 〉

1 마사지의 종합적인 효과

생체역학적 효과	생리학적 효과	신경학적 효과	정신적 효과
· 세포와 조직에 기계적 압력 · 세포유착 감소 · 근육순응도 증가 *Compliance* · 관절가동범위증가 · 근긴장도감소 *Muslce stiffness*	· 세포와 기관의 변화 · 근육혈류량 증가 · 피부혈액순환 증가 · 부교감신경 활성화 · 이완호르몬분비 증가 · 스트레스호르몬 분비 증가	· 반사자극 · 근신경 흥분도 감소 · 통증감소 · 근장력 *Muscle tension*과 근경련 감소 *Muscle spasm*	· 신체와 정신관련성 상승 · 이완증가 · 걱정 우울 감소

< 마사지 효과의 이론적 모델, Pornratchanee W, 2005 >

② 마사지 종류

마사지는 다양한 형태로 의료, 피트니스, 요가, 필라테스, 재활, 컨디셔닝 마사지 등의 다양한 형태로 사용되고 있습니다. 다양한 형태로 사용은 되지만 방법과 효과적인 관점에서 유사한 점이 많습니다. 『볼매뉴얼테라피』에서는 대략 9가지 형태의 마사지를 설명합니다.

압박마사지^{*Compresson massage*}, 교차섬유마사지^{*Cross fiber massage*}, 뜨거운 돌마사지^{*Hot stone massage*}, 아로마마사지^{*Aromatherapy massage*}, 반사요법 마사지^{*Reflexology*}, 시아추마사지^{*Shiatsu massage*}, 태국마사지^{*Thai massage*}, 두개천골 마사지^{*Cranialsacral massage*} 등은 생략합니다.

1. 근막이완 *Mofascial release*

근막이완은 긴장된 근육과 제한된 근막을 이완시키는 것을 목적으로 하는 마사지방법 중 하나입니다. 혈액 및 림프 순환을 개선하며 근육의 신장반사를 자극하여 골격근 기능장애와 통증을 개선시키는 마사지 기법 중 하나입니다.

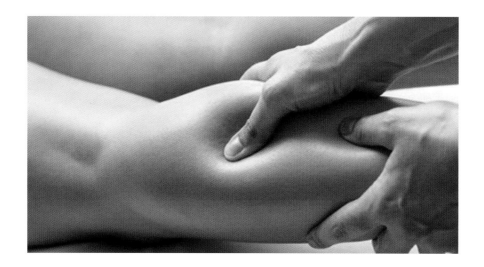

2. 트리거포인트 마사지*Trigger point massage*

트리거포인트 마사지는 트리거포인트에 허혈성 압박을 집중해 근신경계 자극을 하는 마사지 방법이며, 부상, 만성통증 또는 특정 근육과 관절의 기능이상이 있는 경우에 사용됩니다. 트리거포인트 마사지는 통증유발점 완화에 집중하면서 통증을 감소시킬 수 있습니다. 트리거포인트 마사지는 강하고 깊은 압력을 부드럽게 가하면서 정지하거나 느리게 미끄러지듯 대략 30-90초 동안 자극하는 방법입니다. 일반마사지와 가장 큰 차이점은 일반마사지는 자극을 위해 마사지오일을 사용할 수 있지만 트리거포인트 마사지는 오일을 사용하지 않습니다.

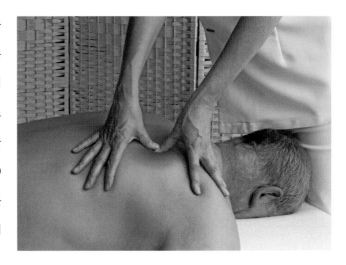

3. 압박 마사지*Compression massage*

압박마사지는 근육조직을 강한 압박으로 누르는 마사지 테크닉입니다. 반복적으로 압박을 하며 타겟근육을 압박합니다. 압박마사지는 표면근육과 밑층근육 모두에 자극가능 합니다. 압박자극은 부교감 신경을 항진시키고 이완을 촉진할 수 있습니다. 『볼매뉴얼테라피』의 딥핑테크닉은 압박 마사지의 원리를 표방하였습니다.

❶ 효과

압박마사지는 육체적, 정신적으로 신체를 이완시킵니다. 연부조직을 압박해 체온과 신진대사를 증가시킵니다. 체온이 상승하면 근육은 이완되며, 부교감신경을 항진시켜 근육이완과 소화를 촉진시킵니다. 항진된 부교감신경계는 엔돌핀, 세로토닌, 도파민 등의 호르몬을 분비시킵니다. 분비된 호르몬은 평온함, 만족감, 행복감 등을 느끼는데 효과적입니다.

압박마사지는 근육이완에 매우 효과적입니다. 압박을 통해 근육의 신장 반사를 향상 시킬 수 있으며, 가해지는 압력은 근방추 세포를 늘리고 반사적 수축을 유발 할 수 있습니다. 압박마사지는 국소혈관의 동맥에 흐르는 혈액량을 증가시키는 충혈*Hyperaemia* 를 발생시킵니다. 즉, 충혈은 조직의 대사 활동을 증가시키며 아데노신, 이산화탄소, 젖산과 같은 화확물질의 세포외 농도가 국소적으로 증가하고 산소와 pH가 감소해 혈관을 확장시킵니다.

압박마사지는 급성통증 감소에 효과적입니다. 근육에 압박을 가하면 조직의 염증을 줄이고 혈액순환을 증가시키며 포내의 염증이나 부종은 통증을 발생시킬 수 있는데, 통증 신호 경로를 차단하여 통증을 감소시킵니다. 압박마사지는 과도한 체액을 배출시키고 압력을 감소시키는데 도움이 되며, 근육이완과 압통점을 제거해 통증없는 움직임 개선에 효과적입니다.

4. 딥프릭션 마사지 *Deep transverse friction massage*

딥프릭션 마사지는 손가락을 이용해 힘줄, 인대의 결합조직에 수직방향으로 자극하는 마사지 기법입니다. 진동압력은 조직 섬유의 방향을 가로지르는 수직방향입니다. 『볼매뉴얼테라피』의 디깅 테크닉은 딥프릭션 마사지의 원리를 표방하였습니다.

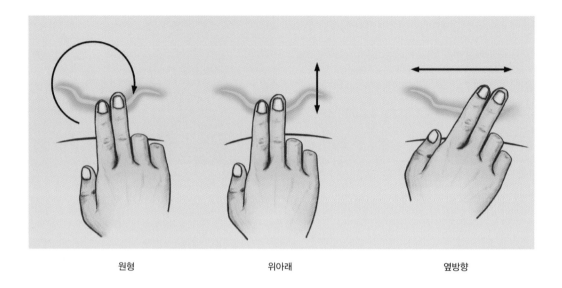

| 원형 | 위아래 | 옆방향 |

5. 딥티슈마사지 *Deep tissue massage*

딥티슈마사지는 스웨디쉬 마사지보다 더욱 강한 압력을 사용합니다. 딥티슈마사지는 통증, 부상 또는 근육불균형 같은 만성 근육 문제와 경직된 근육, 만성근육통에 사용하면 좋습니다. 딥티슈마사지는 근육과 힘줄, 근막, 결합 조직의 깊은층의 긴장을 감소시키기 위해 강한 손가락 압력과 함께 느린 스트로크 방법을 사용합니다.

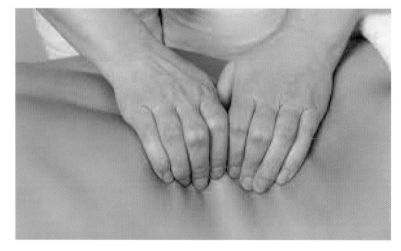

6. 스웨디쉬 마사지*Swedish massage*

가장 전통적인 마사지 방법으로 근육긴장을 이완시키위한 마사지 방법 중 하나입니다. 특정근육을 목적으로 실시하는 것보다는 신체 전반에 거친 근육이완을 위해 사용됩니다. 스웨디쉬 마사지는 압박, 잠시누르기*Holding*, 쓰다듬기*Effleurage*, 주무르기*Kneading*, Shking, Tapping, Frinction, 긴스트록*Long strokes*, 깊은원형움직임*Deep circular movements*, 수동관절운동*Passive joint movements* 등의 테크닉을 사용합니다.

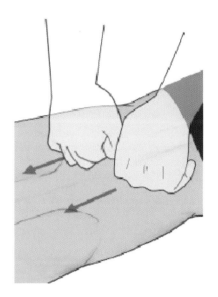

7. 스포츠마사지*Sports massage*

스포츠마사지는 운동선수들이 최고의 퍼포먼스를 발휘 할 수 있도록 준비시켜주는 마사지 방법입니다. 관절가동술, 스트레칭, 등척성 수축 후 이완*Postisometric relaxation*, 근섬유횡마찰*Cross-fiber friction*, 압박*Pressure point massage* 같은 테크닉을 활용하는 마사지 방법입니다.

③ 마사지 테크닉 종류

1. 쓰다듬기 경찰법 *Effleurage or stroking*

"쓰다듬기"는 한방향으로 피부위로 미끄러지듯이 손의 움직임을 통해 피부 조직을 리듬감있게 스트레칭, 이완시켜 혈류를 증가시키는 마사지 방법 중 하나입니다. "쓰다듬기"는 다양한 템포와 압력을 가하면서 사용할 수 있습니다.

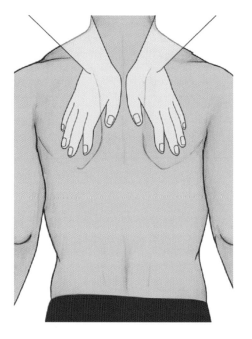

< 쓰다듬기 >

효과

표면조직과 근육 이완

말초신경 자극

혈류와 림프 흐름 증가(부산물 제거)

조직 스트레칭

2. 주무르기 유날법 *Petrissage or kneading*

피부를 들어올리고, 누르고, 압착하고, 꼬집는 마사자의 한 종류입니다. 문지르는 방향은 혈액의 정맥 복귀를 촉진하기 위해 심장을 향합니다. 기본적인 움직임은 조직을 압박하고, 꼬집고, 연부조직을 이완시킵니다. "쓰다듬기*Effleurage*"보다는 더욱 깊은 효과를 기대할 수 있습니다. "문지르기"를 통해 조직의 압박과 이완은 국소부위를 자극하고 특정근육 기능장애와 통증 완화 효과가 있습니다. 주요 테크닉으로는 압박*Squeezing*, 따기*Picking up*, 흔들기*Shaking*, 롤링*Rolling*, 짜기*Wringing*로 이루어 집니다.

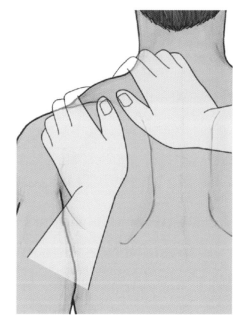

〈 주무르기 〉

3. 두드리기 고타법 *Percussion or Tapotement*

두드리기는 스웨디쉬 마사지 테크닉 중 하나입니다. 리드리컬하게 피부조직을 손날과 움크린 손바닥, 손가락끝을 이용해 자극하는 마사지입니다. 퍼쿠션은 구타(막힌 주먹으로 가볍게 두드리기), 찰싹 때리기(손가락으로 가볍게 때리기), 해킹(손가락 끝으로 새끼손가락쪽), 두드리기(손가락 끝만 사용), 부항(손끝으로 만듦) 5가지 방법이 있습니다.

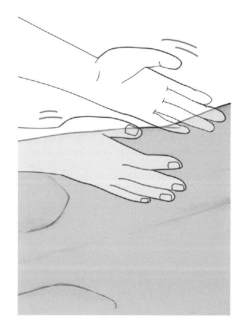

〈 두드리기 〉

IV. 운동학의 이해

1 주동근과 길항근의 이해

골격근 운동에서 다루는 근육의 수축은 움직임에 따라 변동되는 상대적인 개념입니다. 주동근과 길항근의 균형은 단순히 수축–이완 관점에만 국한된 것이 아니며, 근육의 활성화, 근신경 조절 능력등의 개념까지 포함됩니다. 예를들어 팔꿈치 폄시, 위팔두갈래근상완이두근*Biceps brachii*은 길항근, 위팔세갈래근상완삼두근*Triceps brachii*은 주동근, 협력근은 팔꿈치근주근*Anconeus*, 안정근은 회내근*Pronator*과 회외근*Supinator*입니다. 이와같이, 관절의 움직임 방향에 따라 골격근 운동의 역할은 가변적인 개념입니다. 근육통증이나 관절기능 제한이 발생하면 주동근에 대항하는 길항근에서 압통점이 발견되기 때문에, 「볼매뉴얼테라피」 적용시 주동근과 함께 길항근도 항상 고려해야 합니다(Goodheart, 1984 & Walther, 1988) 또한, 위팔두갈래근 상완이두근*Biceps brachii* – 위팔세갈래근상완삼두근*Triceps brachii*, 넙다리네갈래근대퇴사두근*Quadriceps* – 넙다리뒤근슬괵근*Hamstring* 과 같은 근육뿐만 아니라, 어깨세모근삼각근*Deltoid*, 중간볼기근중둔근*Gluteus medius*, 넙다리네갈래근대퇴사두근(안쪽넓은근내측광근, 가쪽넓은근외측광근)과 같이 한 근육 내에서도 기능적으로 주동근 – 길항근 관계를 맺고 있기 때문에 여러 각도에서 근육을 발달시켜야 수축–이완 뿐만 아니라 기능적으로도 균형잡힌 근육이 될 수 있습니다. 기능적으로 주동근과 길항근은 움직임 방향, 동원되는 주동근 근육에 따라 길항근은 안정근 근육의 역할을 합니다. 길항근의 안정근 역할은 원심성 수축시 반대방향에서 힘과 속도를 안정적으로 감속시켜 근육과 관절을 보호하는데 매우 중요합니다.

1. 주동근 – 길항근 관계

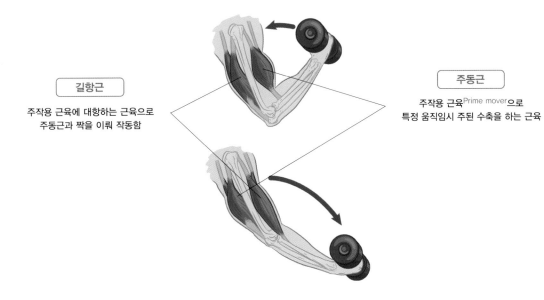

<table>
<tr><td colspan="2" align="center">

길항근

주작용 근육에 대항하는 근육으로
주동근과 짝을 이뤄 작동함

</td><td colspan="2" align="center">

주동근

주작용 근육Prime mover으로
특정 움직임시 주된 수축을 하는 근육

</td></tr>
</table>

〈 길항 관계 근육 〉

주동근	길항근
위팔두갈래근상완이두근*Biceps brachii*	위팔세갈래근상완삼두근*Triceps brachii*
어깨세모근삼각근*Deltoid*	넓은등근광배근*Latissimus dorsi*
큰가슴근대흉근*Pectoralis major*	등세모근승모근*Trapezius*/마름근능형근*Rhomboids*
넙다리네갈래근대퇴사두근*Quadriceps*	넙다리뒤근육슬괵근*Hamstrings*
모음근내전근*Hip adductor*	중간볼기근중둔근*Gluteus medius*
앞정강이근전경골근*Tibialis anterior*	장딴지근비복근*Gastrocnemius*
앞어깨세모근전삼각근*Anterior deltoid*	어깨올림근견갑거근*Levator scapular*
아래팔굽힘근전완굽힘근*Forearm flexors*	아래팔폄근전완신전근*Forearm extensors*

② 협력근의 이해

1. 실제협동근 *True synergist*

주동근 작용시 같은 방향의 관절 운동에 도움을 주며 활성화 되는 근육

2. 도움협동근 *Helping synergist*

실제협동근에 반대개념으로 활성화 되는 근육

ex) 넙다리뒤근이 굽힘동작시, 반힘줄근^{반건형근}*Semitendinosus*와 빈막모양근^{반막상근}*Semimembranosus* 는 무릎관절의 내회전^{Internal rotation}을 발생시킵니다. 이에 반해 넙다리두갈래근^{대퇴직근}*Biceps femoris*는 내회전이 발생하지 않도록 중립화 움직임^{Neutralizer action}반대 작용을 합니다.

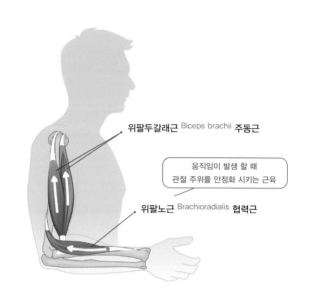

위팔두갈래근 Biceps brachii 주동근

움직임이 발생 할 때 관절 주위를 안정화 시키는 근육

위팔노근 Brachioradialis 협력근

〈 주동-길항근과 함께 움직임에 도움을 주는 협력근 〉
〈 예) 위팔노근^{상완요골근}*Brachioradialis* 〉

③ 안정근의 이해

안정화 근육은 아직까지 다양한 의미로 해석되며 명확하게 확립 되지 않은 근육 개념입니다. 주동근과 움직임 방향에 따라 유동적으로 사용되고 있는 개념입니다. 다양한 개념으로 이해되고 있는 안정근의 정의는 다음과 같습니다.

1. 안정근 개념

❶ 안정화 근육은 관절주변 근육의 동시수축*Co-contractoin*에 의해 관절경직*Joint stiffness*을 시켜 피드포워드 또는 피드백 조절 메커니즘을 통해 진동*Perturbation*에 반응하는 초기에 활성화 되는 근육입니다(Sangeeta. S, 2014).

❷ 표면 근육의 강력한 수축은 관절 움직임을 안정적으로 유지하는데 역할을 합니다.

❸ 주동근이 수축할 때, 길항근은 움직임을 효과적으로 제어하고 감속하는 안정근의 역할을 합니다.

❹ 주된 관절이 효율적이고 안정적으로 움직일 수 있게 복부, 허리를 포함해 반대편 팔다리에서 강력하게 지탱해주는 안정근의 역할입니다.

❺ 자세를 곧게 유지하고 지지하는 근육

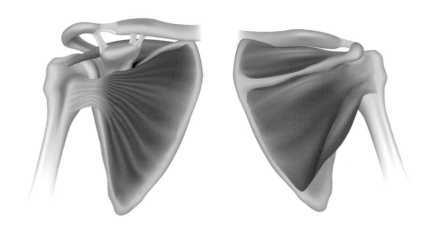

〈 어깨 관절을 구조적 기능적으로 안정화 시키는 안정근 〉
〈 예) 회전근개*Rotator cuff muscles* 〉

2. 안정근의 중요성

신체의 모든 표면근육은 움직임에 따라 안정근육으로 작용할 수 있습니다. 주동근이 수축할 때, 길항근은 움직임을 효과적으로 제어하고 감속하는 안정근으로 역할을 합니다. 안정화 근육은 신체를 바르게 유지하고 지지하는데 가장 중요한 근육입니다. 강한 안정화 근육은 올바른 자세와 정렬을 의미하며, 통증과 부상위험 감소와 직결되는 근육입니다. 안정화 근육이 약화되면 골격의 부정렬로 관절가동범위가 감소합니다. 또한, 골격 부정렬은 관절과 힘줄의 긴장도를 증가시켜 통증을 유발할 수 있습니다. 관절의 부정렬은 통증과 과사용 부상의 가장 큰 원인 중 하나입니다.

❶ 효율적인 움직임 및 이상적 생체역학

안정화 근육이 불안정하면 비정상적인 보상작용을 유발해 운동효과를 감소시키고 부상위험을 증가시킵니다.

❷ 효율적인 파워 생성

강한 안정근은 강한 부하를 효율적으로 조절할 수 있게 합니다. 강한 저항운동에 의해 주동근이 아무리 강력해도, 안정근이 불안정하면 주동근으로써 근력발생은 제한적입니다.

❸ 부상방지

안정된 구조로 효율적으로 파워를 발생시키며, 관절, 인대 및 근육에 부상 위험을 감소시킵니다. 강력한 안정근은 움직임시 안정성을 증가시켜 주동근의 불필요한 스트레스를 감소시킵니다.

❹ 올바른 자세

올바른 안정화 근육은 이상적인 체형유지에 효과적입니다. 표면근육과 속근육 모두 골격을 유지 역할을 하기 때문에 과단축된 근육들에 의해 체형불균형을 유발 할 수 있습니다.

❺ 근신경 조절능력 향상

강한 안정근은 관절움직임을 조절하는데 효과적입니다. 특히, 주동근에 대항해 가속 및 감속을 보다 민첩하고 빠르게 조절할 수 있습니다.

❻ 안정화 근육

안정화 근육은 상대적으로 뼈에 직접 붙어있는 속근육 개념으로 이해하셔도 됩니다. 안정화 근육은 신체의 체형결정 짓는 근육으로 만성근골격계 통증과도 높은 관련성이 있는 근육입니다. 안정화 근육은 움직임의 효율성을 위해 표면근육보다 먼저 수축합니다.

4 근육 특성에 따른 역할

1. 상대적으로, 근육은 크기나 시작점, 부착점의 부착면적에 따라 역할이 달라집니다. 근육의 길이가 길수록 장력의 원리에 따라 큰 힘을 발생합니다.

❶ 긴 근육, 넓게 부착한 근육은 관절가동범위가 넓고 주동근 역할을 합니다.

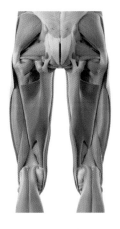

⟨ Ex) 큰모음근^{대내전근}*Adductor magnus* ⟩

❷ 짧은 근육 · 넓게 부착한 근육은 관절가동범위*Range of motion* 가 좁고 주동근 역할을 합니다.

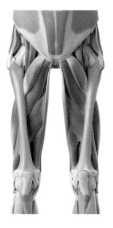

⟨ Ex) 짧은모음근^{단내전근}*Adductor brevis* ⟩

❸ 짧은 근육 · 조금 부착한 근육은 관절가동범위 좁고, 협력근 · 안정근 역할을 함.

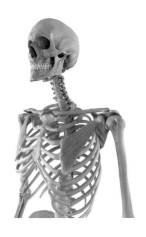

⟨ Ex) 작은가슴근^{소흉근}*Pectoralis minor* ⟩

❹ 긴근육 · 조금 부착한 근육은 관절가동범위가 넓고, 협력근 역할을 함.

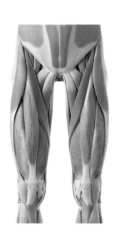

⟨ Ex) 넙다리빗근^{봉공근}*Sartorius* ⟩

❺ 근육은 구조적으로 복잡하면 상대적으로 쉽게 손상됩니다. 근육 손상은 근육 중간부위에서 발생하기 보다는 건^{Tendon}에서 주로 발생한다.

Ex) 1 관절 근육보다는 구조적으로 복잡한 2 관절 근육에서 부상이 더욱 잘 발생합니다

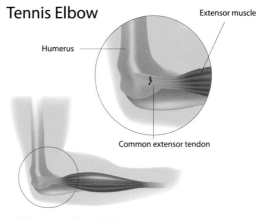

Tennis Elbow

Extensor muscle

Humerus

Common extensor tendon

Right arm, lateral (outside) side

⟨ Ex) 테니스엘보^{외측상과염} $Tennis\ elbow$ ⟩

❻ 단층구조의 근육보다는 층을 이루고 있는 근육에서 손상이 잘 발생합니다.

Ex) 어깨뼈 근육$^{Scapular\ muscles}$, 척추기립근 척추세움근$^{Erector\ spinea}$

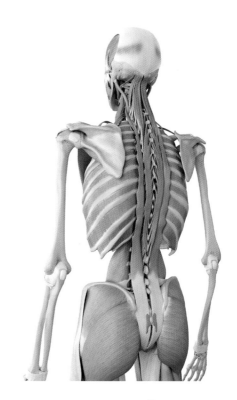

⟨ Ex) 척추기립근 $Erector\ spinae$ ⟩

5 근육 수축유형

1. 근육 수축유형

❶ 구심성수축 *Concentric contraction*

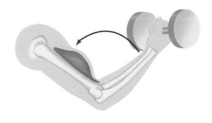

〈 구심성 수축 *Concentric contraction* 〉

근육이 능동적인 힘을 생산하면서 근육의 길이가 짧아질 때 일어나는 것으로, 결과적으로 시작점과 부착점 사이의 거리는 감소됩니다.

원심성 수축의 장점과 단점(Hody, S, 2019)

장점	단점
1. 근육 형성에 더욱 효과 2. 효율적인 신진대사 촉진 3. 유연성과 관절가동범위 증진 4. 부상 예방 5. 퍼포먼스 향상 6. 효율적인 근력사용(근력최대근력과 최소에너지 소비) 7. 근신경 기능 향상	1. 큰 근육 손상 2. 근섬유의 미세손상 *Focal microlesions* 3. 지연성 근육통DOMS 근육통 발생 4. 운동 후 파워감소 5. 근육 기능 손상 6. 관절주변 근육, 힘줄 부상 위험

결론
부상방지와 재활을 목적으로 원심성 수축을 사용할 때, 원심성 수축을 통해 점진적으로 근육 수축을 늘린다면 부상위험과 근육통증을 최소화하면서 부상방지와 재활운동에 효과적인 운동방법으로 활용 할 수 있습니다.

❷ 원심성수축*Eccentric contraction*

근육이 능동적인 힘을 생산하면서 근육의 길이가 늘어나는 것으로
시작점과 부착점 사이의 거리는 증가합니다.

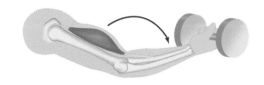

〈 원심성 수축 *Eccentric contraction* 〉

❸ 등척성 수축*Isometric contraction*

근육이 일정한 길이를 유지하는 동안 능동적인 힘을 발생시킬 때 발
생합니다.

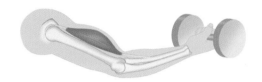

〈 등척성 수축 *Isometric contraction* 〉

❹ 등속성 수축*Isokinetic contraction*

등장성 수축에 포함되며 동적 수축에 속합니다. 순수한 등장성 수축에서는 관절각도 변화에 따라 힘이 변하기 때문에 움직임 속도
를 일정하게 조절하기 어려운 반면, 등속성 수축은 관절의 모든 운동범위에서 힘을 발휘한다는 점에서 등척성과 등장성 수축훈련의
특징을 부분적으로 결합한 형태라고 할 수 있습니다. 등속성 수축은 부상이나 통증의 위험성이 상대적으로 낮아 재활운동으로써 적
합한 운동방법입니다.

⑥ 정상관절가동범위

정상관절가동범위는 옳바른 동작의 운동 수행을 위해 매우 중요합니다. 짐 워크아웃 고강도 운동 시 정상관절가동범위를 벗어나 근육 수축이 발생한다면 부상위험, 근육불균형, 체형 변형을 야기하기 때문입니다(Kolber, 2009). 정상관절가동범위내에서 관절움직임은 관절주변의 안정근을 안정적으로 수축 · 이완시킬 수 있지만, 정상관절가동범위 밖의 움직임은 안정근 뿐만 아니라 인대와 힘줄에도 부담을 가해 통증과 부상위험성이 증가할 수 있습니다. 올바른 동작의 운동 수행 중 정상관절가동범위를 파악 것은 점진적으로 증가시키는 허용 관절가동범위와 운동강도 등을 조절해 부상방지를 위해 중요한 요인이 됩니다.

1. 몸통 정상관절가동범위

❶ 몸통굽힘체간굴곡*Trunk flexion*

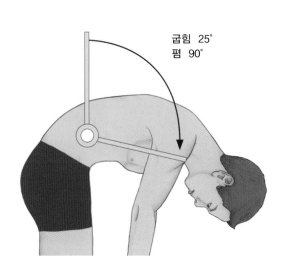

굽힘 25˚
폄 90˚

❷ 몸통 가쪽굽힘체간측굴*Trunk lateral flexion*

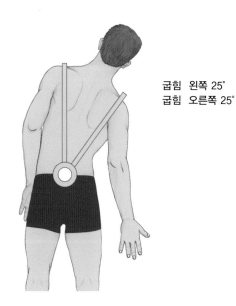

굽힘 왼쪽 25˚
굽힘 오른쪽 25˚

❸ 몸통 회전체간회전*Trunk rotation*

❹ 몸통 폄체간신전*Trunk extension*

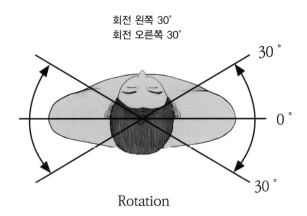

회전 왼쪽 30˚
회전 오른쪽 30˚

30˚

0˚

30˚

Rotation

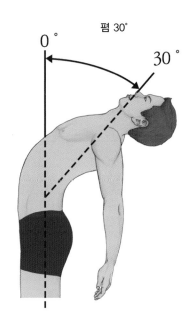

펴 30˚

0˚

30˚

2. 목 정상관절가동범위

❶ 목 회전경추관절회전*Neck rotation*

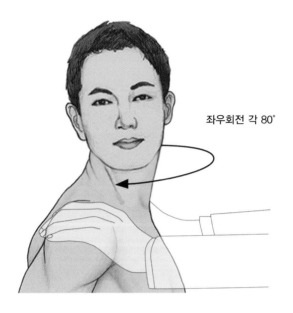

좌우회전 각 80°

❷ 목굽힘경추관절굽힘*Neck flexion*

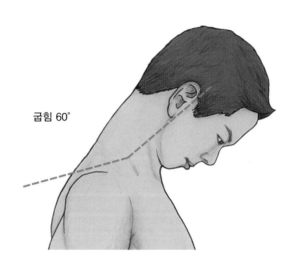

굽힘 60°

❸ 목폄경추관절신전*Neck extension*

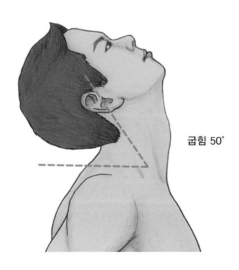

굽힘 50°

❹ 목 가쪽굽힘경추관절측굴*Neck lateral flexion*

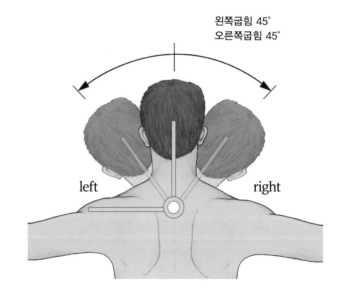

왼쪽굽힘 45°
오른쪽굽힘 45°

left　　　right

3. 다리 관절 정상관절가동범위

굽힘 150°

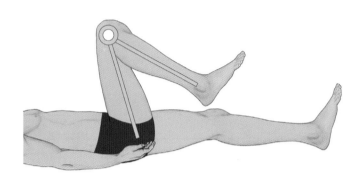

❶ 무릎관절굽힘^{고관절 굽힘}*Hip flexion*

왼쪽 펌 30°
오른쪽 펌 30°

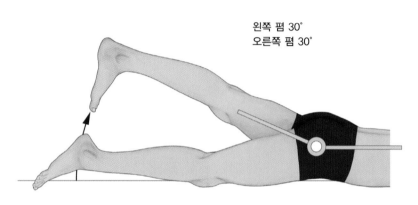

❷ 엉덩관절펌^{고관절 펌}*Hip extension*

굽힘 150°

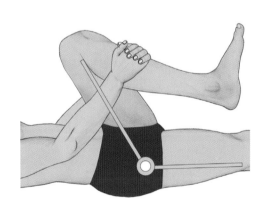

❸ 엉덩관절굽힘^{고관절 굽힘}*Hip flexion*

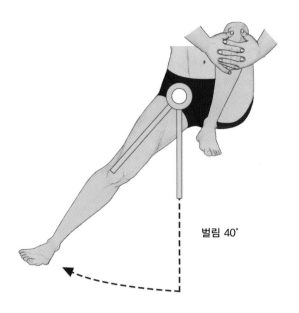

벌림 40°

❹ 엉덩관절벌림고관절 외전Hip abduction

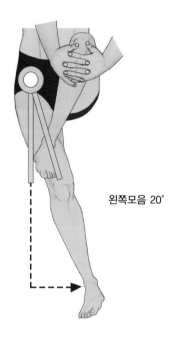

왼쪽모음 20°

❺ 엉덩관절모음고관절 내전Hip adduction

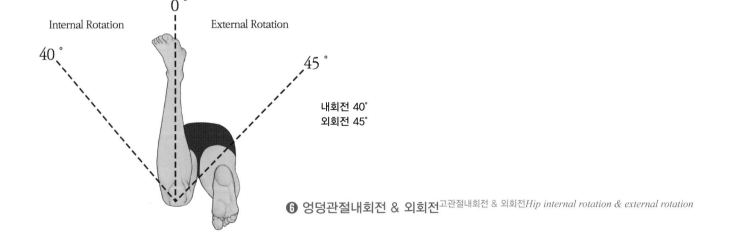

0°

Internal Rotation   External Rotation

40°   45°

내회전 40°
외회전 45°

❻ 엉덩관절내회전 & 외회전고관절내회전 & 외회전Hip internal rotation & external rotation

4. 어깨 정상관절가동범위

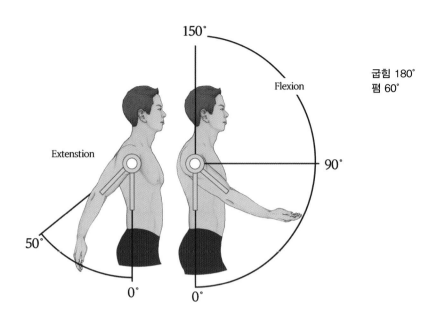

150°

Flexion

Extenstion

90°

50°

0°

0°

굽힘 180°
폄 60°

❶ 어깨관절굽힘^{견관절 굴곡}*Shoulder flexion*

❷어깨관절폄^{견관절 신전}*Shoulder extension*

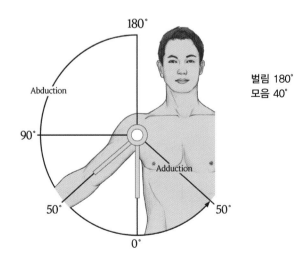

180°

Abduction

90°

Adduction

50°

50°

0°

벌림 180°
모음 40°

❸ 어깨관절벌림^{견관절 외전}*Shoulder abduction*

❹ 어깨관절 모음^{견관절 내전}*Shoulder addcution*

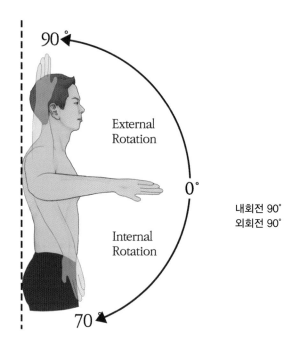

❺ 어깨관절 수평 외회전 & 내회전견관절 외회전 & 내회전*Shoulder transverse external & internal rotation*

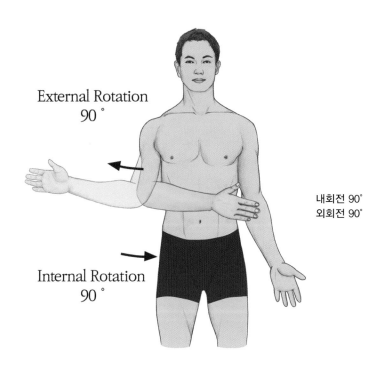

❻ 어깨관절 수직 외회전 & 내회전*Shoulder vertical external internal rotatoin*

5. 팔꿈치 정상관절가동범위

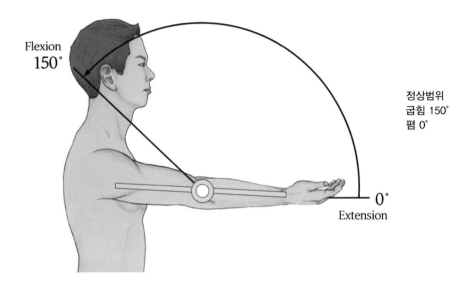

Flexion
150°

Extension
0°

정상범위
굽힘 150°
폄 0°

팔꿈치 굽힘주관절 굴곡*Elbow flexion*   팔꿈치 폄주관절 신전*Elbow extension*

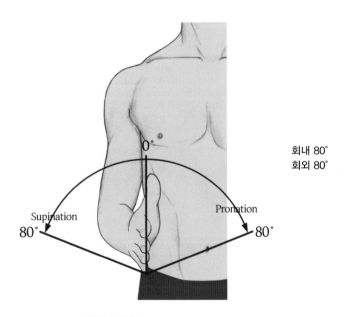

0°

Supination
80°

Pronation
80°

회내 80°
회외 80°

팔꿈치 회외주관절 회외*Elbow supination*

팔꿈치 회내주관절 회내*Elbow pronation*

6. 손목 정상관절가동범위

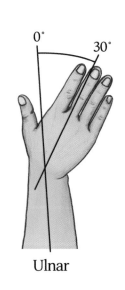

노쪽 20°
자쪽 30°

20°　0°　　　0°　30°

Radial　　　Ulnar

노쪽 굽힘요측굴곡*Radial flexion*

척쪽 굽힘척굴*Ulnar flexion*

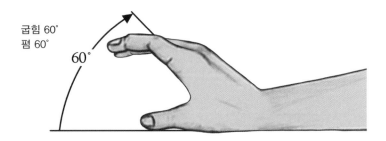

굽힘 60°
폄 60°

60°

손목 굽힘요골수근관절 굴곡*Wrist flexion*

손목 폄요골수근관절 신전*Wrist extension*

7. 발목 정상관절가동범위

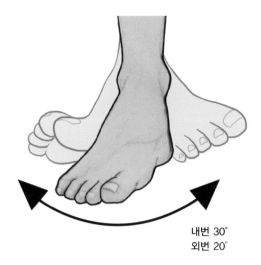

내번 30˚
외번 20˚

발목관절 내번*Ankle inversion*

발목관절 외번*Ankle eversion*

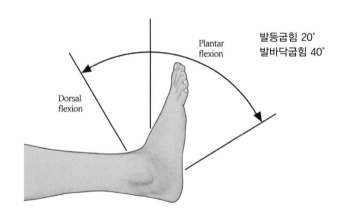

Plantar
flexion

발등굽힘 20˚
발바닥굽힘 40˚

Dorsal
flexion

발등굽힘배측굴곡*Dorsiflexion*

발바닥 굽힘족저굴곡*Plantar flexion*

7 열린사슬운동과 닫힌사슬 운동 이해

열린사슬운동 Open kinematic chain	닫힌사슬운동 Close kinematic chain
공간에서 먼쪽 분절 움직임	먼쪽 분절이 고정되거나 지지면에 접촉되어 있음
독립된 관절운동: 인접 관절의 예측 가능 운동 없음	상호의존적인 관절 움직임, 상대적으로 예측가능한 인접관절의 운동 패턴
오로지 움직이는 관절의 먼쪽 신체 분절의 움직임	신체 분절의 움직임이 움직이는 관절의 먼쪽 또는 몸쪽에서 일어날 수 있음
근활성은 작용근에서 우세하게 발생하고 움직이는 관절을 지나는 근육만 활동함	근활성은 움직이는 관절의 먼쪽 또는 몸쪽 모두에서 다중 근육 집단에서 일어남
저항은 움직이는 먼쪽 분절에 적용됨	전형적으로 그러나 항상 체중부하 자세에서만 수행되는 것은 아님
관절의 외부 회전부하rotatory loading가 특징임	저항은 움직이는다중의 분절에 동시에 적용됨
외부 고정(손 또는 기구)이 필요함	체중을 통한 축성부하가 특징임
	근육의 작용, 관절압박, 자세조절에 의한 내부 고정

열린사슬 운동과 닫힌사슬 운동을 단순히 암기하는 식으로 이해하는 것은 두개념을 활용한 운동프로그램을 구성할 때 한계에 부딪힐 수 있습니다. 아래 두 그림 모두 가슴근육을 발달시키기 위한 대표적인 동작입니다. (A)는 어깨뼈 주변 근육들의 긴장감보다는 팔과 팔꿈치, 손목 주변 근육들의 수축으로 자세를 유지하며, 큰가슴근을 집중적으로 수축하는 동작입니다. (B)는 준비동작 부터 손목 − 팔꿈치 − 어깨 − 어깨뼈 − 복부 − 다리까지 주변근육 모두 긴장과 함께 큰가슴근 위주로 수축을 통해 동작합니다.

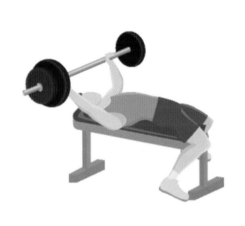

〈 (A) 열린사슬 운동 〉

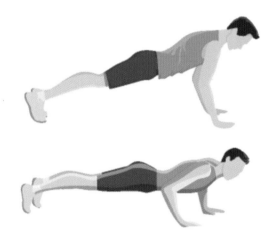

〈 (B) 닫힌사슬 운동 〉

❶ 열린사슬운동과 닫힌사슬 운동 활용

　　그렇다면 A, B, C 동작은 열린사슬운동과 닫힌사슬 운동중 어떤 운동일까요? 타겟근육이 어떤 근육이냐에 따라 운동성격은 유동적일 수 있습니다. A, B 경우 위등세모근^{상부승모근}*Upper trapezius*을 목적으로 운동한다면 닫힌사슬 운동이며, C와 같이 배곧은근^{복직근}*Rectus abdominis*을 목적으로 할경우에는 열린사슬 운동입니다. A, B 동작은 위등세모근 수축을 위해 손목, 팔꿈치, 어깨등의 다관절이 동시에 관여하며, 근육또한 각 관절 주변의 여러 근육이 동시 수축을 하기 때문에 닫힌 사슬운동의 조건을 만족합니다. 반면, C동작은 배곧은근 수축은 공간의 먼쪽 분절의 움직임, 독립된 관절 운동, 비체중부하, 관절의 외부 회전부하 등의 조건을 만족하기 때문에 열린 사슬 운동이 될 수 있습니다. 이렇듯 단순히 지면이 땅에 닿느냐! 먼쪽분절에 아령과 같은 저항이 있느냐!의 유무와 같은 단편적인 접근은 두 운동개념을 실전에서 사용하기에 많은 혼동을 유발할 것입니다.

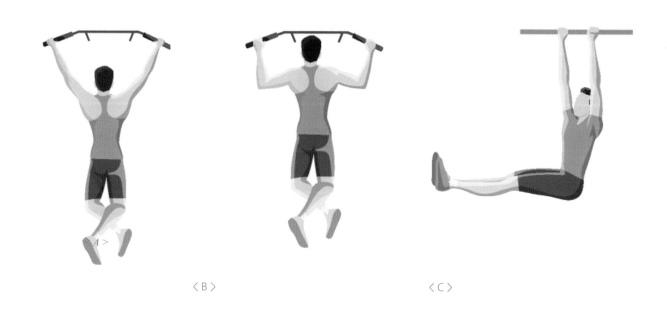

〈A〉　　　　　　　　　　〈B〉　　　　　　　　　　〈C〉

❷ 선 · 후 피로전략과 열린 · 닫힌 사슬운동 적용

열린사슬운동은 특정근육과 관절을 타겟으로 하는 운동이기 때문에 고립운동의 형태를 띄며 선피로 운동과 유사한 개념입니다. 열린사슬운동은 고립운동 개념과 유사하기 때문에, 특히 수술 이후 재활프로그램 구성 시 효율적입니다. 관절공간에 압박을 최소화하며 움직임이 발생하기 때문에 관절보호와 함께 근육 활성화에 효과적입니다.

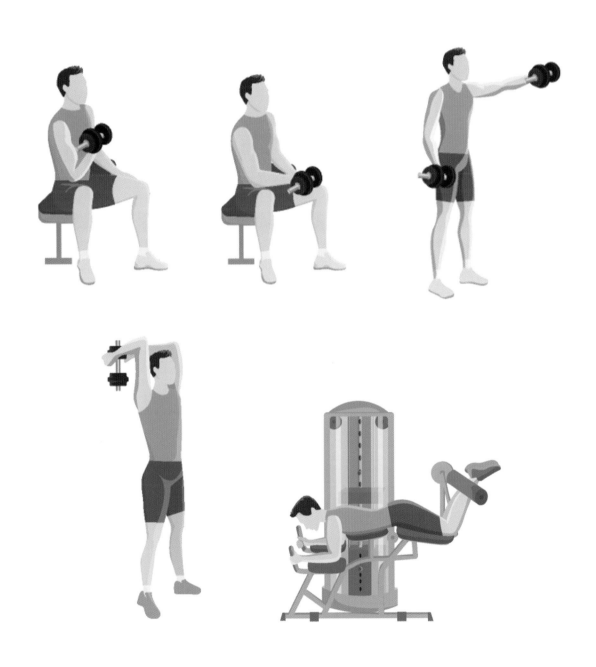

〈 열린사슬 운동 〉

70

닫힌사슬운동은 여러개 근육과 관절이 관여하기 때문에 복합운동의 형태를 띄며 후피로 운동과 유사한 개념입니다. 복합운동시에는 닫힌 사슬 운동을 통해 근육의 협응능력 향상에 효과적이며, 동시다발적인 관절 움직임을 유도할 수 있습니다. 이는 고립운동과 복합운동 및 재활 운동 시 프로그램 구성에도 중요한 개념입니다. 특히, 닫힌사슬운동은 근육, 인대, 힘줄 근막은 하나의 기능적 단일 단위를 형성해 관절에 압박을 가하기 때문에 근육, 힘줄의 고유수용감각을 자극해 근신경 조절과 협응 능력 향상에도 더욱 효과적입니다. 또한, 인대와 관절주머니관절낭*Joint capsule*은 근방추로부터 신호를 수정해 관절 움직임을 더욱 효과적으로 자극할 수 있습니다.

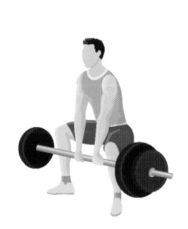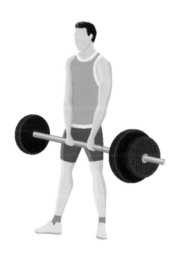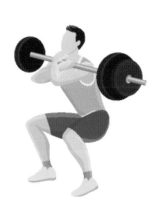

〈 닫힌사슬 운동 〉

8 근육 짝힘

❶ 오목위팔관절 짝힘*Couple force*

어깨는 오목위팔관절상완와관절*Glecnohumeral joint GH*, 어깨가슴관절견흉관절*Scapulothoracic joint* 두 개의 짝힘으로 구성됩니다.

① 어깨벌림 시, 가장 큰 힘을 발생합니다.

② 어깨벌림 시, 어깨세모근은 동작의 첫번째 부분에서 위팔뼈상완골*Humerus*에 상방회전과 벌림힘을 유발합니다.

③ 3개의 회전근개는 상완골에 하방회전 및 모음힘을 집합적으로 생성하여 오목위팔관절내에서 위팔뼈머리상완골두*Humeral head*의 위치를 안정적으로 유지합니다.

④ 위팔두갈래근상완이두근*Biceps brachii*은 위팔뼈를 적설한 위치에 유지하는데 도움이 되는 압축힘을 발생합니다. 회선근개 근육이 제대로 작동하지 않으면 어깨에서 더 많은 양의 위쪽 및 바깥쪽으로 움직임을 유발시킬 수 있으며 위팔뼈머리상완골두*Humeral head*에 더 많은 압력을 가할 수 있을 뿐만 아니라 잠재적으로 다른 어깨 부위에 부상을 야기할 수 있습니다.

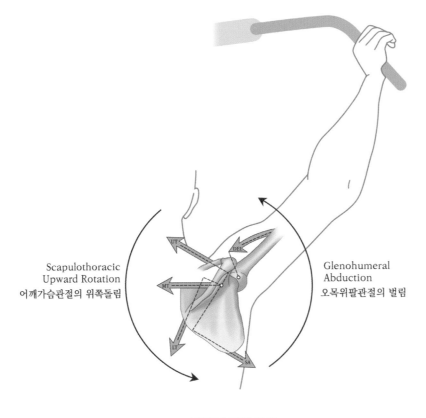

Scapulothoracic
Upward Rotation
어깨가슴관절의 위쪽돌림

Glenohumeral
Abduction
오목위팔관절의 벌림

⟨ 어깨상방회전 짝힘⟩

❷ 어깨뼈 짝힘*Couple force*

① 팔을 벌림 때, 어깨뼈 상방회전을 생성합니다.

② 상방회전의 주요근육은 앞톱니근전거근*Serratus anterior*, 아래 등세모근하부승모근*Lower trapezius*, 위등세모근상부승모근*Upper trapezius*, 어깨올림근견갑거근*Levator scapular* 입니다.

③ 상방회전은 어깨뼈의 회전을 허용하여 관절와를 안정적인 위치에 유지시킵니다. 또한, 어깨세모근에 대한적절한 길이 – 장력 관계를 유지시키며, 회전근개근육의 충돌을 방지하고, 회전근개 4개 근육의 협응을 통해 어깨뼈의 안정성을 유지합니다.

④ 어깨벌림 시, 앞톱니근과 아래 등세모근은 90 °이상 들어올렸을 때, 어깨뼈의 주요 안정화 근육으로 역할을 합니다.

⑤ 어깨충돌증후군은 앞톱니근의 활성화 감소, 아래 등세모근의 활성화 지연, 어깨올림근의 긴장감 증가가 발생합니다.

❸ 앞뒤 회전근개 짝힘

① 어깨밑근과 가시아래근은 약 45 °로 아래쪽과 안쪽으로 당깁니다. 작은원근소원근*Teres minor*은 어깨가 관절의 안정성을 유지하도록 약 55 °로 아래쪽과 안쪽으로 당깁니다.

② 어깨밑근을 포함하는 어깨 내회전근 그룹이 작은원근 및 가시아래근극하근*Infraspinatus*에비해 더 발달되어 잠재적인 짝힘의 불균형을 일으켜 잠재적인 안정성 부족을 발생 시킬 수 있습니다.

결과적으로, 어깨움직임의 짝힘은 단순히 생체역학적으로 접근하기 보다는 주동근 · 길항근 · 협력근 · 안정근 간의 협응능력 향상을 위해 실질적인 신경근 조절 운동이 필요합니다.

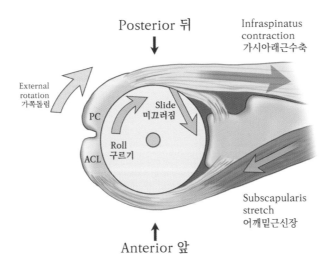

⑨ 근육 전이

1. 전이의 개념

'전이^{Translation}'은 특정 신체적 과제수행이 다른 신체적 과제수행에 능력에 영향을 미치는 현상' 이라고 정의합니다(Schmidt & Wrisberg, 2007). 운동 기술 중 근육과 관절의 유사한 기능적 움직임이 발생할 경우를 일컫습니다. 적극적 전이는 배구선수의 공을 때리는 능력은 야구선수가 공을 던질 때 긍정적인 영향을 미치는 경우입니다. 짐워크 아웃시 넙다리네갈래근^{대퇴사두근Quadriceps} 고립운동으로 고유수용감각을 개발 후, 고 중량 복합운동 시 더욱 효과적일 수 있습니다. 이에 반해, 소극적 전이는 복부근육의 고유수용감각이 부족한 상태에서 컬업$^{Curl-up}$ 이 과할 경우 소극적 전이가 발생합니다. 배곧은근$^{복직근Rectus\ abdominis}$의 동원 대신에 빗근복사근$^{Oblique\ muscle}$과 넙다리네갈래근의 동원 비중이 증가하기 때문입니다.

운동 효율성을 위한 분리운동

감소된 활성화 근육의 모터동원 재구성을 통해 적극적 전이는 근신경 재교육에 적합합니다. 근신경 재교육은 열린사슬 운동의 저중량 반복운동이 효과적입니다. 중요한 점은 운동강도가 아니라 정확한 자세를 통해 특정근육을 집중적으로 활성화 시키는 것입니다. 적극적 전이는 근육비대가 목표가 아닌 근육의 모터동원 재구성으로, 근육 활성화가 낮은 근육을 선택적으로 고립시켜 움직임을 분리하는 것이 주요 목적입니다. 성공적인 적극적 전이는 고중량이 아니더라도 근육비대에 효율적이며 복합운동 시, 근육 모터동원의 증가로 근육활성화와 근육비대의 효과를 기대할 수 있습니다.

V. 짐 워크아웃 부상

1 부상 원인

일반적으로 부상(근육, 관절 등의 부상)은 과사용, 피로누적 등이 대표적인 부상의 원인으로 설명될 수 있습니다. 일반적으로 짐 워크 아웃 시, 부상부위는 어깨 30%, 팔 14%, 무릎 12%, 등 11%(Graves, 2001) 비율로 발생할 수 있으며, 벤치프레스 16% 숄더프레스 14%,, 스쿼트10% 로 운동형식에 따라 부상이 발생할 수 있습니다. 또한, 부상원인의 약45%는 잘못된 워밍업으로 인해 발생됩니다. 「볼매뉴얼테라피」 – 짐 워크아웃 이해를 위해 보다 구체적으로 부상 원인에 대해 알아보도록 하겠습니다.

1. 관절의 불균형

신체 움직임은 관절의 움직임을 통해 효율적으로 작동합니다. 관절은 관절주변의 여러 근육들로 둘러싸여 있으며, 근육간의 상호 협응능력을 통해 움직임의 효율성을 극대화 할 수 있습니다. 정상적인 관절움직임은 관절 주변 근육들의 이상적인 근육 긴장도를 유지하고 있습니다. 주동근과 길항근과의 관계에서 특정 동작의 과사용은 두 근육간의 불균형을 야기해 관절불균형을 야기할 수 있습니다. 관절불균형이 장기화되며 근육간의 불균형이 악화된다면 기능이상 – 염증 – 통증 –조직손상으로 연결되 부상이 발생 할 수 있습니다.

2. 근육의 협응능력 저하

특정 움직임은 주동근, 길항근, 협력근, 안정근 등의 근육들 간의 근신경 조절에 의한 협응으로 발생됩니다. 어깨뼈 상방회전의 경우 짝힘*Couple force*의 개념으로 위·중간·아래 등세모근*Trapezius*, 앞톱니근전거근*Serratus anterior*, 어깨세모근삼각근*Deltoid*의 동시수축으로 움직임이 발생합니다. 만약 이중 하나의 근육의 활성화가 감소된다면 과한 보상작용으로 주변 근육들의 부하가 증가합니다. 문제는 단일 근육의 문제이지만 움직임 감소와 주변 근육들의 과부하로 인해 부상으로 연결되는 것입니다. 이러한 근육의 협응능력 개념으로 주동근 재활운동 프로그램 구성시 길항근, 협력근, 안정근 까지 신경근 조절 운동이 필요한 것입니다.

3. 관절가동범위 감소

근육 긴장 증가는 근육의 탄력을 감소시켜 근육 수축/이완 능력을 감소시킵니다.

4. 원심성 수축능력감소

슈퍼슬로 트레이닝에서 네거티브 슬로우는 주동근 – 길항근 과의 근신경 조절 능력 향상에 효과적이며, 슈퍼슬로 포지티브의 경우에는 근육과 관절에 부담을 낮추며 신경 자극을 많이 요구하지 않습니다. 장력을 유지하는 시간이 길어져 동원되는 근육의 원심성 수축을 더욱 잘 느끼게 해줍니다. 슈퍼슬로 운동은 폭발적 트레이닝에 비해 근육수축 정도는 낮아 근비대에는 비효율적이지만 근육의 근신경 조절 능력 향상에는 더욱 효과적입니다. 근육수축운동은 액틴 – 마이오신의 강한 결합과 근육세포의 미세손상을 통해 근비대를 촉발하는 대신에 근육의 이완능력은 감소시킵니다. 근육의 이완능력 감소는 근육 좌상의 위험성을 높이며, 특히 빠른 원심성 수축 동안 부상위험을 증가시킬 수 있습니다.

② 주요 부상부위

운동 중 부상은 특정부위를 가리지 않고 다양한 부위에서 발생합니다. 하지만, 해부학적으로 근육의 구조를 이해한다면 부상호발 부위의 공통점을 찾을 수 있습니다. 구조와 역할이 복잡하고 많을 수록 부상 확률은 높아집니다.

1. 어깨관절 – 자유도 3 관절

신체의 관절은 손가락뼈와 같이 단 하나의 운동면에서 운동을 허용하는 경첩관절*Hinge joint* 자유도 1관절, 팔꿈치와 무릎은 굽힘 – 폄 과 회전의 2축 움직임을 갖는 자유도 2관절, 오목위팔관절상완와관절*Glenohumeral joint* 관절과, 엉덩관절고관절*Hindge jonit*같이 굽힘 · 폄, 벌림 · 모음, 내회전 · 외회전 움직임이 발생하는 자유도 3관절로 구성되어 있습니다. 자유도가 낮을 수록 가동성은 낮고, 안정성은 높습니다. 반대로, 자유도가 높을 수록, 가동성은 높고, 안정성은 낮습니다. 어깨관절과 엉덩관절은 자유도 3관절로써, 어깨관절은 어깨뼈 위에 위팔뼈가 살짝 올려져 있는 구조적인 특징이 있습니다. 가동성을 극대화 시키기 위한 형태로, 회전근개 4개근육이 안정성을 유지하는 역할을 합니다. 이에반해, 엉덩관절은 자유도 3관절로써 가동성과 안정성이 모두 높습니다. 자유도 3의 절구관절*Ball and socket joint*이지만, 신체 구조적으로 깊은 절구관절을 띄고 있어 어깨관절과 다르게 상대적으로 안정성이 높습니다.

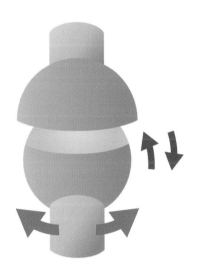

⟨ 절구관절*Ball and socket jont* ⟩

2. 다관절 근육

넙다리네갈래근^{대퇴사두근}*Quadricpes*, 넙다리뒤근육^{슬곡근}*Hamstring*, 척추세움근^{척주기립근}*Erector spinae*, 위팔두갈래근^{상완이두근}*Biceps brachii*, 장딴지근^{비복근}*Gastrocnemius*, 위팔세갈래근^{상완삼두근}*Trieceps brachii* 등은 대표적인 다관절 근육입니다. 최소 2개 이상의 관절을 경유하고 큰 힘을 발휘하는 근육일수록 부상 위험이 높습니다. 넙다리뒤근육은 엉덩관절(폄)과 무릎관절(굽힘) 움직임에 관여를 하며 특히 무릎관절에서는 굽힘동작과 함께 무릎 회전 움직임에도 관여하기 때문에 부상위험이 높습니다. 위팔두갈래근 역시 어깨굽힘과 팔꿈치 굽힘에 주동근으로써 역할을 하며, 팔꿈치의 회내/회외 동작에 작동하기 때문에 부상위험이 높은 근육입니다. 이에반해, 위팔근은 단관절 근육으로 팔꿈치 굽힘 동작만 하기 때문에 상대적으로 부상위험이 낮습니다.

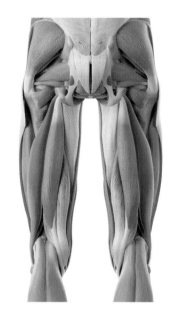

< 다관절 근육인 넙다리뒤근육 중 넙다리곧은근 >

3. 중력압박 구조물

신체는 중력으로부터 항상 영향을 받으며 자유로울수 없습니다. 중력에 의해 압박을 받는 허리, 무릎, 발목과 같은 관절은 체중부하에 취약한 구조를 띄고 있습니다. 체중부하, 충격흡수를 예방하기 위해 연골, 디스크, 반원판, 인대 등의 구조물로 보완하고 있지만 급작스러운 충격과 반복되는 체중부하에는 취약할 수 밖에 없습니다. 이와함께, 관절 주변을 감싸고 있는 근육들의 단축은 관절공간을 협소하게해 충격흡수 구조물의 역할을 제한합니다. 중력에 영향을 받는 관절은 허리는 속근육(돌림근^{회전근}*Rotatores*, 허리가로돌기사이근^{횡돌기간근}*Intertransversarii*, 가시사이근^{극간근}*Interspinales*), 무릎(가자미근^{넙치근}*Soleus*, 넙다리네갈래근), 발목(아킬레스건, 발가락 폄근) 등의 탄력을 회복하는 것이 관절공간 확보에 도움이 됩니다.

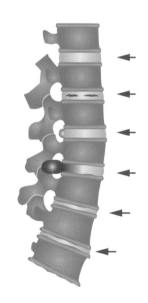

< 중력에 압박받는 추간판 >

4. 주동근과 길항근의 근신경학적 불균형

주동근과 길항근 간의 관계에서 중요한 것은 근력 균형보다는 근육 활성화의 균형이 더욱 중요합니다. 넙다리네갈래근과 넙다리뒤근의 근력비율은 8:5을 유지하는 것이 중요합니다. 이 수치는 절대적인 수치 개념이 아닌 상대적인 수치 개념입니다. 만약, 8:5 비율의 균형이 깨진다면 넙다리뒤근의 부상위험은 높아질 수 있습니다.

신체 대부분의 움직임은 주동근과 길항근의 신경학적 관계를 통해 발생합니다. 주동근과 길항근 중 특정 근육이 과도하게 발달하거나 발달이 부족하면 부상발생확률은 증가할 수 있기 때문에 균형잡힌 근육 발달이 무엇보다 중요하며 볼매뉴얼을 통해 모터동원을 재구성하여 올바른 근육 활성화를 통해 근육 전이를 발생시켜야 합니다.

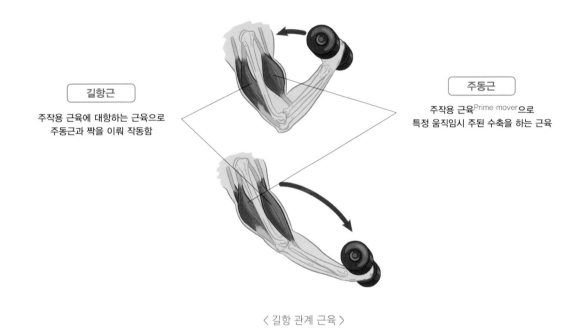

길항근
주작용 근육에 대항하는 근육으로
주동근과 짝을 이뤄 작동함

주동근
주작용 근육Prime mover으로
특정 움직임시 주된 수축을 하는 근육

〈 길항 관계 근육 〉

③ 운동 중 부상 부위

1. 허리

    운동 전 평상시 허리 건강이 좋지 않은 상태에서 고강도의 운동을 시도한다면 부상위험 가능성이 매우 높습니다. 척추세움근과 같은 겉근육 뿐만 아니라 뭇갈래근^{다열근}*Multifidus*과 같은 속근육 강화도 병행되어야 허리부상을 낮출 수 있습니다. 또한, 코르셋 근육으로 알려진 코어근육인 배속빗근^{내복사근}*Internal oblique*, 배가로근^{복횡근}*Transversus abdominis*과 함께 엉덩허리근^{장요근}*Iliopsoas major*과 허리네모근^{요방형근}*Quadratus lumborum*의 강화 역시 허리부상 방지를 위해 중요하게 단련되어야 할 근육입니다.

2. 무릎

    운동 전 무릎을 감싸고 있는 근육들의 낮은 근력과 근활성도, 근육 불균형에 의해 무릎 부상의 위험 가능성이 증가합니다. 특히 넙다리네갈래근과 넙다리뒷근육 간의 근력(8:5)과 근조절 불균형은 무릎 불안정성을 증가시키며, 오금근^{슬와근}*Popliteus.m*의 긴장은 무릎 통증을 증가시키는 중요한 원인이 될 수 있습니다.

3. 어깨

    벤치프레스, 오버헤드 프레스, 데드리프트는 어깨관절을 필수적으로 사용되는 동작입니다. 어깨부상은 어깨세모근^{삼각근}*Deltoid* 운동이나 어깨관절이 동원되는 동작에서 주로 발생합니다. 이는 관절낭을 고정시키고 있는 힘줄이 과도한 스트레스를 받을 때 발생하지만, 근본적으로는 근육의 과도한 수축과 탄력저하로 인해 힘줄의 긴장이 높아지기 때문 입니다. 어깨부상에 있어서 회전근개(가시위근^{극상근}*Supraspinatus*, 가시아래근^{극하근}*Infraspinatus*, 작은원근^{소원근}*Teres minor*, 어깨밑근^{견갑하근}*Subscapularis*)은 어깨부상과 통증의 핵심 근육입니다. 회전근개 근육의 낮은 근육 활성화와 근력은 어깨 부상의 위험 요소입니다. 어깨 움직임에 있어 회전근개 뿐만 아니라, 넓은등근^{광배근}*Latissimusdorsi*, 위팔두갈래근^{상완이두근}*Biceps brachii*, 큰가슴근^{대흉근}*Pectoralis major*, 어깨세모근^{삼각근}*Deltoid*, 앞톱니근^{전거근}*Serratus anterior*, 마름근^{능형근}*Rhomboids* 등의 겉근육의 수축·이완 능력 뿐만 아니라 서로간의 협응능력을 회복하는 것이 무엇보다 중요합니다. 또한, 과도한 운동으로 근육과 힘줄의 안정성이 감소될 경우 빗장뼈^{쇄골}*Clavicle*과 어깨뼈^{견갑골}*Scapular*를 잇는 봉우리빗장인대^{견봉쇄골인대}*Arcromioclavicular.lig*와 같은 인대 부상까지 발생 할 수 있습니다. 특히, 회전근개는 어깨의 정적안성성과 동적안정성을 모두 제공하는 근육으로 가시위근은 다른 3개 근육에 비해 손상 확률이 높습니다. 가시위근은 항중력 근육으로 어깨뼈에 매달려 있는 위팔뼈를 붙잡고 있는 구조적인 이유와 어깨굽힘을 제외한 대부분의 움직임에서 원심성 수축이 발생하기 때문에 기능적인 이유로 인해 부상에 취약합니다. 짐 워크아웃으로 가시위근의 근비대와 함께 가시위근 힘줄은 2배이상 부피가 증가할 수 있습니다 (Jerosch, 1989). 하지만, 근비대로 인해 가시위근의 수축시 관절공간은 협소하게 됩니다. 즉 가시위근 비대가 증가할 수록 어깨뼈봉우리견봉*Acromion*을 압박해 기능제한, 통증, 염증을 유발해 움직임이 제한됩니다. 가시위근은 어깨뼈봉우리와 반복되는 마찰로 손상 될 수 있습니다. 가시위근부상 방지를 위해, 슈퍼슬로 원심성 수축 운동은 이완능력 향상에 효과적입니다. 추가적으로, 회전근개 근육의 탄력을 균형있게 발달시켜 오목위팔관절상완와관절*GH joint*의 공간을 충분히 확보해 어깨안정성을 최대화 해야 어깨부상을 예방할 수 가 있습니다.

4. 팔꿈치

벤치프레스는 대표적인 팔꿈치와 손목 통증을 유발하는 운동입니다. 팔꿈치와 손목은 구조적으로 긴 아래팔 근육으로 연결되어 있습니다. 팔꿈치 안쪽과 바깥쪽에 서 시작하는 근육들은 결국 팔꿈치 움직임보다는 손목 움직임에 더욱 결정적인 역할을 합니다. 실질적으로 팔꿈치 굽힘에는 위팔두갈래근상완이두근*Biceps brachii*, 위팔노근상완요골근*Brachioradialis*, 위팔근상완근*Brachialis*이 수축하며, 팔꿈치 폄 동작에는 위팔세갈래근상완삼두근*Triceps brachii*과 팔꿈치근주근*Anconeus.m*이 작용합니다. 무엇보다, 위팔두갈래근의 부상은 어깨부상과 상대적으로 관련성이 높으며, 팔꿈치 굽힘 동작에서 통증은 비교적 관련성이 낮습니다. 위팔세갈래근 부상 역시 팔꿈치 폄 동작보다는 어깨폄 동작에서 통증을 호소하는 경우가 상대적으로 많습니다.

팔꿈치 통증은 테니스엘보(가쪽위관절융기염외측상과염*Lateral epicondylitis*), 골프엘보(안쪽위관절융기염내측상과염*Medial epicondylitis*)이 대표적인 예입니다. 팔꿈치 통증은 어깨와 손목 관절과도 밀접한 관련성이 있어 분리해서 이해 하기보다는 연속성을 가지고 접근하는 것이 더욱 효과적입니다.

팔꿈치 통증은 과한 폄과 굽힘 동작으로 발생할 수 있으며, 단순히 팔꿈치 폄·굽힘 동작에 의한 부상보다는 내측·외측상과에 외부충격이나 과부하가 발생할 때 통증과 부상이 발생하기 쉽습니다.

5. 손목

손목근육 자체의 질병을 제외하고 발생하는 손목통증은 팔꿈치의 내·외측상과에서 시작하는 근육(손목굽힘/폄 근육)과 힘줄 약화가 주된 원인 중 하나입니다, 또한, 손목관절의 과사용으로 인해 손목 관절 공간 자체의 좁아짐이 손목 부상의 원인이 될 수 있습니다. 하지만, 손목관절 공간 감소는 결국에 손목굽힘근과 폄근의 과사용이 원인이 되지만, 무엇보다는 손목굽힘근과 폄근의 근력불균형, 근조절기능의 불균형이 근본적인 원인이 될 수 있습니다. 팔굽혀 펴기를 할 때 손목통증이 발생할 때, 손목굽힘근의 약화 뿐만 아니라 손목폄근에서 수동불충분의 역할을 충분히 하지 못하기 때문에 손목 통증이 발생하는 것입니다.

손목근육 자체의 질병을 제외하고 발생하는 손목통증은 팔꿈치의 내·외측상과에서 시작하는 근육(손목굽힘/폄 근육)과 힘줄 약화가 주된 원인 중 하나입니다, 또한, 손목관절의 과사용으로 인해 손목 관절 공간 자체의 좁아짐이 손목 부상의 원인이 될 수 있습니다. 하지만, 손목관절 공간 감소는 결국에 손목굽힘근과 폄근의 과사용이 원인이 되지만, 무엇보다는 손목굽힘근과 폄근의 근력불균형, 근조절기능의 불균형이 근본적인 원인이 될 수 있습니다. 팔굽혀 펴기를 할 때 손목통증이 발생할 때, 손목굽힘근의 약화 뿐만 아니라 손목폄근에서 수동 불충분의 역할을 충분히 하지 못하기 때문에 손목 통증이 발생하는 것입니다.

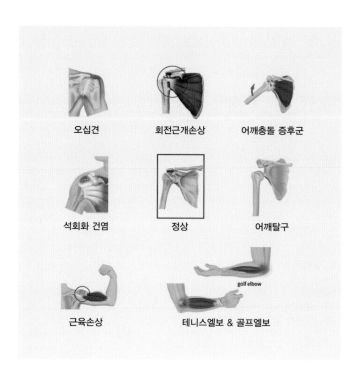

〈 어깨·팔 질환 〉

6. 목통증

대부분 현대인의 대표적인 체형적인 특징이 거북목*Forward head posture*과 라운드숄더*Rounded shoulder*, 일자목*Military neck*입니다. 기본적으로 척추의 불균형을 내포한채 과격한 운동을 시도하는 것은 목관절 자체에 부담을 줄 수 있습니다. 특히, 거북목에 직접적으로 관여하는 목빗근*흉쇄유돌근 Sternocleidomastoid* 뿐만 아니라 목빗근과 주동—길항근 관계를 맺고 있는 위등세모근*상부승모근 Upper trapeizus*의 불균형, 목관절 안정성과 호흡에 관여되는 목갈비근*사각근 Scalene.m*의 과긴장, 목 굽힘 동작에 관여하는 넓은목근*활경근 Platysma*의 약화는 목통증의 원인이 되며, 통증과 함께 목의 코어근육이라 할 수 있는 긴목근*경장근 Longus colli*, 긴머리근*두장근 Longus capitis*, 앞머리곧은근*전두직근 Rectus capitis anterior*, 외측머리곧은근*외측두직근*

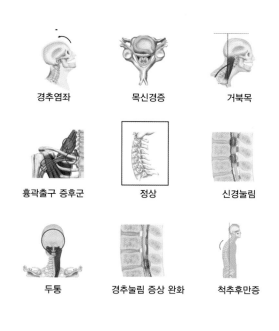

〈 경추·흉추 질환 〉

Musculus rectus capitis laterlais, 뒤통수밑근^{후두하근}*Suboccipital.m* 등의 긴장을 증가시켜 통증을 악화 시킬 수 있습니다.

스쿼트할 때 몸은 전체적으로 신전이 발생합니다. 그래서 경추에서도 목의 신전이 동시에 발생해야 힘을 발휘할 수 있습니다. 만약 목통증으로 목을 굽힌다면 몸통신전^{Trunk extension}에 있어 방해를 받기 때문에 허리부상의 위험이 증가합니다.

7. 넙다리네갈래근^{대퇴사두근 Quadriceps}과 넙다리뒤근^{슬괵근 Hamstring} 좌상^{Strain}

넙다리네갈래근과 넙다리뒤근은 하체에서 가장 큰 힘을 내는 근육들 입니다. 과한 스쿼트 동작으로 넙다리네갈래근과 러닝으로 넙다리뒤근의 부상이 발생할 수 있습니다. 하지만, 무엇보다 중요한 것은 넙다리네갈래근과 넙다리뒤근의 부상은 근력이 너무 강하고, 약해서 부상이 발생하는 것이 아니라, 두 근육 간의 주동근-길항근 관계에서 협응능력과 근력 비율, 근신경 조절 능력을 향상 시키는 것이 부상방지의 최선입니다.

8. 엉덩관절^{고관절 Hip joint}

현대인들은 좌식생활로 많은 시간을 소비하기 때문에 엉덩관절 굽힘 근육들은 많은 시간동안 비활성화된 상태로 지속됩니다. 엉덩관절 굽힘은 하복부 근육, 넓다리네갈래근, 모음근^{내전근} *Adductors*, 두덩근^{치골근 Pectineus.m}, 엉덩허리근^{장요근 Iliopsoas major}에 의해 발생합니다. 이중 엉덩관절과 가장 관련성이 높은 근육은 엉덩허리근과 두덩근, 모음근이며 이 근육들의 공통점은 겉근육이 아니며 두덩뼈^{치골 Pubic bone}를 가로지르거나 두덩뼈에 부착되는 근육이라는 점임니다. 느린 런지자세, 엉덩관절 굽힘의 관절가동의 끝범위에서 근육 활성화는 비활성화된 엉덩관절 근육들의 정상화를 시키며 통증감소와 부상방지에 효과적인 운동입니다.

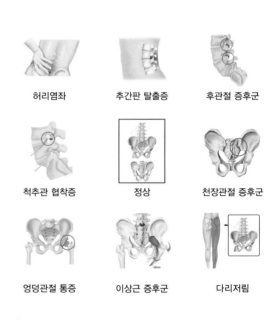

허리염좌 　　추간판 탈출증 　　후관절 증후군

척추관 협착증 　　정상 　　천장관절 증후군

엉덩관절 통증 　　이상근 증후군 　　다리저림

〈 허리·골반 질환 〉

9. 위팔두갈래근^{상완이두근}*Biceps brachii*

위팔두갈래근은 가장 빈번한 부상 중 하나로, 급작스런 원심성 수축^{*Eccentric contraction*} 시 주로 발생하며 특히, 위팔뼈의 가쪽두갈래근고랑^{이두근고랑}*Lateral bicipital groove*을 지나는 지점에서 위팔두갈래근 긴갈래의 부상이 발생할 수 있습니다. 위팔두갈래근은 어깨굽힘과 팔꿈치 관절 굽힘, 안쪽·바깥쪽 회전에 주요 작용을 합니다. 팔꿈치 굽힘 시 위팔근이 먼저 수축한 후, 큰 힘을 발휘할 때 위팔두갈래근이 강력하게 수축하기 때문에 위팔두갈래근과 위팔근^{상완근}*Brachialis*의 근조절 능력을 향상시키는 것이 위팔두갈래근 부상 방지에 매우 중요합니다. 또한, 위팔두갈래근의 원심성 수축과 어깨관절 폄 동작 시, 길항근으로써 역할을 충분히 수행하는 것이 어깨관절 움직임 시 부상을 방지할 수 있는 중요한 요인이 됩니다.

위팔두갈래근 파열은 가장 빈번하게 발생되는 부상 중 하나입니다. 위팔두갈래근의 과도한 긴장과 단축으로 근육의 탄력이 감소된 상태에서 갑작스런 위팔 폄 동작은 위팔두갈래근 파열의 원인 중 하나입니다.

특히, 팔꿈치 회내·회외 동작과 연계하여 이해하는 것이 효과적입니다. 또한, 던지기 동작과 같은 어깨 외회전은 위팔두갈래근 긴갈래(가쪽두갈래근고랑을 지나는 지점에서 발생할 수 있으며 위팔두갈래근의 먼쪽에서 파열될 확률이 더욱 높습니다. 참고로, 위팔세갈래근의 경우, 넓은등근^{광배근}*Latissimusdorsi*의 보조역할을 하면서 렛풀다운 시 위팔세갈래근의 긴갈래가 파열될 수도 있습니다.

10. 가슴근육 좌상^{*Strain*}

큰가슴근육^{대흉근}*Pectoralis major*은 가장 손쉽게 접근할 수 있는 운동부위 입니다. 상대적으로 큰 근육이기 때문에 근육 부상이 발생할 확률은 다른 근육에 비해 낮지만, 벤치프레스 시 바벨의 높이가 평행을 이루지 못할 경우 어깨뼈 주변 근육의 협응능력 저하로 인해 양쪽 큰가슴근의 활성화 정도에 불균형이 발생합니다. 이로인해, 벌크업시 양쪽 큰가슴근의 부피차이가 발생해 근력과 근조절 능력 이외에 외형적인 모습에서 불균형이 발생 할 수 있습니다.

11. 발목염좌^{*Sprain*}

발목관절은 모든 움직임의 기본이 되는 관절로 발목염좌는 낮은 근력, 힘줄, 인대등의 손상에 의해 발생과 함께 낮은 근육 활성화, 주동근 길항근의 불균형, 주동근과 협력근과의 협응능력, 발바닥의 외재근과 내재근의 낮은 활성화 등 다양한 원인에 의해 발생할 수 있습니다. 특히, 앞정강이근^{전경골근}*Tibialis anterior*, 장딴지근^{비복근}*Gastrocnemius* 사이의 저하된 협응능력으로 발등굽힘^{*Dorsiflexion*}과 발바닥 굽힘^{*Plantar flexion*}의 움직임 감소로 관절가동범위가 감소할 수 있습니다. 또한, 발의 아치를 담당하는 발의 내재근^{*Intrinsic muslce*}과 발목 움직임에 관여하는 외재근의 활성화는 박목 염좌를 결정짓는 중요한 요인이 될 수 있습니다.

4 운동 부상의 유형

1. 타박상

운동 중, 외부충격에 의해 피부가 변색되는 직접적으로 충격이 가해지는 물리적인 부상입니다. 타박상은 단순 피부변색 뿐만 아니라 근육섬유와 결합조직을 손상시킬 때 발생할 수 있습니다. 근육 타박상은 통증과 붓기 및 관절가동범위 제한을 발생시키며 회복기간은 몇 일에서 몇달 까지 소요될 수 있습니다.

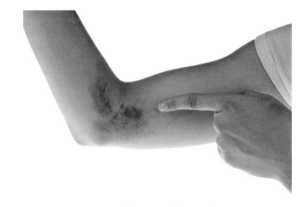

〈 손마사지로 인한 멍도 조직의 손상이다 〉

2. 좌상

좌상은 근육이나 힘줄이 파열되거나 늘어났을 때 발생하는 부상입니다. 좌상은 과도한 스트레칭이나 수축으로 인해 발생하는 급성 유형의 부상입니다.

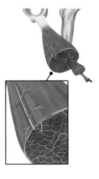 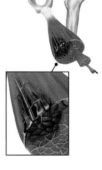 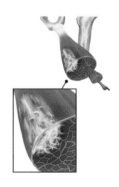

〈 정상근육 〉　　〈 급성근막손상 〉　　〈 염증성 만성통증 〉

1) 좌상 단계

1단계: 근육 조직이 단순히 과도하게 스트레칭 된 정도

2단계: 근육 조직이 부분적으로 찢어질 때

3단계: 근육 조직 완전 파열입니다. 통증 · 붓기 · 멍 · 관절가동범위 감소가 동반될 때

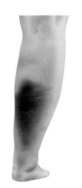 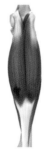 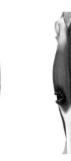 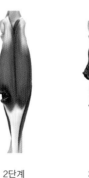 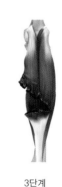

1단계　　　　2단계　　　　3단계

〈 종아리 좌상 〉

3. 염좌

염좌는 뼈와 뼈를 잇는 두꺼운 인대가 늘어나거나 찢어지면서 손상되는 부상입니다. 염좌는 낙상이나 외부 힘으로 인해 관절주변의 인대조직이 파열되거나 늘어나서 발생합니다.

염좌 단계

1단계: 인대가 단순 늘어남

2단계: 인대가 부분적으로 찢어짐

3단계: 인대 완전 파열

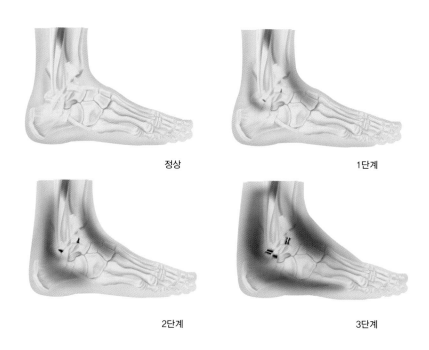

정상　　　　　　　　　　1단계

2단계　　　　　　　　　　3단계

〈 염좌 단계 〉

4. 좌상과 염좌 구별

염좌와 좌상은 붓기, 근육경련, 관절가동범위 제한, 통증, 등 증상이 매우 유사합니다. 염좌와 좌상을 구별짓기에 가장 좋은 방법은 염좌는 관절 주변에서 멍이 든 것을 확인하는 것입니다. 또한, 염좌는 상당한 붓기와 멍이 동반되면서 관절이 정상 관절가동범위를 넘어서는 과도한 움직임이 발생 됩니다. 반면에 좌상은 근육 수축시 통증이 발생하는 것과 스트레칭 시 근육에서 통증이 발생하는 것이 대표적인 특징입니다.

❶ 좌상치료

좌상에 의한 근육의 회복은 일반적으로 1주에서 4주까지 소요되며, 6주 이상이 걸릴 수 도 있습니다. 4주간의 회복기간동안 휴식과 얼음찜질은 효과적인 치료방법이 될 수 있으며 통증감소, 관절가동범위와 근력 회복은 좌상 회복을 판단하는데 중요한 근거가 됩니다. 심각한 좌상의 경우에는 최소 8주 이상이 소요될 수 있습니다. 심각한 손상의 경우에는 단순히 통증감소, 관절가동범위 회복 뿐만 아니라 근신경 조절 능력과 다른 근육과의 협응능력까지 같이 고려되어야 합니다.

❷ 염좌치료

염좌 초기기간에는 RICE(휴식R: rest, 얼음I: ice, 압박C:compression, 거상E: elevation) 원칙을 따르는 것이 무엇보다 중요합니다. 1, 2단계 손상은 부상 후 몇일 후에도 관절가동범위 증진 운동이 가능하고, 약 4 - 8주 정도면 어느정도 회복이 가능합니다. 반면, 심각한 2단계, 3단계의 경우에는 주변 근육강화 운동이 필수적입니다.

VI. 짐 워크아웃 체형 불균형

1 체형 불균형

보디빌더는 일반인에 비해 체형불균형의 특징을 가지고 있습니다. Hasan Daneshmandi 연구에 따르면 바디빌더는 일반인에 비해 상지교차증후군*Upper Cross syndrome*의 특징을 보이며 특히 거북목, 라운드숄더, 굽은등, 어깨불균형에서 변형된 체형 특징을 가지고 있다고 보고하였습니다(Hasan Daneshmandi, 2017). 또한, 일반적으로 보디빌더는 비대해진 근육에 의해 관절가동범위가 감소된다고 간과할 수 있지만 실제로는 두꺼운 근육에 의해서가 아닌, 관절 주변 연부조직의 과사용과 긴장감, 부상에 의한 원인이 더욱 관절가동범위 감소의 결정적인 요인이 됩니다. 예를들어, 오목위팔관절상완와관절*Glenohumerla jonit*의 관절가동범위 감소는 비대해진 근육보다는 관절와순과 같은 연부조직의 손상과 회전근개 근육 주변의 관절낭의 근육긴장*Tightness and Stiffness*에 의한 원인이 더욱 직접적입니다. 이에 반해, 넙다리뒤근슬괵근*Hamsting*은 보디빌더의 관절가동범위가 일반인보다 더욱 큰 것을 확인 할 수 있습니다(Gadomski, S.J, 2018). 일반인에 비해 근육이 발달된 넙다리뒤근이지만 관절 조직 손상이 낮아, 보디빌더의 관절가동범위가 오히려 넓어 질 수 있습니다. 결과적으로 반복적인 고강도 운동으로 인한 반복수축을 통해 근육과 힘줄의 탄력 감소로 인한 연부조직과 근육조직의 긴장감으로 관절가동범위가 감소하고 부상까지 발전할 수 있습니다.

근육은 모터 프로그램에 의해 미리 계획된 대로 특정 근육이 더욱 동원되도록 세팅이 되어 있습니다. 잘못된 모터동원에 의한 장기간 고강도 워크아웃 운동을 하면 좌우대칭의 체형은 불균형을 이루기 쉽습니다. 적은 중량운동보다는 고강도 운동으로 갈수록 최대 근력발휘에 초점이 맞춰지면서 좌우 균형잡힌 운동 동작을 수행하기는 생각보다 쉽지 않습니다. 적은 중량에서는 근육 활성화 정도에 좌우 차이가 발생하더라도 근육의 벌크업 정도가 크지 않기 때문에 체형불균형까지 진행되기는 쉽지 않습니다. 하지

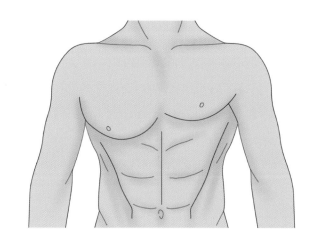

〈 근육 불균형 〉

만, 고중량의 경우에는 좌우 근육의 균형을 고려하기보다는 최대 근력 발휘에 초점이 맞춰져 근육 활성화에 불균형이 있음에도 고강도 중량운동이 진행되면서 근육 형태의 불균형이 발생하게 됩니다. 단순히 근육의 외형적인 차이 뿐만 아니라, 근력, 관절가동범위, 근신경 조절 능력에 차이가 발생해 그 차이가 더욱 벌어지게 됩니다. 즉, 짐 워크아웃으로 인한 체형 불균형은 골격의 불균형과 함께 근육불균형(근활성화, 모터동원, 근육 단축)에 의해 발생됩니다. 만약 장기적으로 체형불균형이 지속된다면 불균형 관절과 근육에서 만성 근골격계 통증까지 발생하게 되고, 더 나아가 부상으로 이어 질 수 있습니다.

무엇보다 중요한건 본격적인 벌크업에 의해 체형이 커지기 전에 보통 체격일 때 올바른 체형을 먼저 정립한 후, 벌크업을 하는 것이 무엇보다 중요합니다. 보통체격일 때 체형을 교정하는 것은 근육 긴장도, 근신경 재교육, 근육 협응능력 등을 고려할 때 더욱 유리하며, 체격이 커진 후에는 이러한 고려사항들을 다시 재교육 해야 하기 때문에 더욱 많은 시간과 노력이 필요하기 때문입니다.

1. 어깨 불균형

❶ 어깨 수평 불균형

가장 일반적인 체형불균형은 어깨 높이의 불균형입니다. 어깨 불균형의 원인은 다양합니다. 대표적으로 어깨올림근^{견갑거근Levator scapular}의 불균형이 주된 원인입니다. 물론, 어깨올림근 단일 근육때문에 불균형이 발생하는 것이 아니라, 위등세모근^{상부승모근Upper trapezius}과 마름근^{능형근Rhomboid}의 단축과 앞톱니근, 작은가슴근^{소흉근Pectoralis minor} 등 어깨뼈 주변 근육까지 관계를 고려해야 하지만 가장 근본적인 문제는 어깨올림근의 단축입니다.

물론, 척추의 좌우정렬에서 경추 · 흉추 · 요추에서 골격적인 불균형의 원인이 있을 수도 있지만 척추정렬이 올바르다는 전제하에서는 근육에서 근본 원인을 확인하는 것이 우선입니다.

단순 근육 불균형이 원인이라면 올라간 어깨와 내려간 어깨 중 어느쪽이 문제일까요? 일반적으로는 올라간 어깨에 문제가 있습니다. 하지만, 무조전 적인건 아니며, 통증정도, 관절가동범위, 근력 정도를 체크한 후, 기능이 낮은 방향과 통증이 발생되는 어깨를 정하는 것이 중요합니다.

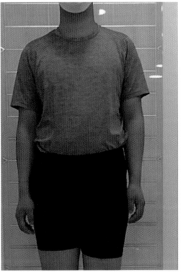 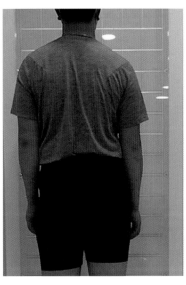

〈 어깨 수평 불균형 앞 〉　　　　　　〈 어깨 수평 불균형 뒤 〉

어깨 불균형에 있어 척추의 좌우 불균형이 있다면 척추 측만증 체형교정 운동과 함께 병행되야 합니다. 척추측만 체형이 지속된다면 요추 · 흉추 · 경추의 척추라인의 통증 발생과 관절가동범위 감소 · 근육 불균형에 의한 골반틀어짐 까지 확대 될 수 있습니다. 더 나아가, 엉덩관절고관절 통증과 무릎과 발목 관절까지도 영향을 받을 수 있습니다.

❷ 빗장뼈쇄골 불균형*Clavicle imbalance*

빗장뼈는 어깨움직임 시 필수적으로 움직임이 동반되는 뼈입니다. 빗장뼈는 구조적으로 봉우리빗장관절견봉쇄관절*Arcromioclavicular joint* 관절과 복장관절흉쇄관절*Sternoclavicular joint*관절을 형성하며 기능적으로 올림*Elevation*, 내림*Depression*, 회전*Rotation*, 밈*Protraction*, 당김*Retraction* 작용을 합니다. 어깨움직임 시, 빗장뼈는 단일 작용하는 뼈가 아니며 봉우리빗장관절, 복장관절에서 움직임이 필연적으로 발생합니다. 봉우리빗장 관절은 어깨뼈와 관절을 이루고 오목위팔관절상완와관절*Glenohumeral joint*은 위팔뼈상완골*Humerus*와 어깨뼈견갑골*Scapular*로 구성되어 있기 때문에 위팔 움직임 시 어깨뼈와 빗장뼈의 움직임은 동시에 발생합니다. 이러한 이유로 빗장뼈 불균형은 어깨뼈의 불균형까지 통합적으로 이해하는 것이 무엇보다 중요합니다.

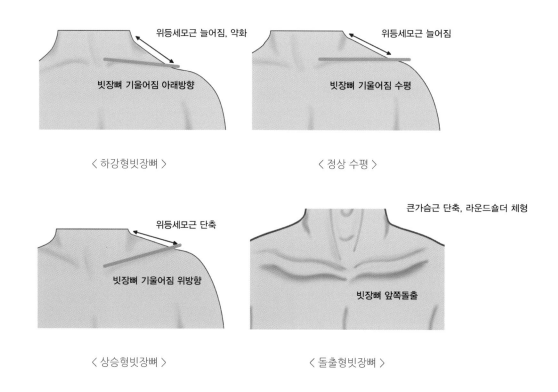

위등세모근 늘어짐, 약화
빗장뼈 기울어짐 아래방향
〈 하강형빗장뼈 〉

위등세모근 늘어짐
빗장뼈 기울어짐 수평
〈 정상 수평 〉

위등세모근 단축
빗장뼈 기울어짐 위방향
〈 상승형빗장뼈 〉

큰가슴근 단축, 라운드숄더 체형
빗장뼈 앞쪽돌출
〈 돌출형빗장뼈 〉

(1) 빗장뼈 불균형 유형

① 돌출형*Protraction type*

빗장뼈 돌출형은 빗장뼈의 내밈*Protraction* 작용으로 발생하며 거북목과 라운드 숄더 증상과함께 동반 될 수 있기 때문에 오목위팔관절*상완와관절GH* 관절의 움직임을 제한 하며 특히 어깨굽힘과 외회전 가동범위를 제한시킵니다. 또한, 큰가슴근과 앞 어깨세모근*전삼각근*의 단축을 발생시켜 균형잡인 근육 형성에 방해요소가 됩니다.

② 하강형*Depression type*

빗장뼈 하강형은 어깨폄*Shoulder extension*, 어깨벌림시 관절가동범위를 제한합니다. 무엇보다 빗장뼈 하강으로 인해 어깨뼈의 하방회전을 발생시켜 어깨복합체의 안정성을 감소시켜 어깨 통증을 유발시킬 수 있습니다.

③ 상승형*Elevation type*

빗장뼈 상승형은 위등세모근의 단축으로 위등세모근 벌크업 시 근육형태가 발달되기 어려운 체형입니다.

❸ 어깨뼈 불균형

어깨뼈 불균형은 단순히 익상견갑과 같은 외형적인 어깨뼈의 특징을 일컬는게 아닙니다. 어깨뼈 불균형은 어깨뼈 복합체의 전체적인 관점에서 이해를 해야 합니다. 어깨뼈 복합체는 어깨뼈 – 빗장뼈 – 위팔뼈 – 경추 – 흉추 – 흉곽과의 기능적 · 구조적 이해와 함께 접근해야 합니다. 빗장뼈 불균형은 빗장뼈 단일 문제가 아닌 어깨뼈 복합체의 구조적인 이탈로 인해 발생합니다. 벌어진 어깨뼈$^{Scapular\ abduction}$ 체형은 위 사진처럼 어깨뼈를 돌출시키며, 라운드 숄더와 거북목 체형과 관련이 높으며, 이와 함께 어깨관절가동범위 제한과도 밀접한 관련성이 있습니다 또한, 라운드 숄더와 거북목과 같은 체형 불균형은 흉추의 굽음^{Kyphosis}과 각 관절의 기능감소에도 직접적인 영향을 미쳐, 고중량 운동시 오목위팔관절$^{상완와관절\ Glenohumeral\ joint}$의 안정성을 감소시켜 운동 효율성 저하와 불편함, 통증까지 야기할 수 있으며 장기적으로 부상위험을 높일 수 있습니다.

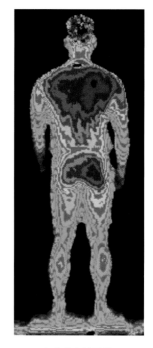

〈 어깨뼈 불균형 〉

❹ 어깨하방회전

어깨하방회전은 단일 근육의 문제가 아니라 짝힘$^{Couple\ force}$ 근육들의 불균형에 의해 발생됩니다. 특히, 풀업과 같은 특정운동을 집중적으로 하면 넓은등근^{광배근} $^{Latissimus\ dorsi}$특정 근육위주로 모터동원이 발생되면서 어깨 하방회전이 발생됩니다. 어깨하방회전은 풀업 동작 시, 상방회전된 상태에서 마름근$^{능형근\ Rhomboids}$ – 어깨올림근$^{견갑거근\ Levator\ scapular}$ – 작은가슴근$^{소흉근\ Pectoralis\ minor}$의 어깨뼈 부착 근육과 함께 넓은등근$^{광배근\ Latissimus\ dorsi}$의 강력한 수축에 의해 어깨뼈 하방회전 발생합니다. 어깨뼈 부착근육 보다 넓은등근은 주동근으로써 강력한 근력을 발휘하며 어깨뼈가시$^{Scapular\ spine}$의 기울기를 높여 어깨뼈 안쪽라인$^{Medial\ border}$를 세로방향에서 바깥쪽으로 눕힙니다. 직접적으로는 넓은등근의 과한 발달로 위등세모근이 과도하게 커보이고, 목이 길어보이지만, 실질적으로는 큰가슴근, 작은가슴근, 어깨올림근, 능형근과 같은 어깨뼈 주변 근육들의 협응패턴의 불균형도 중요한 요인이 됩니다.

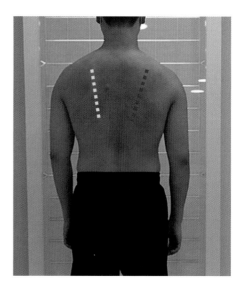

〈 어깨뼈 하방회전과 모음 〉

2. 위팔 불균형

❶ 위팔두갈래근 파열 – 파파이스 증후군*Popeyes's deformity*

    위팔두갈래근의 가장 대표적인 불균형은 파파이스 증후군입니다. 위팔두갈래근의 긴갈래가 끊어져 위팔두갈래근의 부피가 감소되고, 근육 발달이 현저히 낮은 상태로 유지되는 것입니다. 외형적인 모습에서도 불균형이 발생하지만, 통증과 어깨와 팔굼치 관절의 약화가 동반됩니다. 어깨굽힘*Shoulder flexion*시에도 주동근으로써 역할을 하지 못하기 때문에 어깨세모근, 부리위팔근, 위팔근 등의 근육에 부담을 줘 어깨피로감도 증가하며 어깨와 팔 근육들의 경직과 통증이 발생할 수 있습니다.

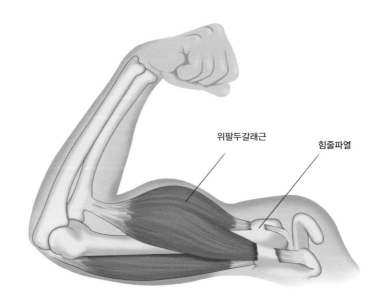

위팔두갈래근   힘줄파열

〈 파파이스 증후군 〉

Real Tip

① 위팔두갈래근은 팔꿈치와 어깨를 지나는 다관절 근육입니다. 이러한 다관절 근육은 하나 이상의 관절에 작용하며 복합적 움직임을 발생시킵니다. 위팔두갈래근은 팔꿈치 굽힘과 어깨굽힘, 팔꿈치 안쪽회내 · 바깥쪽 회전회외 작용하며 바이셉스 컬 운동의 언더그립 자세에서 주동근으로써 작용합니다.

② 위팔두갈래근 바벨컬 시, 두 손의 좁은 그립*Narrow grip*은 위팔두갈래의 긴갈래를 집중적으로 활성화 시키며, 넓은 그립*Wide grip*은 짧은 갈래를 중점적으로 활성화 시킵니다. 또한, 이지바를 이용하면 손목의 중립상태를 유도해 위팔노근상완요골근*Brachioradialis*의 모터동원으로 손목의 과도한 긴장을 완화시킬 수 있습니다.

❷ 위팔세갈래근 불균형*Triceps brachii*

위팔두갈래근은 팔 근육 중 발달시키기 가장 쉬운 대표적인 근육입니다. 운동법도 쉽고 부상위험도 낮기 때문에 쉽게 접근할 수 있는 대표적인 부위입니다. 하지만, 저하된 근신경 조절 능력과 근육 활성화 상태에서 과도한 운동은 부상위험과 근육 불균형을 초래할 가능성이 높아집니다.

위팔두갈래근의 불균형은 단순히 위팔두갈래근의 부피 차이만 발생하는 것이 아닙니다. 외형적으로 길항근인 위팔세갈래근의 부피에도 영향을 미치며, 기능적으로도 어깨관절과 팔꿈치 관절의 움직임에도 영향을 미치며, 이는 위팔근, 손목 폄근, 굽힘근에도 부족한 근활성화가 충분히 발생할 수 있는 조건이 마련되는 것입니다.

아래와 같이 무의식적인 투프론트 바이셉스*Two front biceps* 동작에서 좌우 팔꿈치 높이 차이가 발생합니다. 이것은 위팔두갈래근과 어깨세모근, 가시위근^{극상근}*Supraspinatus* 등의 근육 활성화가 낮은 상태이며, 그 중에서도 위팔두갈래근의 기능저하가 가장 근본적인 원인이라 할 수 있습니다.

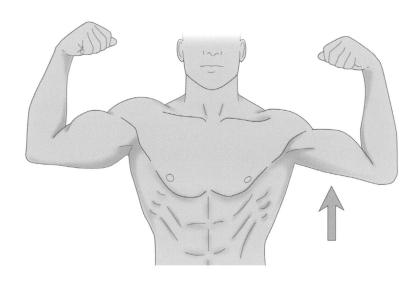

〈 위팔세갈래근 불균형 〉

3. 팔꿈치 안쪽회전^{회내}*Pronation*

    팔꿈치는 굽힘·폄의 1축운동 뿐만 아니라 안쪽·바깥쪽 회전 동작이 중요한 기능입니다. 고강도 운동 전의 일반 체격에서는 회내근과 회외근간의 불균형 차이가 크지 않기 때문에 체형적인 측면에서 크게 눈에 띄지 않을 수 있습니다. 하지만, 불균형 모터동원 방법의 장기간 고강도 운동은 회내근과 회외근간의 불균형 차이를 더욱 벌어지게 합니다. 팔꿈치의 회내변형은 팔꿈치의 회내근 *Pronator teres*와 회외근*Supinator* 뿐만 아니라, 큰가슴근^{대흉근}*Pectoralis major*의 과도한 동원에 의한 과 단축에 의해 발생할 수 있습니다. 단축된 큰가슴근은 시작점과 부착점간의 거리가 짧아져 팔을 내회전시킵니다. 팔꿈치의 내회전 이전에 어깨관절에서 1차적인 어깨관절 내회전이 발생하는 것입니다. 2차적으로는 큰가슴근의 내회전과 함께, 위팔두갈래근 긴갈래*Biceps brachii long head*와 부리위팔근 오훼완근*Coracobrachialis*, 큰원근^{대원근}*Teres major*, 넓은등근^{광배근}*Latissmus dorsi* 역시 어깨내회전에 영향을 미치며, 길항근 역할을 하는 가시아래근^{극하근}*Infraspinatus*, 작은원근^{소원근}*Teres minor*의 늘어짐과 상대적 약함이 부가적인 원인이 됩니다.

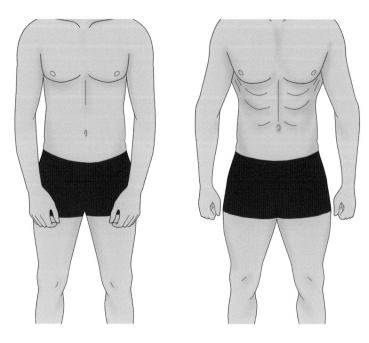

〈 팔꿈치 안쪽회전 체형불균형 〉

Real Tip

과회외는 스트레이트바를 비교적 쉽게 사용합니다.

과회내는 컬에서 스트레이트 바를 사용하기 어렵다.

4. 손가락 불균형

손목과 손가락 관절은 그립이 필요한 모든 운동동작에 필수적으로 기능하는 관절입니다. 고강도 과사용으로 아래팔 – 손목 – 손가락으로 이어지는 근육의 모터동원 변형, 근육 과단축, 근육 과긴장이 발생하게 됩니다. 과긴장된 아래팔 – 손목 – 손가락근육은 정면에서 관찰하면 반대편 정상 손가락보다 많은 굽힘 현상으로 지면으로부터 손끝의 높이 차이가 발생합니다. 이러한 손가락 굽힘 증상은 손가락과 굽힘근의 피로감이 누적되어 근육의 길이가 단축되어 발생됩니다. 장기간 근육과 관절 회복이 부족하면 통증과 함께 염증이 발생할 수 있으며 방아쇠수지증후군과 관절변형까지 발생 할 수 있습니다.

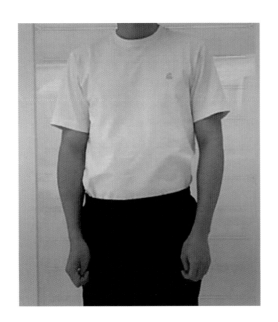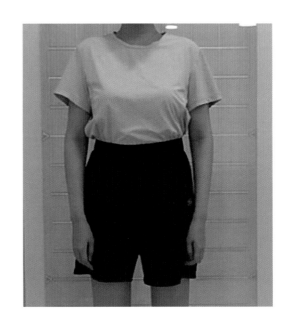

〈 손가락 굽힘 불균형 〉

5. 큰가슴근 불균형

큰가슴근은 기능적으로 어깨굽힘, 어깨내밈$^{Shoulder\ protraction}$ 동작의 주동근으로 사용되는 근육입니다. 큰가슴근 발달을 위해 벤치프레스$^{Bench\ press}$와 푸쉬업$^{Push\ up}$ 동작이 대표적인 운동으로 알려져 있습니다. 근육 분균형은 근활성도와 근신경 조절능력과 밀접한 관계가 있기 때문에 가슴부위 뿐만 아니라 근육의 시작점-부착점 관계를 고려해 위팔 안쪽의 부착점까지도 『볼매뉴얼테라피』로 자극해야 합니다. 큰가슴근은 부위별로 아래가슴, 안쪽가슴, 위쪽 가슴으로 나뉘며 각 부위에 낮은 근활성화가 발생할 수 있습니다. 특히 큰가슴근 윗부분은 목에서 위팔신경얼기$^{상완신경총\ Brachial\ plexus}$, 어깨에서 안 · 바깥쪽가슴신경$^{내 · 외측흉근신경\ Medial·lateral\ pectoral}$ ^{nerve} 신경이 분지되 있어 어깨와 목의 기능저하와 통증발생에도 관련성이 있습니다.

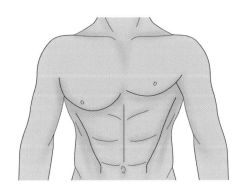 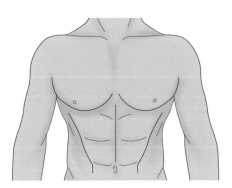

〈 큰가슴근 체형불균형 〉

6. 큰볼기근 발달 불균형

큰볼기근^{대둔근}*Glutues maximus*은 엉덩관절폄과 함께 단거리 달리기와 같이 전속력으로 뛰쳐 나갈때 가장 강력한 파워를 발생하는 근육입니다. 큰 파워를 내는데 집중되는 근육이기 때문에 섬세한 움직임의 근력 운동보다는 근신경 조절을 위한 운동은 비중이 낮습니다. 불균형인 근육 활성화와 낮은 근신경 조절 능력 상태에서 큰 파워에 초점이 맞춰저 큰가슴근과 함께 근육불균형이 발생하기 쉽습니다. 큰볼기근 불균형은 길항근인 엉덩허리근^{장요근}*Iliopsoas major*에도 영향을 미쳐, 좌우 엉덩허리근 발달 불균형의 원인이 됩니다. 장기적으로 큰볼기근과 엉덩허리근의 불균형이 지속된다면, 골반틀어짐과 허리통증이 발생 할 수 있기 때문에 고강도 워크아웃 운동을 하기에는 많은 어려움이 발생 할 수 있습니다.

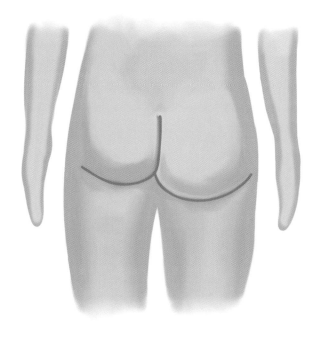

〈 큰볼기근 체형불균형 〉

엉덩이 처짐 증상시 왼쪽 넙다리네갈래근의 단축*Shortness*으로 인해 엉덩이 높이가 내려가지 않는 것이 가장 주된 문제입니다. 또한, 주동근 – 길항근 개념으로 엉덩관절 굽힘 동작을 원활히 하기 위해서는 길항근인 큰볼기근과 척추세움근의 탄력회복이 추가적으로 필요한 상황입니다. 과긴장된 근육(넙다리네갈래근)은 충분히 이완되며, 탄력이 감소되 신장고착*Locked long* 상태에 있는 큰볼기근과 척추세움근을 자극해 근육의 탄력을 회복함으로써 왼쪽 엉덩이의 처짐 증상을 완화할수 있습니다. 물론, 반복되는 『볼매뉴얼테라피』로 근육활성화를 향상시키고, 모터동원을 정상화 하기 위해 낮은 강도의 등속성 운동과 함께 원심성운동과 구심성 운동을 반복적으로 병행한다면 엉덩이 처짐 증상의 체형틀어짐 교정효과는 지속적으로 유지될 수 있습니다.

② 관절기능 불균형

1. 모음근^{내전근}*Adductors* 약화

스쿼동작 시, 모음근 약화는 과도한 다리벌어짐 증상으로 확인할 수 있습니다. 다리벌어짐 증상은 모음근의 약화 뿐만 아니라, 길항근인 엉덩관절 벌림근육군의 단축이 동반되어 발생합니다. 과도한 다리벌림은 넙다리네갈래근 중 안쪽넓은근^{내측광근}*Vastus medialis*의 과도한 동원을 발생할 수 있으며, 무릎관절을 회전시켜 무릎 부상의 위험을 증가시킬 수 있습니다. 또한, 모음근 약화는 외형적인 변형 뿐만 아니라, 관절가동범위와 근력, 근활성화 감소의 특징을 나타내며, 특히, 『볼매뉴얼테라피』 자극시 중간볼기근^{중둔근}*Gluteus medius*과 가쪽넓은근^{외측광근}*Vastus lateralis*은 통증이 발생할 수 있습니다. 과중량 운동시, 엉덩관절벌림 각도를 세밀하게 조절하면서 운동하기는 쉽지 않습니다. 아직 가장 이상적인 엉덩관절 벌림 각도와 스쿼동작에 대해 많은 논쟁이 있지만, 무엇보다 중요한 것은 엉덩관절 근육, 모음근, 무릎관절 근육들의 유연성과 탄력을 회복하는 것이 부상방지에 더욱 효과적입니다.

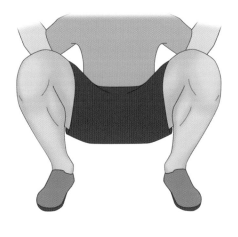

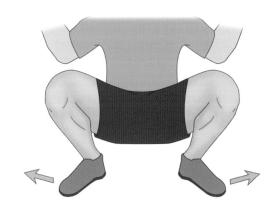

엉덩관절 모음

엉덩관절 벌어짐

< 모음근 약화 기능 불균형 >

2. 무릎 ·엉덩이 기능 불균형

엉덩이 근육불균형은 큰볼기근의 부피차이와 함께 실질적으로 엉덩이 근육의 기능적 불균형이 더욱 큰 문제점입니다. 넓다리네갈래근과 장딴지근의 과단축에 의해 무릎굽혀 쪼그려 앉기 동작시 엉덩이 높이의 불균형이 발행할 수 있습니다. 근육 불균형이 지속되면 척추와 골반의 틀어짐 증상에 의해 엉덩관절의 불균형이 발생할 수 있으며, 허리와 무릎, 엉덩관절 통증까지 발전할 수 있습니다. 또한, 만성통증으로 발전하면, 통증을 회피하기 위한 근육의 보상작용으로 모터동원의 재구성이 발생하는 악순환으로 발전할 수 있습니다.

스쿼 시, 양쪽 무릎 높이와 엉덩이 높이 차이가 발생하는 경우가 있습니다. 또한, 파워스쿼 동작에서 무릎 엉덩이 기능의 불균형은 단순 근파워의 차이가 아닌, 김소된 근활성화와 모터동원으로 두 다리에서 느껴지는 근수축 느낌에 차이를 발생합니다. 무릎 높이 차이는 넙다리네갈래근의 저하된 원심성 수축능력으로 근절의 액틴–마이오신 결합의 불안정된 결합해체에 의해 발생됩니다. 이에 따라, 연쇄적으로 엉덩이 높이와 발목의 발등굽힘 관절가동범위에도 차이가 발생합니다.

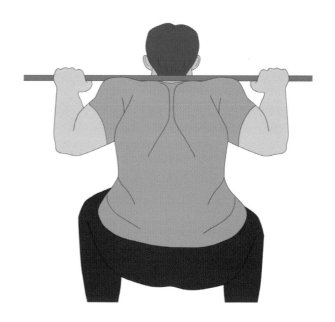

⟨ 무릎·엉덩이 기능 불균형 ⟩

3. 상지 기능불균형

한번 잘못된 모터동원이 지속적으로 발전하면 좌우대칭 움직임에서 불균형이 발생하게 됩니다. 아래 이미지는 상체근육의 불균형의 대표적인 사례입니다. 친업$^{Chin-up}$ 동작시, 오른쪽 팔꿈치가 더 높은 이유는 왼쪽 넓은등근의 약화와 오른쪽 넓은등근 우세로 인해 발생됩니다. 물론, 주동근인 넓은등근을 포함해 위팔세갈래근, 큰원근, 뒤쪽 어깨세모근과 같은 협력근의 약화와 불균형도 주된 원인으로 볼 수 있습니다.

오른쪽 치우침 증상 역시 오른쪽 어깨폄근과 함께 가시아래근, 작은원근, 큰가슴근의 불균형에 의해 발생합니다. 왼쪽 근육들의 약화와 오른쪽 근육의 우세로 인해 발생됩니다.

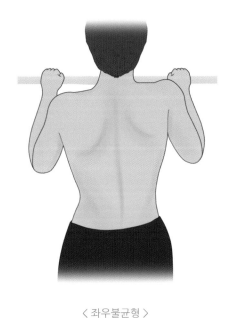

〈 좌우불균형 〉

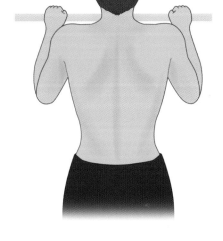

〈 좌우대칭 〉

VII. 볼매뉴얼테라피 방법

① 워밍업 볼매뉴얼 힘줄 · 뼈막 자극

1. 운동 전 근육 마사지 효과

일반적으로 근력운동에 앞서 준비운동 개념으로 자가스트레칭 운동이 많이 사용되고 있습니다. 자가스트레칭을 통해 근육긴장감 감소, 관절가동범위 증가에는 효과적일 수 있지만, 충분치 않은 스트레칭은 반사반응*Reflexive reaction*을 증가시켜 미세근육, 힘줄, 인대 손상의 위험성이 있습니다. 부상위험을 내포하고 있는 스트레칭이지만, 준비운동으로서 효과도 있기 때문에 근력운동 전 마사지와 함께 병행된다면 완성도 높은 준비운동이 될 수 있습니다.

운동 전 근육 마사지는 다양한 스포츠 분야에서 활용되고 있습니다. 운동 전 마사지는 부상방지, 관절가동범위 증가, 근긴장 감소, 근력향상에 효과적입니다(Weerapong P, 2005). 운동 전 마사지는 근육의 혈류를 증가시켜 근력과 퍼포먼스 능력 향상과 트리거포인트 통증 감소에 도움이 됩니다(CarareLLi E, 1992; Mikesky AE, 2002). 또한, 근육과 근막과 같은 연부조직의 유착 개선에 효과적이고 근육 이완을 위한 신경계를 자극해 근육의 효율성을 증가시킵니다.

근력 저항운동 전, 압박 자극을 통한「볼매뉴얼 테라피」는 타겟근육의 부상방지, 관련 관절의 관절가동범위 증가, 근육 긴장감 감소, 근력향상을 통해 더욱 효과적으로 근력운동을 할 수 있습니다.

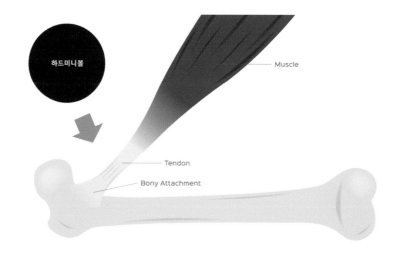

< 힘줄 · 뼈막 위주 자극 >

102

운동 전 「볼매뉴얼테라피」를 통해, 힘줄 위주의 자극은 근육의 활성화를 향상시키며, 근막이완을 통해 근막의 장력이 효율적으로 전달되 근력이 10-15% 이상 향상되는 것을 느낄 수 있습니다. 예를 들어, 대부분 상체운동의 경우 어깨와 팔 근육과 관절의 동원은 필수적입니다. 손, 아래팔근육은 위팔과 어깨, 등 운동 등의 운동에 필수적으로 동원되는 대표근육입니다. 상체운동을 위해 어깨굽힘*Shoulder flexion*, 어깨외회전*External rotation*, 팔꿈치 회내*Pronator* 등 근육들의 근막이완을 통해 근육기능 향상과 근력증가 효과를 경험할 수 있습니다.

② 쿨다운 볼매뉴얼테라피 – 근육자극

격렬한 짐워크아웃 운동 후, 근육은 피로감과 손상으로 인해 8시간 이후부터는 근육통이 발생합니다. 근육통은 평균적으로 72시간까지 지속되며, 꾸준한 근력운동의 방해요소가 됩니다. 근력운동 후 부족한 근육 휴식과 회복, 근이완은 관절가동범위, 피로감, 젖산 누적 등의 증상으로 운동능력을 감소시키며 근육손상, 근육발달 저해 등의 악영향을 미칩니다. 운동 후 근육회복은 근력운동 이후 직후 시행해 주는것이 근육회복에 효과적이며 근육긴장감소, 근육통증과 크레아틴키아아제*Creatine kinase*감소, 혈류증가, 젖산제거 등의 효과가 있습니다(Hinds T, 2004, Smith LL, 1994). 근육회복을 위해 마사지가 효과적인 방법으로 알려져 있지만, 시간과 비용, 적용자의 근육, 관절손상 등의 이유로 지속적이고 효과적인 근육 마사지가 어렵습니다. 「볼매뉴얼테라피」는 시간과 비용, 근육과 관절 보호까지 가능합니다.

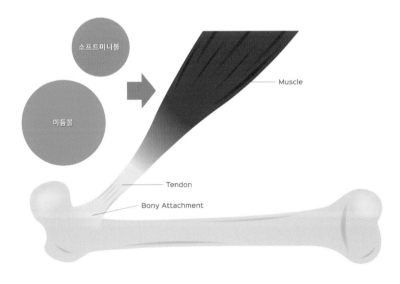

〈 근육 위주 자극 〉

③ 운동 후 근육의 허혈성 컨디션

과도한 근력운동(저항운동)은 미세근육 손상을 통해 근육을 비대하게 발달시킵니다. 비대하게 발달된 근육은 충분한 근육 휴식을 동반하지 않는다면 근피로감과 통증이 발생할 수 있습니다(Gita. M, 2001). 또한, 잠재적 트리거포인트$^{Latent\ MTPs}$ 가 존재할 경우, 근력운동에 의해 근피로감을 촉진시키며 트리거포인트 부위의 활성화된 운동 단위에$^{Active\ motor\ unit}$ 과부하를 제공하며(Ge, Lars, 2021) 아세틸콜린 방출을 야기해 운동단위$^{Motor\ unit}$를 흥분시켜 트리거포인트 통증을 발생시킬 수 있습니다(carel Bron, 2012;, Ge, Cesar, 2011).

근력운동 후, 근육의 허혈성 컨디션 개선은 근육 피로감, 지연성근육통^{DOMS}, 근육의 활성화, 관절가동범위, 근 회복에(Lucille L, 1994; Jan, 2020; Shim, 2015) 효과적이기 때문에 운동 후 마무리 운동$^{Cool-down}$ 단계에서 허혈성 압박 마사지 형태인 「볼매뉴얼테라피」를 적용해 주는 것은 매우 효과적입니다.

④ 좌상 ^{Strain} 관리를 위한 볼매뉴얼테라피

근육회복 능력이 부족할 수록 좌상의 위험성은 증가합니다. 반복되는 격렬한 근력운동과 부족한 근육회복으로 좌상이 발생하면 지속적인 운동이 어렵습니다. 2 단계 미만의 좌상이 발생했을 때, 근육이완을 통해 증상을 완화하고 개선시킬 수 있습니다. 목 · 어깨 · 허리 · 발목 · 뒤넙적다리 등 주요 관절의 움직임에 관여하는 근육의 이완을 통해 근육 유연성, 관절가동범위, 기능을 회복할 수 있습니다. 좌상은 근육의 오버스트레칭에 의해 발생해 비정상적인 근절^{Sarcomere}의 길이로 비정상적인 근력이 발생하고 근육활성화 감소, 통증을 발생할 수 있습니다. 좌상관리를 위한 「볼매뉴얼테라피」는 혈관확장을 통해 혈류의 제한을 감소시켜 혈압을 낮춰 산소와 영양분을 포함한 혈액을 손상된 조직과 피로가 누적된 조직에 전달하여 근조직 회복에 효과적입니다. 또한, 「볼매뉴얼테라피」는 허혈성 압박 마사지 형태를 띄어 근육의 기계적 압박은 신경계 변화를 촉진시켜 근육 긴장과 경련 및 통증 개선 효과를 기대할 수 있습니다. 무엇보다 관절, 근육, 힘줄 및 관련 조직에서 발생된 정보를 고유수용감각에서 제어해 관절과 근육의 협응 움직임 개선에 효과적입니다(Shin, M. S, 2015).

5 호흡

심호흡은 자율신경계를 자극해 신체근육의 이완을 유도할 수 있기 때문에, 『볼매뉴얼테라피』에 의한 통증으로 국소 이완은 가능할 수 있으나, 통증으로 몸 전체가 긴장하는 상황은 예방을 해야합니다. 또한, 볼자극에 의해 통증이 발생할때, 심호흡이 중요합니다. 통증으로 호흡이 끊어지면 볼매뉴얼 후 산소공급이 부족해 어지럼증상이나, 구토증세를 보일 수도 있기 때문에 심호흡과 함께 유지하는 것이 매우 중요합니다.

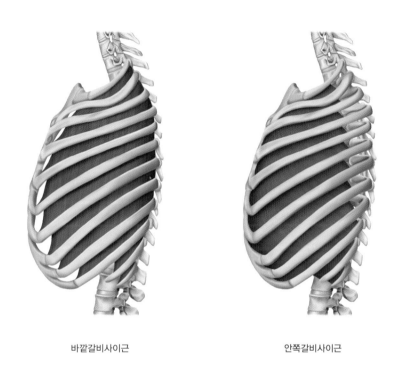

바깥갈비사이근   안쪽갈비사이근

〈 심호흡 시 흉곽의 움직임 〉

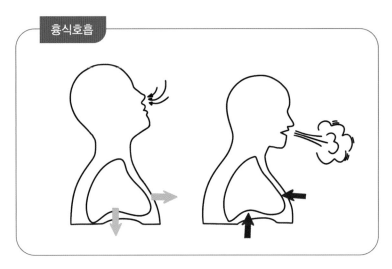
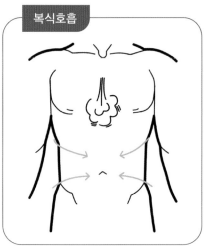

〈 흉식호흡과 복식호흡 〉

6 볼 매뉴얼테라피 Ballmanual therapy 자극방법

「볼매뉴얼테라피」는 「볼매뉴얼테라피」전용 볼인 「페인프리」볼을 이용해서 국소부위의 통증감소와 기능개선을 위해 해당 조직을 직접적으로 자극합니다.

1. 볼 매뉴얼테라피 자극목적

❶ 국소부위의 기능 개선을 목적으로 사용함(엘리트 스포츠 선수 기능개선, 피트니스 근력향상)

❷ 자가이완법으로 직접적인 자극이 어려운 부위

❸ 인대와 힘줄같은 강한 자극이 필요한 국소 부위

❹ 작은 근육 위주로 사용할 때

❺ 속근육까지 강하게 자극할 때

❻ 뼈막과 근육, 힘줄 분리할 때(뼈막은 혈관이 관통, 같이 주행하는 부위) 뼈막에는 통각^{Noiception}이라는 통증감각이 분포합니다.

❼ 얇고, 짧고, 좁은 근육 위주로 사용함

❽ 미니볼을 위주로 목적근육과 건강상태에 따라 구별하며 사용함

  ex) 손바닥, 손등, 아래팔, 위팔, 무릎, 정강이, 종아리, 발, 발바닥, 발목

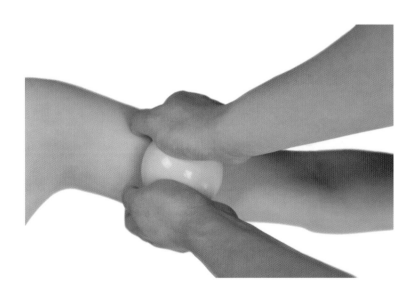

〈 핑거그립 〉

1. 소프트 미니볼

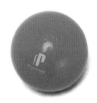

❶ 표면근육 자극

❷ 지름이 좁은 신체 부위

❸ 통증이 심할경우 상대적 표면근육 자극

❹ 작은 근육 위주로 상대적 넓은부위 자극

2. 하드 미니볼

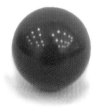

❶ 속근육 자극

❷ 지름이 좁은 신체 부위

❸ 인대와 힘줄같은 강한 자극이 필요한 국소 부위

❹ 작은 근육 위주로 사용할 때

3. 미듐볼

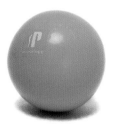

❶ 표면근육 자극

❷ 지름이 넓은 신체 부위

❸ 복부, 허리와 같은 몸통 근육

❹ 큰 근육 위주 자극

⑧ 볼매뉴얼테라피 자극 조절

1. 누르는 힘 조절

❶ 볼압력에 의한 통증이 발생할 때

볼사용자는 누르는 압력을 조절해 통증정도를 조절할 수 있습니다.

❷ 압박 시간

압박시간은 각 테크닉당 10초씩 유지해 주세요.

테크닉 10초 유지후 다음 테크닉으로 압박방법을 변경해 주세요.

예)

① 호흡: 날숨(흉식호흡)시 천천히 압박해 주세요.

② 10초 동안 프레싱*Pressing* 해주세요.

③ 위아래 3회 롤링*Rolling* 후, 10초동안 프레싱 해주세요.

④ 좌우 3회 디깅*Diggng* 후, 10초 동안 프레싱 해주세요.

⑤ 볼을 천천히 떼어주세요. 급히 볼을 떼면 통증을 유발할 수 있습니다.

⑨ 볼 매뉴얼테라피 테크닉

1. 프레싱^{Pressing}

❶ 타겟부위에 강한 자극을 함

❷ 딥프레서 적용시, 움직임 없는 정적인 자세로 강하게 10초 동안 자극해 주세요.

❸ 10초 적용후, 3초간 볼을 떼어주세요.

2. 롤링^{Rolling}

❶ 근막과 근육결 수평방향에 맞춰 볼을 굴리기

❷ 엄지두덩근^{무지구근Thenar muscle}을 이용해 롤링하면서 타겟근육을 자극해 주세요.

3. 디깅^{Digging}

❶ 롤링 이후, 약 2-3mm 좌우로 근육을 파고들기. 특히, 두꺼운 근육^{Muscle belly}와 힘줄과 근육 경계부위에 사용해 주세요.

❷ 디깅 이후, 3초간 강하고 부드럽게 근육을 압박해 주세요.

4. 서클링^{Circling}

❶ 관절 주변 힘줄 자극

❷ 동시에 여러개 힘줄자극

10 볼매뉴얼테라피 적용

1. 운동 전 근육 활성화를 위한 볼매뉴얼

❶ 압력자극 정도 신체 전체 근육 긴장감이 발생하지 않는 강한자극(국소부위 일시적 통증은 괜찮습니다)

❷ 힘줄과 인대를 중점적으로 강한게 자극합니다.

2. 운동 후 근육 이완을 볼매뉴얼

❶ 운동 근육 위주로 강하게 자극합니다.

❷ 10초 강한 자극 후 혈액순환을 위해 3초 휴식

❸ 10초 / 1회 x 3회, 총 30초 동안 자극하기

3. 재활 목적의 볼매뉴얼

❶ 재활 목적일 경우에는, 세밀하게 압박강도를 조절하며 10초씩 3번 총 30초를 자극해도 좋습니다.

❷ 힘줄, 인대 근육을중심으로 타겟부위를 집중적으로 자극해 주세요.

❸ 10초 강한 자극 후 혈액순환을 위해 3초 휴식

❹ 10초 / 1회 x 3회, 총 30초 동안 자극하기

11 볼매뉴얼테라피 그립

사용자의 손 크기, 대상자의 신체특징에 따라 안정적인 자세와 압박자극을 위해 「볼매뉴얼테라피」그립은 자유롭게 사용할 수 있습니다.

1. 팔꿈치 곧게 펴기
– 볼매뉴얼테라피의 최대 장점은 볼매뉴얼 적용시 스스로 관절을 보호할수 있다는 것입니다. 팔꿈치를 곧게 펴, 최대한 트레이너의 체중을 이용해 타겟근육을 볼로 눌러주세요

2. 체중과 함께 손가락 굽힘힘 조절하기
– 약한 자극일 경우, 2–4번째 손가락을 이용해 볼 자극을 조절해주세요.

3. 두 다리 무릎에 대상자의 팔과 다리를 위치시켜, 볼매뉴얼 적용시 불안정을 방지해 주세요.

4. 신체부위와 자극 강도에 따라 볼 그립을 바꿔주세요.
– 10초 / 1회 x 3회, 총 30초 동안 자극하기

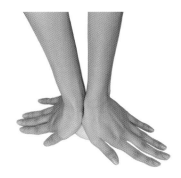
❶ 버터플라이: 넓은 부위 (가슴 · 몸통)

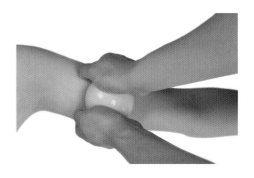
❷ 핑거 : 좁은부위 (목 · 팔 · 다리)

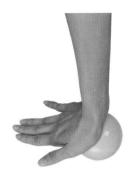
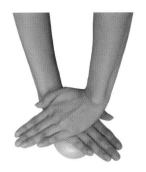

❸ 원핸드 : 좁고 민감한 부위 (사타구니 · 가슴)   ❹ 투핸즈 : 넓고 강한 자극부위 (허리 · 넙다리)

12 운동자세

1. 바로누운 자세 *Supine postion*

바로누운 자세는 팔, 다리, 가슴의 앞부분 볼매뉴얼 적용시 적합한 자세입니다.

예) 위팔두갈래근, 넙다리네갈래근, 배곧은근, 큰가슴근

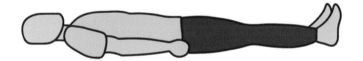

2. 엎드린 자세 *Prone postion*

엎드린 자세는 등, 허리 뒤쪽, 넙다리네갈래근, 종아리 근육 볼매뉴얼 적용시 적합한 자세입니다.

예) 중부승모근, 마름근, 위팔세갈래근, 넙다리뒤근, 종아리근

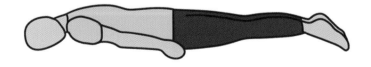

3. 옆으로 누운 자세 *Side lying postion*

옆으로 누운 자세는 바깥쪽 목, 몸통근육, 엉덩이근, 바깥팔, 종아리 근육 볼매뉴얼 적용시 적합한 자세입니다.

예) 목빗근, 목갈비근, 앞톱니근, 중간엉덩이근

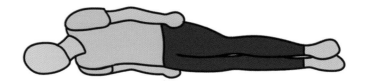

13 운동방법

1. 주동근과 길항근을 모두 사용하는 슈퍼세트 운동시, 주동근과 길항근 모두 볼매뉴얼을 적용해 주세요.

2. 볼매뉴얼 직후, 워밍업으로 무게를 저중량에서 점진적으로 고중량으로 올려주세요. 근육이 이완된 직후, 고강도 운동은 근육과
   힘줄의 부상위험을 높입니다.

VIII. 볼매뉴얼테라피 볼포인트

① 싱글스팟 Single-spot

싱글스팟: 관절을 따라 많은 다른 힘과 크기를 갖는 근막이 위치하는 곳입니다. 「볼매뉴얼테라피」에서는 대표적으로 12곳을 싱글스팟으로 정의하며 한 곳에 다수의 힘줄과 근육이 붙어 있는 부위와 다수의 근육이 층을 이루는 곳을 뜻합니다. 「볼매뉴얼테라피」의 싱글스팟는 볼매뉴얼 적용시 동시다발적으로 힘줄과 근육 기능 회복에 효과적인 부위입니다. 1. 부리돌기^{오훼돌기}*Coracoid process* 2. 위팔뼈결절^{상완결절}*Tuberosity of humerus* 3. 어깨뼈 상각^{Scapular suferior angle} 4. 어깨뼈하각^{Scapular inferior angle} 5. 가쪽위관절융기^{외측상과}*Lateral epicondyle* 6. 안쪽위관절융기^{내측상과}*Medial epicondyle* 7. 위앞엉덩뼈가시^{전상장골극}*Anterior superior iliac spine ASIS* 8. 궁둥뼈결절^{좌골결절}*Ischium tuberosity* 9. 넙다리뼈^{목판대퇴경부}*Femoral neck* 10. 오금근^{슬와근}*Popliteus* 11. 거위발건^{Pes anserius} 12. 경추4번 바깥쪽 ^{Lateral C4} 이 대표적인 싱글스팟 입니다. 싱글스팟은 하드미니볼로 적용하는 반면, 멀티스팟은 소프트 미니볼을 적용합니다.

1. 부리돌기 오훼돌기Coracoid process

부리돌기에는 어깨움직임에 직접적으로 관여하는 작은가슴근소흉근 Pectoralis minor, 부리위팔근오훼완근Coracobrachialis, 위팔두갈래근 짧은갈래상완 이두근 단두Biceps brachii short head 3가지 근육이 붙어 있으며, 그 위로는 앞쪽 어깨세모근, 밑층에는 어깨밑근이 위치해, 「볼매뉴얼테라피」로 동시자극 가능합니다. 각 근육은 어깨굽힘, 어깨내림, 어깨내회전, 어깨벌림에 직간접적으로 관여하는 근육으로 「볼매뉴얼테라피」로 동시자극이 가능합니다.

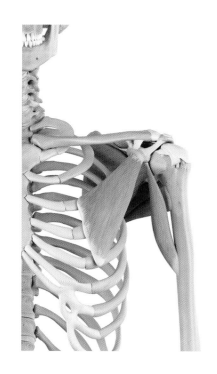

2. 위팔뼈결절 상완결절Tuberosity of humerus

위팔뼈결절은 큰가슴근 앞어깨세모근, 위팔두갈래근이 동시에 지나가는 부위입니다. 어깨굽힘, 어깨안쪽회전 기능 향상에 효과적입니다.

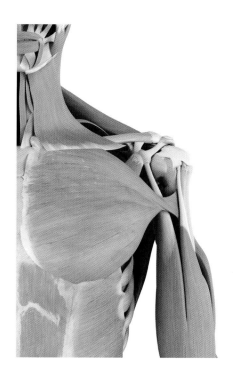

3. 어깨뼈상각 *Medial superior border of scapular*

어깨뼈상각은 표면근육인 위등세모근으로 덮여 있으며, 어깨올림근, 위쪽 뒤톱니근상후거근*Serratus posterior superior*, 엉덩갈비근장늑근*liocostalis cervicis*, 엉덩갈비근흉장늑근 *Iliocostalis thoracis* 가 부착 및 경유하는 부위입니다. 볼매뉴얼 자극시 어깨올림, 목 폄/ 굽힘 향상에 효과적이며, 특히 뒤쪽 뒤톱니근과 갈비근 자극으로 호흡기능 개선에도 도움이 됩니다.

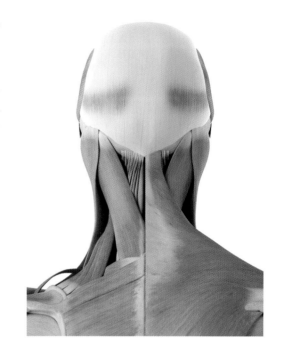

4. 어깨뼈하각 *Scapular inferior angle*

어깨뼈하각은 표면근육은 넓은등근광배근*Latissimusdorsi*이 부분적으로 덮고 있어, 넓은등근은 부착점에 의한 어깨폄 동작뿐만 아니라, 어깨뼈를 부분적으로 덮고 있어 어깨움직임에 직간접적으로 관여합니다. 어깨뼈하각에는 가시아래근극하근*Infraspinatus*, 큰원근대원근*Teres major*, 작은원근소원근*Teres minor*, 앞톱니근전거근*Serratus anterior*이 동시에 붙어있어, 어깨움직임에 동시다발적 움직임 향상에 효과적입니다.

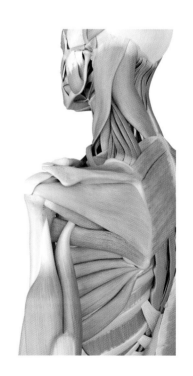

5. 가쪽위관절융기^{외측상과}*Lateral epicondyle*

가쪽위관절융기는 테니스엘보의 통증부위로 널리 알려져 있는 부위로, 부착된 대부분의 근육은 팔꿈치 폄근입니다. 짧은노쪽손목폄근^{단요측수근신}_근*Extensor carpi radialis*, 손가락폄근 ^{지신근}*Extensor digitorum*, 새끼폄근^{소지신근}*Extensor digiti minimi*, 자쪽손목폄근^{척측수근신근}*Extensor carpi ulnaris* 가 동시에 시작되는 부위입니다. 「볼매뉴얼테라피」 자극시 심한 통증이 발생할 수 있으며, 손목폄 기능향상에 효과적입니다.

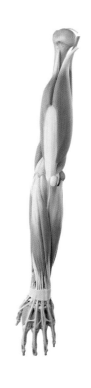

6. 안쪽위관절융기^{내측상과}*Medial epicondyle*

안쪽위관절융기는 긴손바닥근^{장장근}*Palmaris longus*, 원엎침근^{원형회내근}*Pronator teres*, 노쪽손목굽힘근^{요측수근굴근}*Flexor carpi radialis*, 얕은손가락굽힘근 ^{천지굴근}*Flexor digitorum superficialis*가 유사한 부위에 시작점을 가지고 있습니다. 「볼매뉴얼테라피」 작용시, 손목 굽힘과 손목벌림^{Wrist abduction} 기능 향상에 효과적입니다.

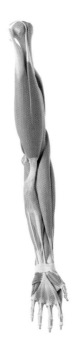

7. 위앞엉덩뼈가시 전상장골극ASIS

위앞엉덩뼈가시는 넙다리빗근봉공근Sartorius, 넙다리곧은근대퇴직근Rectus vastus, 넙다리근막긴장근대퇴근막장근Tensor fascia lata이 붙어 있으며, 좌우에 엉덩허리근Iliopsoas major과 넙다리근막긴장근이 위치해, 엉덩관절 굽힘과 벌림, 외회전 움직임 향상에 효과적입니다.

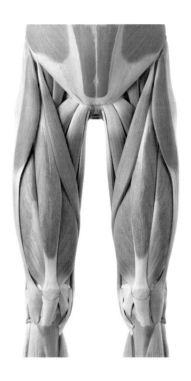

8. 궁둥뼈결절 Ischium tuberosity

궁둥뼈결절은 큰볼기근이 표면을 덮고 있으며, 그 밑층에 큰모음근대내전근Adductor magnus, 반힘줄근, 반막모양근반막상근Semimembranosus, 넙다리두갈래근대퇴이두근Biceps femoris 가 부착되 있습니다. 볼매뉴얼 자극은 엉덩관절 폄, 모음, 무릎굽힘 개선에 효과적입니다.

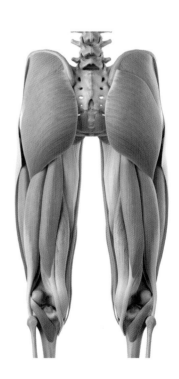

9. 넙다리뼈목판대퇴경부*Femur neck*

넙다리뼈목판 표면은 두꺼운 큰볼기근이 위치하며 궁둥구멍근이상근 *Piriformis*, 위/아래쌍둥이근상/하쌍자근*Musculus gemellus superior/inferior*, 속폐쇄근 내폐쇄근*Obturator internus*, 넙다리네모근대퇴방형근*Quadratus femoris*가 부착되 있 어 엉덩관절 벌림에 주로 작용합니다. 볼매뉴얼 작용시, 양반다리가 쉬워지 며, 좌골신경통 감소 효과까지 기대할 수 있습니다.

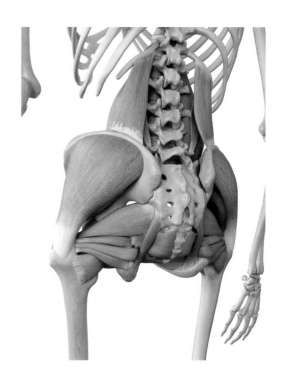

10. 오금근슬와근*Popliteus*

오금근은 무릎을 굽힘과 안쪽회전의 주로 협력근으로 작용합니다. 오금은 표면은 장딴지근비복근*Gastrocnemius*이 덮고있으며, 장딴지빗근족척근*Plantaris.m* 이 오금근 위를 경유합니다. 또한, 부분적으로 가자미근넙치근*Soleus*과도 유사 한 부위에 위치해 있어, 무릎굽힘, 발목의 발바닥굽힘 개선에 효과적입니다.

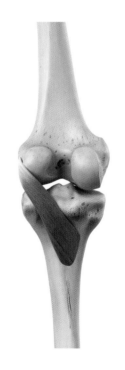

11. 거위발건^{Pes anserius}

거위발건은 무릎굽힘근인 두덩정강근^{박근Gracillis}, 넙다리빗근^{봉공근} ^{Sartorius}, 반힘줄근^{반건형근Semitendinosus} 3개근육의 부착점을 말합니다. 한부위에 무릎굽힘 작용을 하는 근육이 붙어있어, 볼매뉴얼 적용시 무릎굽힘과 안쪽회전을 동시에 향상시킬 수 있습니다.

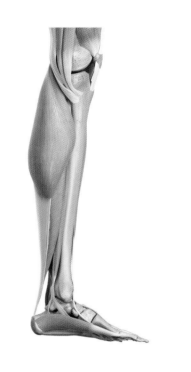

12. 바깥쪽 경추 3,4번^{C3-4}

바깥쪽 경추 3-4번은 목빗근^{흉쇄유돌근Sternocleidomastoid}, 머리널판근^{두판상근Spleneus capitis}, 앞·중간 목갈비근^{사각근Scalene muscle}, 어깨올림근^{견갑거근Levator scapular}, 목가장긴근^{경최장근Longissimus cervicis}, 긴머리근^{두장근Longus capitis}, 엉덩갈비근^{장늑근Iliocostalis cervicis} 근육과 목 속근육들이 다수 경유 및 붙어있는 부위입니다. 볼매뉴얼 자극시, 목 바깥굽힘과 회전에 효과적이며, 그외 목 폄과 굽힘 기능 개선에도 도움이 됩니다.

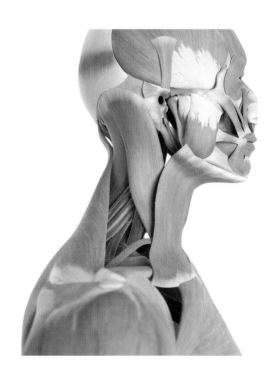

② 멀티스팟 Multi-spot

싱글스팟은 워밍업 개념으로 운동 전 움직임 효율성 극대화를 위한 과정이라면, 멀티스팟은 운동 후 쿨다운 개념의 운동입니다. 일반적으로 워크아웃 시 워밍업은 익숙하지만 쿨다운까지 운동과정에 포함시키는 것은 시간적으로도 충분하지 못한 것이 일반적인 운동 환경입니다. 쿨다운은 부상방지에도 중요하지만 운동 후 피로 회복 향상에 매우 중요하며, 다음 날 운동 효과를 극대화 하는데 중요한 과정입니다. 「볼매뉴얼테라피」의 멀티스팟 자극은 과수축된 타겟근육에 직접적으로 허혈성 압박을 통해 근피로로 부터 회복을 목적으로 하는 과정입니다. 멀티스팟은 소프트 미니볼로 적용하는 반면, 싱글스팟은 소프트 미니볼을 적용합니다.

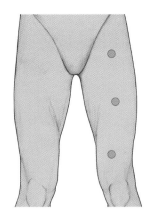 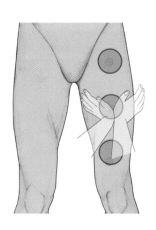 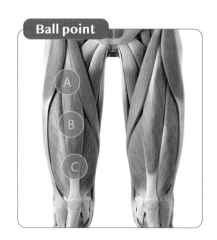

〈 넙다리네갈래근 멀티스팟 〉

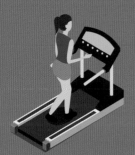 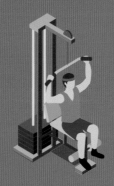 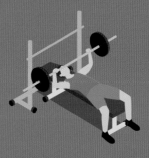

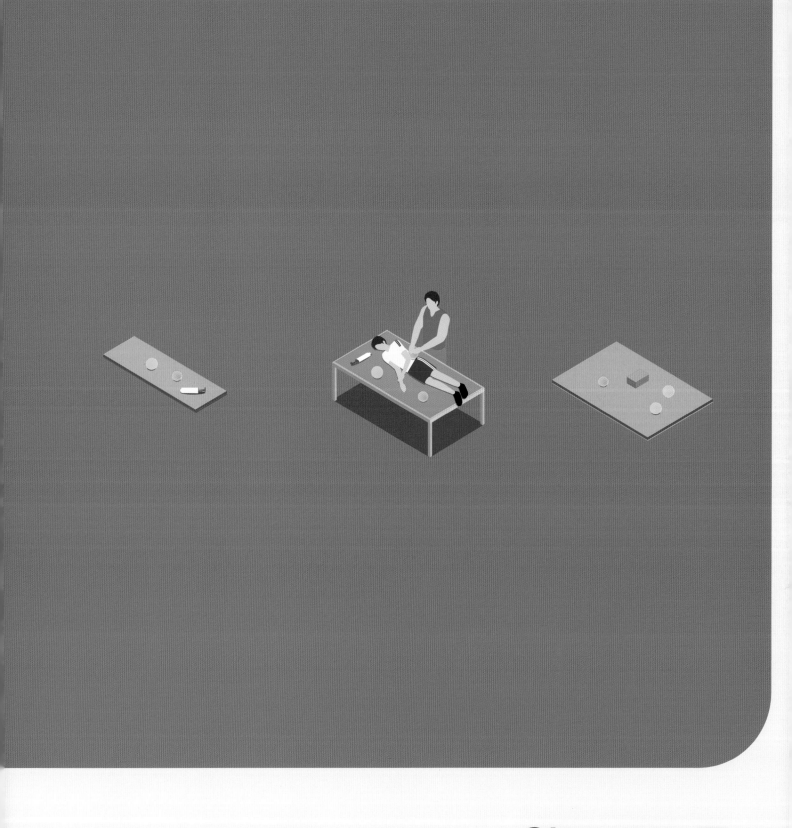

Chapter Ⅲ
운동 전 볼매뉴얼테라피

Ⅰ. 싱글스팟

짧은 시간안에 최대 효과로 워밍업을 마치기 위해 한 포인트 자극으로 동시다발적인 근육 기능 향상을 위해 싱글스팟$^{Single\text{-}spot}$을 중심으로 자극하는 것이 운동 전 볼매뉴얼테라피의 핵심입니다.

운동 전에는 일반적으로 자가 스트레칭, 러닝 정도의 워밍업이 대부분입니다. 기본적인 워밍업을 통해 관절가동범위 증가 정도의 효과는 기대할 수 있지만, 근육 활성화 개선 효과는 기대하기 힘듭니다. 「볼매뉴얼테라피」을 통해 근육 근절의 액틴-마이오신 결합을 깨, 근육 수축과 이완의 활주거리를 증가시켜 근육 탄력를 향상시킬 수 있습니다. 무엇보다 생리적 압전기 효과로 신경전달속도 향상(Kamel, N. A, 2022)과 동시다발적으로 힘줄 위주의 자극은 근육의 활성화를 향상시키며, 근막이완을 통해 근막의 장력이 효율적으로 전달되 근력 향상을 느낄 수 있습니다. 볼매뉴얼테라피는 고립운동시, 타겟근육을 활성화 시키는데 효과적입니다.

주의할 점은 「볼매뉴얼테라피」 적용 직후, 고중량 운동을 직접적으로 바로 시작하는것 보다는 워밍업 개념의 저중량 무게를 통해 재구성된 모터동원을 재교육 하는 것이 근육 손상방지를 위해 중요합니다.

① 어깨 · 팔 운동

　　운동전 간단한 워밍업과 스트레칭 이후, 힘줄과 인대 위주의 자극은 근육의 활성화를 향상시키며, 근막이완을 통해 근막의 장력이 효율적으로 전달되 근력이 10% 이상 향상되는 것을 느낄 수 있습니다. 대부분 상체운동의 경우 어깨와 팔 근육과 관절의 동원은 필수적입니다. 손, 아래팔 근육은 위팔과 어깨, 등 운동등의 운동에 필수적으로 동원되는 대표근육입니다. 상체운동을 위해 어깨굽힘*Shoulder flexion*, 어깨외회전*External rotation*, 팔꿈치 회내*Pronator*의 근육 활성화 향상을 통해 근육기능 향상과 근력증가 효과를 통해 더욱 효율적이고 안전한 운동을 할 수있습니다.

1. 어깨 팔 운동 시퀀스

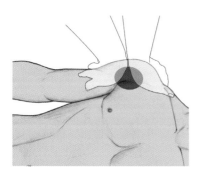
〈 ❶ CP부리돌기 〉

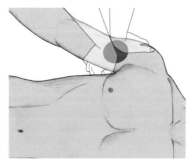
〈 ❷ 위팔뼈결절 〉

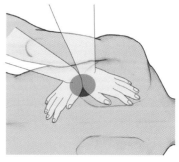
〈 ❸ 어깨뼈하각 〉

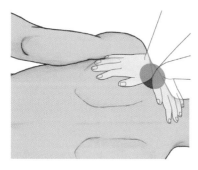
〈 ❹ 어깨뼈상각 〉

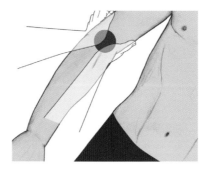
〈 ❺ 바깥위관절융기 〉

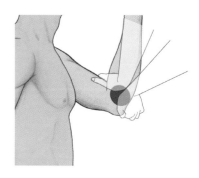
〈 ❻ 안쪽위관절융기 〉

① CP 부리돌기 오훼돌기 Coracoid process

부리돌기는 대표적인 상체 멀티스팟의 하나입니다. 어깨뼈 부리돌기에는 작은가슴근소흉근*Pectoralis minor*, 위팔두갈래근상완이두근 *Biceps brachii*, 부리위팔근오훼완근*Coracobrachialis* 3개 근육이 동시에 부착되으며, 3개 근육의 부착점을 동시 자극해 고유수용감각들을 활성화 시킵니다. 또한, 부리빗장인대오훼쇄골인대*Coracoclavicular.lig*, 부리위팔인대오훼상완인대*Coracohumeral.lig*, 부리어깨인대부리어깨봉우리인대 *Coracoacromial.lig* 등 4개의 인대가 붙어있기 때문에 봉우리빗장관절견봉쇄골관절*Acromioclavicular.J*, 오목위팔관절*Glenohumeral.J*, 복장빗장관절흉쇄관절*Sternoclavicular.J* 관절 사이의 유연성을 증가시켜 운동 전 짧은 시간안에 어깨 기능향상에 매우 효과적인 포인트입니다.

1. 적용운동

❶ 작용 동작: 어깨굽힘 + 팔꿈치펌

시티드프론트 프레스 시, 상대적으로 큰가슴근은 넓게 분포하고, 위팔두갈래근은 긴 근육으로 주동근으로 작용합니다. 또한, 내로우그립은 앞어깨세모근을 더욱 활성화 시키고, 와이드 그립은 중간어깨세모근을 집중적으로 활성화 시킵니다.

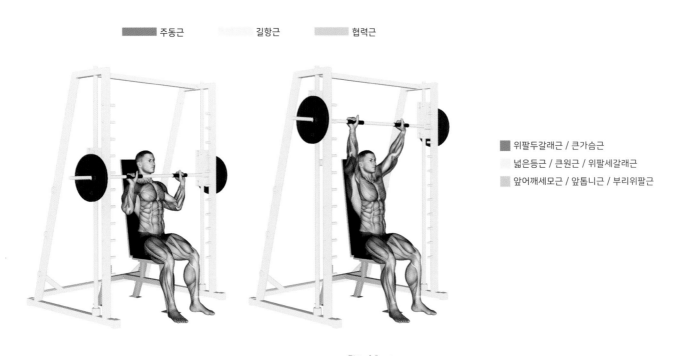

■ 주동근   ■ 길항근   ■ 협력근

■ 위팔두갈래근 / 큰가슴근
■ 넓은등근 / 큰원근 / 위팔세갈래근
■ 앞어깨세모근 / 앞톱니근 / 부리위팔근

〈 시티드프론트 프레스 *Sitted front press* 〉

2. 볼매뉴얼 적용

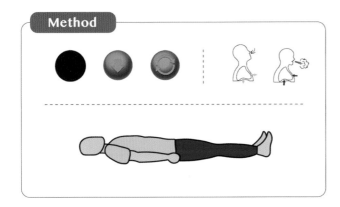

Method

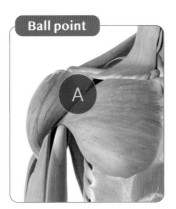

Ball point

A

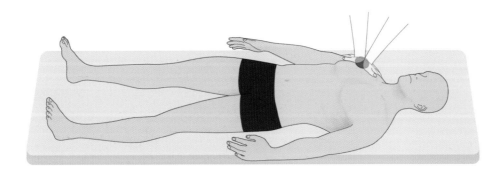

▶ 바로 누운 자세

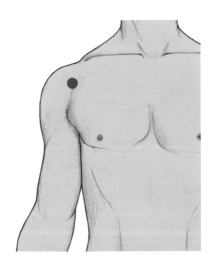

▶ 부리돌기 포인트

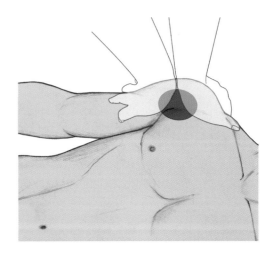

▶ 빗장뼈 바로 아래 봉우리^{견봉}Acromion을 촉지 할 수 있습니다.

❶ 포지션

(1) 트레이너	(2) 대상자

① 팔꿈치를 곧게 펴, 기본그립 후 체중을 이용해 부리돌기 A
를 압박해 주세요.

② A포인트 부리돌기는 바깥쪽 빗장뼈끝 바로 아래 위치합
니다.

③ A를 강하게 압박하면서 10초 동안 써클링해주세요

④ 흉식호흡 들숨 이후, 날숨에 압박해 주세요.

① 바로누운자세*Supine position* 으로 누워주세요.

② 해부학적 자세로 손바닥이 위를 향해주세요.

③ 날숨을 최대한 코를 통해 호흡해 주세요.

❷ 주의사항

① 큰가슴근 침범하지 않게 조심해 주세요!

Real Tip

봉우리빗장관절과 복장빗장관절은 모든 어
깨움직임에 직접적으로 관여됩니다.

이 두관절의 움직임이 제한된다면 오목위팔
관절상완와관절*GH joint* 뿐만 아니라 어깨가슴관
절견흉관절*Scapulothoracic joint*의 움직임 또한 제
한됩니다.

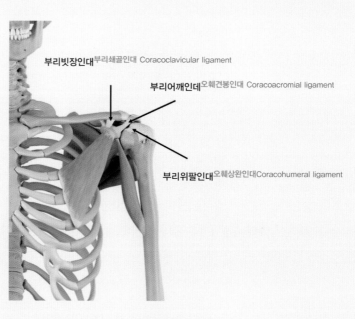

부리빗장인대부리쇄골인대 Coracoclavicular ligament

부리어깨인대오훼견봉인대 Coracoacromial ligament

부리위팔인대오훼상완인대Coracohumeral ligament

〈 부리돌기 멀티포인트(3개근육의 부착점) 〉

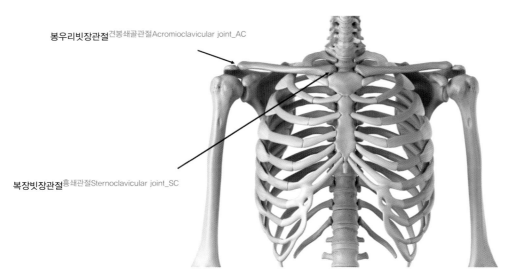

봉우리빗장관절견봉쇄골관절Acromioclavicular joint_AC

복장빗장관절흉쇄관절Sternoclavicular joint_SC

〈 쇄골 관련 관절 〉

위팔뼈결절은 큰가슴근^{대흉근}*Pectoralis major*, 위팔두갈래근^{상완이두근}*Biceps brachii*, 부리위팔근^{오훼완근}*Coracobrachialis*의 동시에 지나가는 부위입니다. 바이셉스 컬^{Biceps curl}과 오버헤드 숄더 플렉션^{Overhead shoulder flexion} 동작을 위한 워밍업에 효과적입니다. 특히 위팔두갈래근은 팔꿈치와 어깨를 경유하는 다관절 근육으로, 어깨와 팔꿈치 굽힘에 관여하며, 팔꿈치 내회전/외회전에도 관여해 3축 움직임 작용을 합니다. 내로우 그립은 위팔두갈래근의 긴갈래^{Biceps brachii long head}를, 와이드 그립은 짧은갈래^{Short head}를 발달시킵니다. 위팔두갈래근은 부상에 취약한 근육 중 하나로, 건염과 같은 염증으로 컨디션이 낮은 상태에서, 던지기와 같은 어깨 외회전 같은 동작시 부상위험이 매우 높습니다. 위팔두갈래근의 파열은 회전근개 손상, 건염, 어깨충돌증후군, 파파이스 변형^{Popeyes's deformity}을 발생할 수 있으며, 특히 위팔두갈래근의 긴머리에서 상대적으로 부상이 발생할 확률이 더 높습니다. 위팔두갈래근 파열의 보존적 치료는 평균 4-6주가 소요되며, 비수술적 치료를 선택하는 경우 최대 20%의 근력손실의 기능감소가 발생할 수 있습니다.

1. 적용운동

❶ 작용 동작: 팔꿈치 굽힘^{Elbow flexion} + 팔꿈치 회외^{Elbow supination}

바이셉스 컬 운동시, 팔꿈치 굽힘과 함께 팔꿈치 회외^{Supination} 동작이 발생합니다. 위팔두갈래근의 짧은갈래는 팔꿈치 관절 회외 동작에 관여하기 때문에 팔꿈치 굽힘 뿐만아니라 회외 동작시에도 운동 효율성을 증대시킬 수 있습니다.

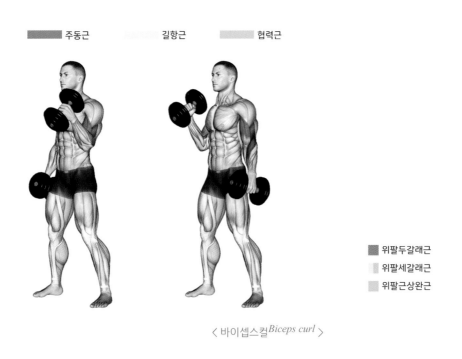

■ 주동근　　　길항근　　　■ 협력근

■ 위팔두갈래근
　 위팔세갈래근
■ 위팔근상완근

⟨ 바이셉스컬*Biceps curl* ⟩

2. 볼매뉴얼 적용

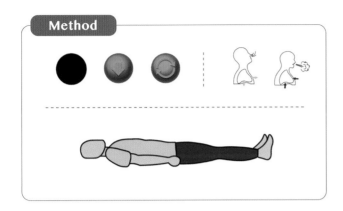

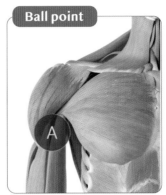

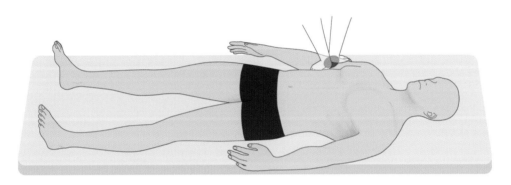

▶ 바로 누운 자세

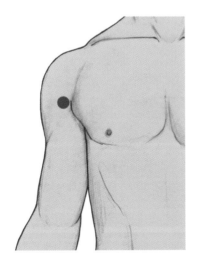

▶ 위팔뼈결절 포인트

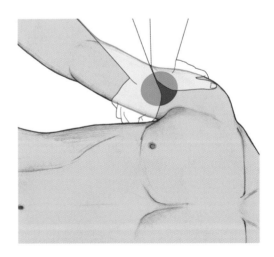

▶ 겨드랑이 바로 위 부위 입니다.
   큰가슴근 부착점을 따라 촉지해 보세요.

❶ 포지션

(1) 트레이너	(2) 대상자

① 팔꿈치를 곧게 펴, 기본그립 후 체중을 이용해 위팔뼈결절 A 를 압박해 주세요.

② A포인트 위팔뼈결절은 위쪽 위팔뼈(앞 어깨세모근 아래) 입니다.

③ A를 강하게 압박하면서 10초 동안 써클링해주세요

④ 흉식호흡 들숨 이후, 날숨에 압박해 주세요.

① 바로누운자세 *Supine position* 으로 누워주세요.

② 해부학적 자세로 손바닥이 위를 향해주세요.

③ 날숨을 최대한 코를 통해 호흡해 주세요.

❷ 주의사항

① 트레이너의 손이 가슴옆면에 닿지 않게 위팔과 평행하게 위치해 주세요.

Real Tip

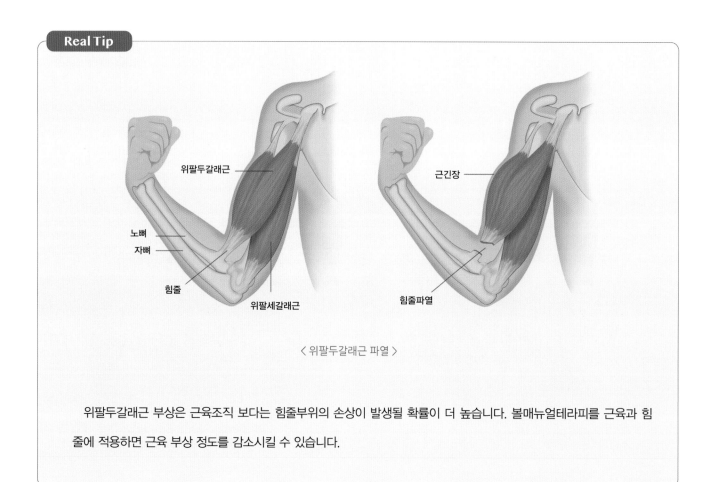

〈 위팔두갈래근 파열 〉

위팔두갈래근 부상은 근육조직 보다는 힘줄부위의 손상이 발생될 확률이 더 높습니다. 볼매뉴얼테라피를 근육과 힘줄에 적용하면 근육 부상 정도를 감소시킬 수 있습니다.

③ SU어깨뼈상각 견갑대상각 Medial superior border of scapular

어깨뼈 상각에는 위등세모근상부승모근*Upper trapezius*을 포함해 어깨올림근견갑거근*Levator scapular* 마름근능형근*Rhomboids*, 목엉덩갈비근경장늑근*Iliocostalis cervicis*이 부착되어 있습니다. 어깨뼈상각 근육들은 어깨와 목 움직임에 모두 관여하는 근육을 동시에 자극할 수 있는 싱글스팟입니다. 고중량 운동 전, 어깨뼈 상각 자극을 통해 목부위의 압력을 낮춰 목의 부상 위험을 예방할 수 있습니다.

1. 적용운동

❶ 작용 동작: 어깨 올림*Shoulder elevation*

덤벨쉬러그는 위등세모근상부승모근*Upper trapezius*, 어깨올림근견갑거근*Levator scapular*, 마름근능형근*Rhomboids*이 동시에 구심성 수축을 통해 발생됩니다. 이 3개 근육 중 한개 근육이라도 기능에 문제가 발생되면 나머지 근육들의 부하가 증가해 모터동원 불균형이 발생될 수 있습니다.

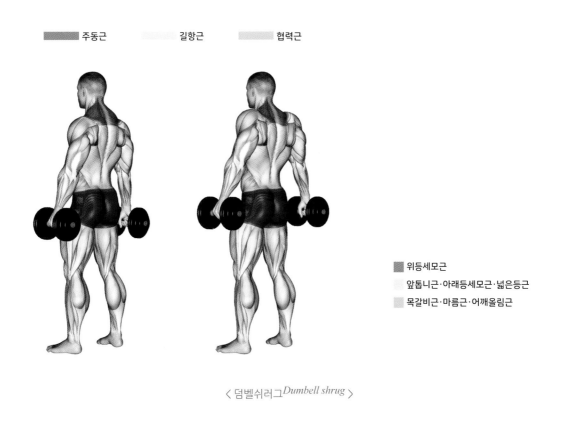

▮ 주동근　　▮ 길항근　　▮ 협력근

▮ 위등세모근
▯ 앞톱니근·아래등세모근·넓은등근
▮ 목갈비근·마름근·어깨올림근

⟨ 덤벨쉬러그*Dumbell shrug* ⟩

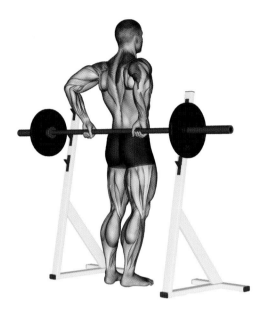

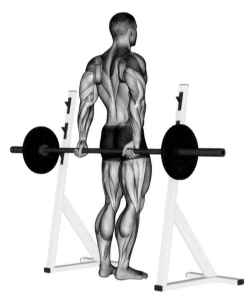

■ 등세모근·위팔세갈래근·넓은등근
□ 앞톱니근·위팔두갈래근·큰가슴근
▨ 마름근·어깨올림근·뒤어깨세모근·가시아래근·작은원근

⟨ 바벨쉬러근*Barbell shrug* ⟩

2. 볼매뉴얼 적용

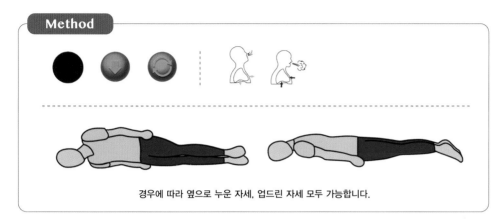

경우에 따라 옆으로 누운 자세, 업드린 자세 모두 가능합니다.

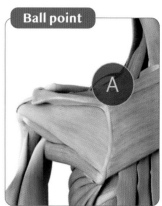

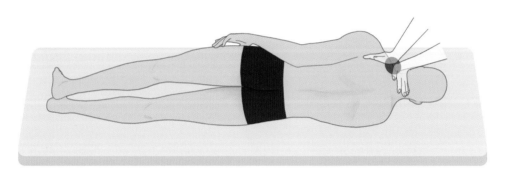

▶ 옆으로 누운 자세

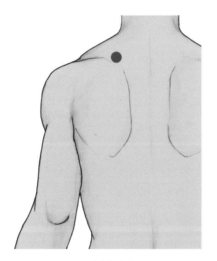

▶ 어깨뼈 상각 포인트

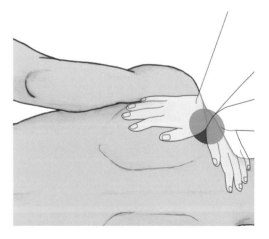

▶ 어깨뼈 안쪽, 위 부위 입니다.
어깨뼈 촉지를 먼저 한후 포인트를 확인해 보세요.

❶ 포지션

(1) 트레이너	(2) 대상자

① 팔꿈치를 곧게 펴, 기본그립 후 체중을 이용해 어깨뼈상각 A 를 압박해 주세요.

② A 어깨뼈 상각은 안쪽 어깨뼈 위쪽 입니다.

③ A를 강하게 압박하면서 10초 동안 써클링해주세요

④ 흉식호흡 들숨 이후, 날숨에 압박해 주세요.

① 옆으로 누운자세 *Side lying position* 으로 누워주세요.

② 팔을 곧게 펴, 허리옆에 나란히 놓아주세요.

③ 날숨을 최대한 코를 통해 호흡해 주세요.

④ 신체이완을 위해 위쪽 다리를 엉덩관절, 무릎관절을 살짝 굽힘해 주세요.

❷ 주의사항

① 근육이 아닌 어깨뼈 상각에 집중해 압박해 주세요.

② 날숨호흡과 함께 압박해 주세요.

③ 대상자의 적용방향 팔은 곧게 펴 허리옆에 붙여주세요.

어깨뼈는 상방회전, 하방회전, 벌림, 모음, 올림, 내림 움직임을 갖습니다. 앞톱니근 4가지 어깨뼈 움직임에 직접적으로 관여되는 근육이며, 마름근과 주동–길항근 관계를 맺고 있습니다. 어깨뼈하각에는 앞톱니근전거근*Serratus anterior*과 함께 큰원근대원근*Teres major*, 작은원근소원근*Teres minor*, 가시아래근극하근*Infraspinatus*이 모두 붙어 있기 때문에 어깨뼈 움직임 뿐만 아니라, 오목위팔관절상완와관절*GH joint*의 외회전, 어깨모음과 폄에 모두 관여합니다. 어깨뼈 하각의 움직임이 둔화되면 전반적인 어깨 관절가동범위가 감소되면서 어깨운동 효율성이 감소됩니다.

1. 적용운동

❶ 작용 동작: 어깨 폄 + 팔꿈치 굽힘 + 어깨 외회전

어깨 움직임시, 상대적으로 가시아래근은 중간등세모근중부승모근*Middle trapezius*이나 넓은등근광배근*Latissimus dorsi* 비해 짧고, 작은 근육이기 때문에 주동근으로써 역할보다는 협력근의 역할 비중이 더욱 큽니다.

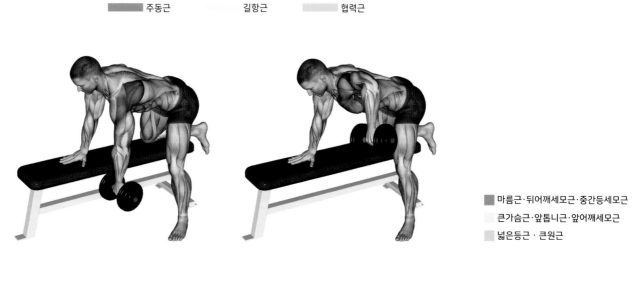

■ 주동근   길항근   ■ 협력근

■ 마름근·뒤어깨세모근·중간등세모근
□ 큰가슴근·앞톱니근·앞어깨세모근
▨ 넓은등근 · 큰원근

⟨ 덤벨로우*Dumbell row* ⟩

❷ 작용동작: 어깨폄*Shoulder extension* + 어깨당김*Scapular adduction*

　머신로우 운동은 대표적인 등 운동으로 어깨뼈 하각에 붙어 있는 근육들의 협응에 의해 동작이 완성됩니다. 올바른 자세를 통해
중간등세모근과 마름근, 넓은등근을 효과적으로 수축해야 길항근인 큰가슴근이 이상적으로 원심성 수축이 발생됩니다.

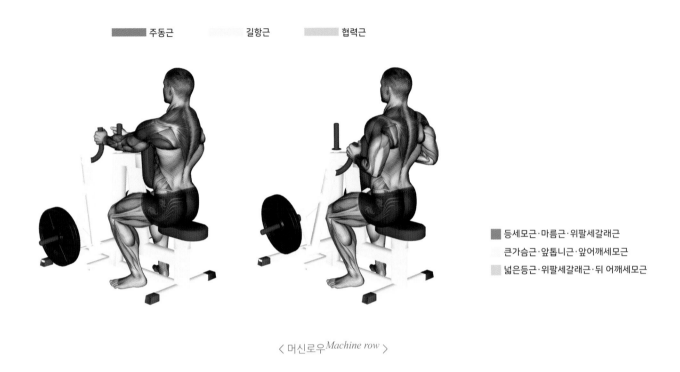

■ 주동근　　■ 길항근　　■ 협력근

■ 등세모근·마름근·위팔세갈래근
□ 큰가슴근·앞톱니근·앞어깨세모근
■ 넓은등근·위팔세갈래근·뒤 어깨세모근

⟨ 머신로우*Machine row* ⟩

Real Tip

당기는 운동과 외회전을 통해 가시아래근을 활성화 시킬 수 있습니다.

ex) 하이풀리 레터럴 익스텐션 *High pulley lateral extensions*

　　벤트오버케이블레이즈*Bent over cable raise*

　　스탠딩싱글암케이블로우*Standing single arm cable row*

　　덤벨로*Dumbell row*

　　언더그립랫풀다운 *Under grip lat pulldown grip*

3. 볼매뉴얼 적용

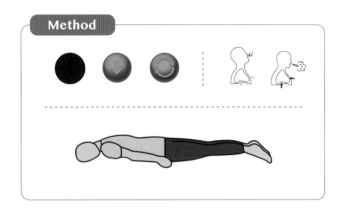

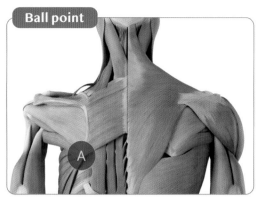

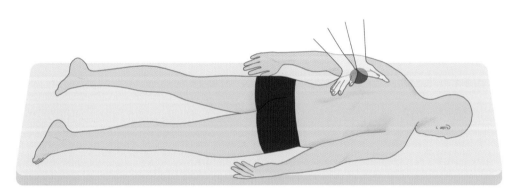

▶ 엎드린 자세

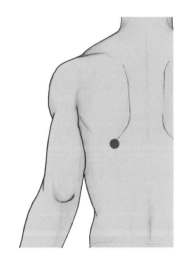

▶ 어깨하각 포인트

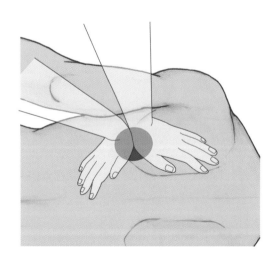

▶ 어깨뼈 하각은 어깨뼈 안쪽, 아래 부위입니다.

❶ 포지션

<table>
<tr><td colspan="2" style="text-align:center">(1) 트레이너</td><td colspan="2" style="text-align:center">(2) 대상자</td></tr>
</table>

(1) 트레이너

① 팔꿈치를 곧게 펴, 기본그립 후 체중을 이용해 어깨뼈하각 A 를 압박해 주세요.

② A 어깨뼈 하각은 안쪽 어깨뼈 밑부분 입니다.

③ A를 강하게 압박하면서 10초 동안 써클링해주세요

④ 흉식호흡 들숨 이후, 날숨에 압박해 주세요.

(2) 대상자

① 엎드린자세*Prone position* 으로 누워주세요.

② 팔을 곧게 펴, 허리옆에 나란히 놓아주세요.

③ 날숨을 최대한 코를 통해 호흡해 주세요.

④ 고개를 볼 적용 반대방향으로 돌려 주세요.

❷ 주의사항

① 근육이 아닌 어깨뼈 하각에 집중해 압박해 주세요.

② 날숨호흡과 함께 압박해 주세요.

Real Tip

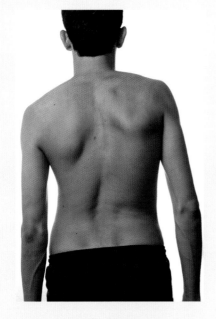

어깨불균형은 워크아웃 시, 대표적인 체형불균형입니다. 초기증상으로는, 단순 근육불균형에 의한 어깨 높이의 차이가 발생해 관절기능 저하와 근력감소등의 기능적 장애 정도만 발생하지만, 초기 근육불균형의 지속화는 척추뼈와 어깨뼈의 불균형까지 발전해 만성근골격계 통증까지 유발 할 수 있습니다. 또한, 좌우불균형 뿐만 아니라 척추의 회전불균형과 함께 어깨뼈의 돌출정도도 더욱 악화될 수 있습니다. 어깨불균형이 발생하면 근경근 재교육이 무엇보다 중요합니다. 어깨불균형 개선을 위해 발달이 더딘 부위에 고중량 운동을 더욱 한다면 불균형을 더욱 발전시킬 뿐만 아니라 부상위험까지 증가할 수 있습니다.

⟨ 어깨 불균형 ⟩

5 LC 바깥쪽위관절 ^{융기외측과} Lateral condyle

바깥쪽관절융기는 손가락폄근^{지신근}*Extensor digitorum*, 새끼폄근^{소지신근}*Extensor digiti minimi*, 짧은노쪽손목폄근^{단요측수근신근}*Extensor carpi radialis brevis*, 자쪽손목폄근^{척측수근신근}*Extensor carpi ulnaris*, 손뒤침근^{회외근}*Supinator*의 부착부위입니다. 상대적으로 위팔뼈에 붙어 있지 않기 때문에 팔꿈치 폄 동작에는 직접적으로 관여하지 않으며, 손목폄과 팔꿈치 회외 동작을 합니다. 리버스컬^{*Reverse curl*}과 리스트익스텐션^{*Wrist extension*}시 손목폄근육을 집중적으로 사용하며, 손목굽힘근과 주동-길항근 관계를 맺고 있기 때문에 바깥쪽관절융기 자극을 통해 팔꿈치 과회외가 심할 경우 부상방지를 위한 매우 중요한 부위입니다.

1. 적용운동

❶ 작용동작: 손목폄

기본적으로 회내동작을 시작으로하는 오버그립 운동에 모두 적용되는 운동입니다. 오버그립은 회내근육의 강한 수축뿐만 아니라, 위팔두갈래근^{상완이두근}의 짧은갈래가 노뼈^{*Radius*}에 붙어 말려들어가 이두근이 스트레칭 되기 때문에 어깨기능 향상에도 효과적입니다.

ex) 리버스리스트컬^{*Riverse wrist curl*}

리버스바벨컬^{*Riverse barbell curl*}

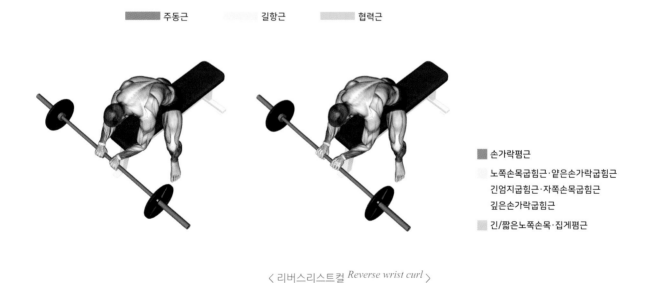

■ 주동근   길항근   ▨ 협력근

■ 손가락폄근
□ 노쪽손목굽힘근·얕은손가락굽힘근
긴엄지굽힘근·자쪽손목굽힘근
깊은손가락굽힘근
▨ 긴/짧은노쪽손목·집게폄근

⟨ 리버스리스트컬 *Reverse wrist curl* ⟩

❷ 작용: 팔꿈치 굽힘+손목굽힘

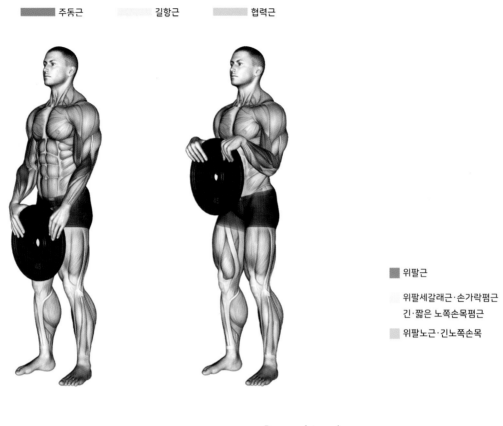

주동근　　길항근　　협력근

〈 리버스플레이트 컬*Reverse plate curl* 〉

■ 위팔근

　위팔세갈래근·손가락폄근
　긴·짧은 노쪽손목폄근

■ 위팔노근·긴노쪽손목

2. 볼매뉴얼 적용

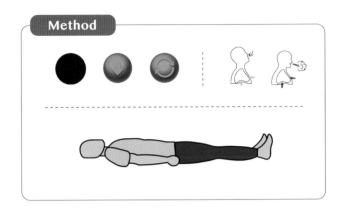

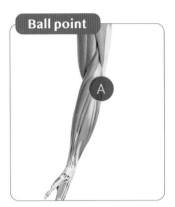

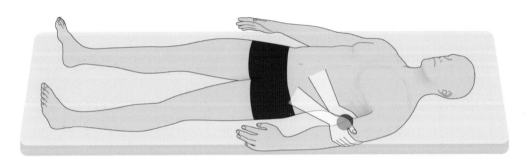

▶ 바로 누운 자세

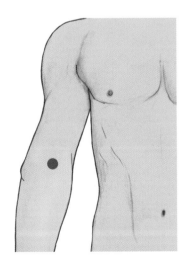

▶ 바깥관절융기 포인트

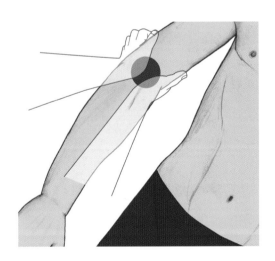

▶ 손등이 하늘위를 바라보게 팔꿈치를 회내시켜 주세요.

❶ 포지션

(1) 트레이너	(2) 대상자

① 팔꿈치를 곧게 펴, 기본그립 후 체중을 이용해 바깥쪽위관절융기 A 를 압박해 주세요.

② A 바깥쪽 위관절융기는 아래팔 위쪽 바깥방향 팔꿈치 입니다.

③ A를 강하게 압박하면서 10초 동안 써클링해주세요

④ 흉식호흡 들숨 이후, 날숨에 압박해 주세요.

① 바로누운자세 *Supine position* 으로 누워주세요.

② 해부학적 자세 후, 손바닥을 바닥쪽으로 향해주세요.

③ 날숨을 최대한 코를 통해 호흡해 주세요.

❷ 주의사항

① 회내자세만으로도 바깥쪽위관절융기가 충분히 노출 될 수 있습니다. 팔의 위치를 인위적으로 변경하지 않아도 됩니다.

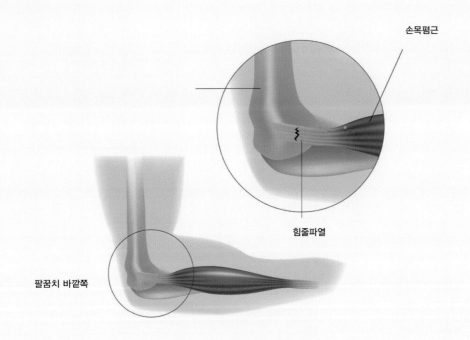

손목폄근

힘줄파열

팔꿈치 바깥쪽

〈 가쪽위관절융기염^{외측상과염}*Tennis elbow* 〉

　　외측상과염은 팔꿈치 바깥쪽의 손목폄근을 과사용에 의해 발생합니다. 외측상과염의 대표적 증상은 팔을 들어 올리거나 굽힐 때, 펜과 같은 작은 물건을 집을 때, 문 손잡이를 돌리거나 비틀 때 통증이 발생합니다. 만성 외측상과염의 경우 약물치료, 주사치료, 물리치료에만 의존하기 보다는, 적극적 치료 이후 근육의 정상적인 기능회복이 병행되어야 근본적인 치료가 될 수 있습니다. 모터동원 재교육을 통해 근육 기능을 정상적으로 회복하는 것만이 궁극적인 치료가 될 수 있습니다.

안쪽관절융기는 원엎침근원회내근*Pronator teres*, 노쪽손목굽힘근요측수근굴군*Flexor carpi radialis*, 긴손바닥근장수장근*Palmaris longus* 근육의 시작점이 위치해 동시다발적으로 힘줄을 자극할 수 있습니다. 원엎침근은 회내시키는 주된 동작을 하는 근육입니다. 또한, 네모엎침근방형회내근*Pronator quadratus* 밑에는 위팔두갈래근짧은갈래가 노뼈에 부착되 팔꿈치 회외와 회내 동작에 직접적으로 관여하기 때문에, 「볼매뉴얼테라피」 적용을 통해 팔꿈치 굽힘과 회내 동작에 매우 효과적입니다. 오버그립 경우, 위팔두갈래근이 노뼈에 감겨 위팔두갈래근의 길이가 감소되 친업바*Chin up bar*를 사용할 경우 위팔두갈래근의 활성화가 감소됩니다. 반면에 언더그립 경우, 위팔두갈래근이 노뼈에 감기지 않아 위팔두갈래근의 모든 근육을 활용할수 있으며, 위팔두갈래근의 부피도 더욱 커지는 것을 확인할 수 있습니다.

1. 적용운동

❶ 작용동작: 팔꿈치굽힘

기본적으로 회외동작을 시작으로 하는 언더그립 운동에 모두 적용되는 운동입니다. 언더그립은 위팔두갈래근의 노뼈에 말리지 않아 온전히 위팔두갈래근을 최대한 활성화 시키는 동작입니다. 또한, 팔꿈치 굽힘 시, 초기에 위팔근이 먼저 활성화 되 관절움직임의 효율성을 극대화 시킵니다.

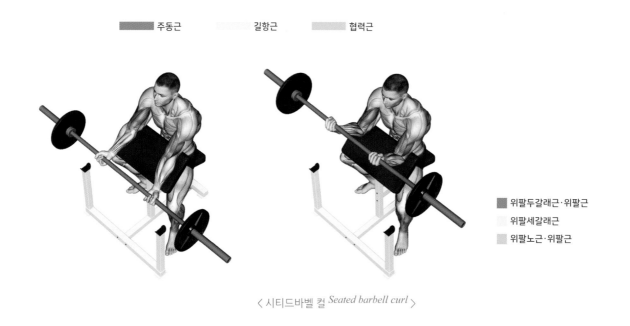

주동근　　길항근　　협력근

■ 위팔두갈래근·위팔근
□ 위팔세갈래근
■ 위팔노근·위팔근

⟨ 시티드바벨 컬 *Seated barbell curl* ⟩

2. 볼매뉴얼 적용

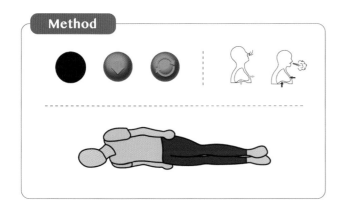

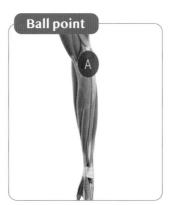

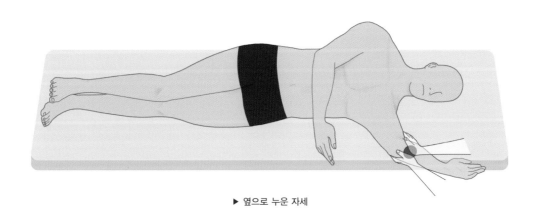

▶ 옆으로 누운 자세

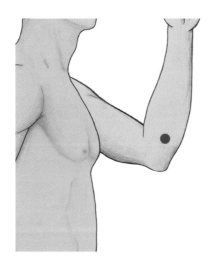

▶ 안쪽위관절융기 포인트

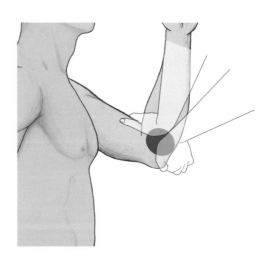

▶ 손날을 세워, 안쪽위관절융기가 하늘위를 바라보게 위치해 주세요.

❶ 포지션

<table>
<tr><td>(1) 트레이너</td><td>(2) 대상자</td></tr>
</table>

(1) 트레이너

① 팔꿈치를 곧게 펴, 기본그립 후 체중을 이용해 안쪽위관절융기 A 를 압박해 주세요.

② A 안쪽위관절융기는 안쪽 아래팔 위쪽 팔꿈치 입니다.

③ A를 강하게 압박하면서 10초 동안 써클링해주세요

④ 흉식호흡 들숨 이후, 날숨에 압박해 주세요.

(2) 대상자

① 옆으로 누운자세 _Side lying position_ 으로 누워주세요.

② 팔을 곧게 펴, 허리옆에 나란히 놓아주세요.

③ 날숨을 최대한 코를 통해 호흡해 주세요.

④ 신체이완을 위해 위쪽 다리를 엉덩관절, 무릎관절을 살짝 굽힘해 주세요.

❷ 주의사항

① 팔꿈치가 움직이지 않게 두 손을 이용해 잘 고정해주세요.

Real Tip

내측상과염 _골프엘보_ 은 팔꿈치 안쪽의 뼈 돌기에 손목굽힘근의 힘줄이 붙어 통증을 유발하는 증상입니다. 내측상과염의 대표적인 증상은 통증과 근육의 과긴장으로 주먹을 쥘 때 통증이 발생할 수 있습니다. 증상이 악화되면 통증과 함께 신경학적 이상으로 새끼손가락의 마비와 따끔거림의 이상증상이 발생합니다. 내측상과염은 아래팔 근육 강화, 스트레칭등의 방법이 동원되지만, 「볼매뉴얼테라피」자극을 통해 과긴장된 근육 이완과 신경근 재교육을 통한 근육활성화와 모터동원 재교육이 더욱 중요합니다.

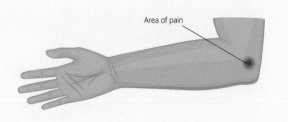
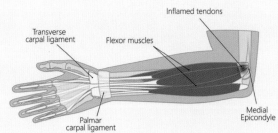

〈 안쪽위관절융기염 _내측상과염 Golf elbow_ 〉

2. 엉덩관절 운동

엉덩관절은 상체와 하체를 연결짓는 부위로 복부 코어근육에서 발생된 힘을 하체로 전달하는 역할을 합니다. 엉덩관절 멀티스팟은 위앞엉덩뼈가시, 궁둥뼈결절, 넙다리뼈목판으로 엉덩관절 굽힘, 폄, 외회전 근육들의 전기자극을 통해 모터동원 재구성에 효과적입니다.

1. 엉덩관절고관절*Hip joint* 운동 시퀀스

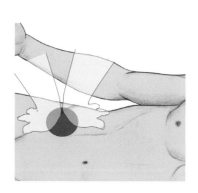
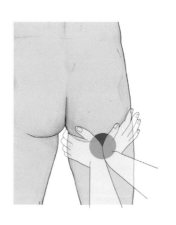
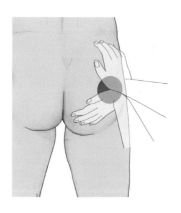

〈 ❶ 위앞엉덩뼈가시 〉　　　〈 ❷ 궁둥뼈결절 〉　　　〈 ❸ 넙다리뼈목판 〉

① 위앞 엉덩뼈가시 ^{전상장골극} ASIS

위앞 엉덩뼈가시^{전상장골극ASIS}은 넙다리빗근^{봉공근Sartorius}, 넙다리곧은근^{대퇴직근Biceps rectus}, 넙다리근막긴장근^{대퇴근막긴장근Tensor fascia lata}등의 엉덩관절 굽힘 근육들이 부착되거나 경유하는 부위로 스쿼트 동작에 매우 중요한 부위입니다. 일반적으로 스쿼트 자세나 발의 위치가 부상방지를 위해 매우 중요하게 여겨지지만, 스쿼트 자세를 논하기 전에 위앞엉덩뼈가시 부위 근육의 정상적인 근 활성화를 확보하는 것이 선행되어야 합니다. 몸통굽힘/엉덩관절굽힘/무릎폄에 직접적으로 관여하는 위앞엉덩뼈가시 근육들의 감소된 협응능력과 근신경 조절 능력이 스쿼트 시 부상위험을 더욱 높일 수 있습니다.

1. 적용운동

❶ 작용 동작: 몸통굽힘 + 엉덩관절 굽힘

레그레이즈는 배곧은근 강화의 대표적인 운동입니다. 위앞엉덩뼈가시 자극은 다리근육 뿐만아니라 복부의 빗근과 배가로근이 위치해 있기 때문에 몸통굽힘에 효과적입니다.

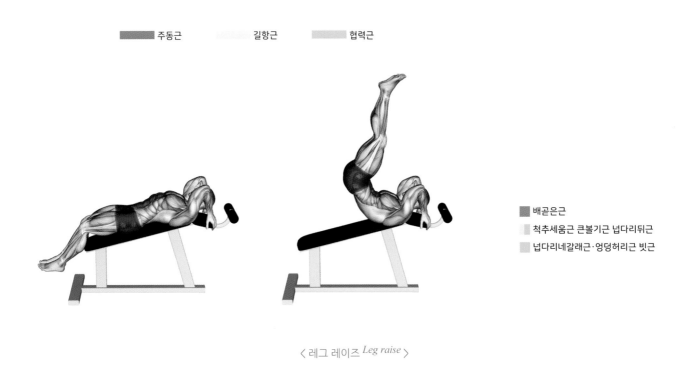

주동근　　　길항근　　　협력근

■ 배곧은근
■ 척추세움근 큰볼기근 넙다리뒤근
■ 넙다리네갈래근·엉덩허리근 빗근

⟨ 레그 레이즈 *Leg raise* ⟩

152

3. 볼매뉴얼 적용

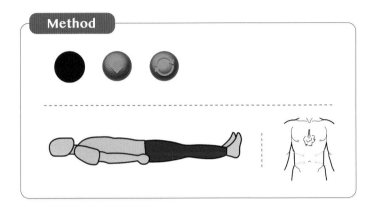

Method

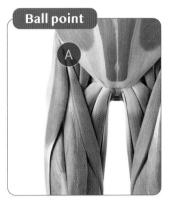

Ball point

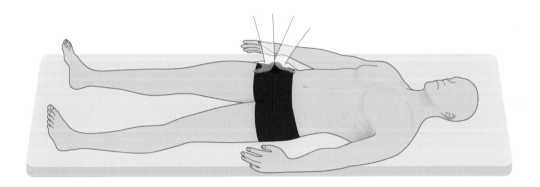

▶ 바로 누운 자세

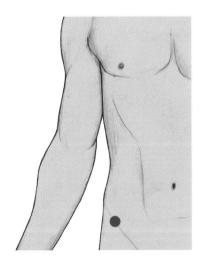

▶ 엉덩뼈가시 포인트

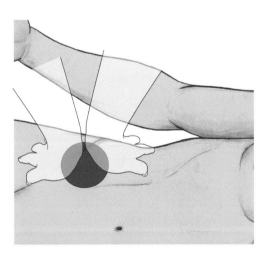

▶ 엉덩관절이 접히는 사타구니 위쪽 위앞엉덩뼈가시를 촉지할 수 있습니다. 위앞엉덩뼈가시 살짝 바로 아래부위입니다.

❶ 포지션

(1) 트레이너	(2) 대상자

① 팔꿈치를 곧게 펴, 기본그립 후 체중을 이용해 위앞엉덩뼈
　가시 A 를 압박해 주세요.

① 바로누운자세$^{Supine\ position}$ 으로 누워주세요.

② A 위앞엉덩뼈가시는 바깥쪽 서혜부^{Inguinal} 돌출부위뼈입
　니다.

② 해부학적 자세 후, 손바닥을 바닥쪽으로 향해주세요.

③ A를 강하게 압박하면서 10초 동안 써클링해주세요

③ 날숨을 최대한 코를 통해 복식호흡해 주세요.

④ 복식호흡 들숨 이후, 날숨에 압박해 주세요.

❷ 주의사항

① 날숨과 함께 깊이 압박해 주세요.

② 통증이 심할 경우, 엉덩관절 굽힘이 발생할 수 있습니다.

워크아웃 관점에서 엉덩관절 통증은 넙다리네갈래근^{대퇴사두근}*Quadriceps*, 모음근^{내전근}*Adductors*, 엉덩허리근^{장요근} *Iliopsoas major*, 중간볼기근^{중둔근}*Gluteus medius*, 넙다리뒤근육^{슬괵근}*Hamstring* 등의 문제에 의해 주로 발생합니다. 스쿼트 동작시, 엉덩관절 굽힘 후 상체를 세울 때 엉덩허리근과 넙다리네갈래근은 폄신전^{Extension}이 발생합니다. 평상시, 과단축된 두 근육이 갑자기 폄 될 때 저하된 이완능력으로 통증이 발생 할 수 있습니다. 또한, 모음근 단축은 길항근인 중간볼기근과의 협응능력 감소에도 영향을 미치기 때문에 같이 개선되어야 합니다. 특히, 넙다리네갈래근의 기능장애는 엉덩관절 굽힘 뿐만 아니라, 무릎 폄에도 영향을 미치며, 길항근인 넙다리뒤근육의 기능감소에도 직접적으로 영향을 미치기 때문에 특정근육 하나의 접근이 아닌 엉덩관절 복합체의 복합적인 접근이 필요합니다.

궁둥뼈결절의 핵심 근육은 넙다리뒤근슬괵근Hamstring 입니다. 넙적다리뒤근육은 스티프 레그 데드리프트Stiff leg deadlift, 시티드레그컬Seated leg curl, 라잉레그컬Lying leg curl 등이 대표적인 운동동작으로, 대표적인 다관절 근육입니다. 다관절 근육과 함께 큰힘을 발휘하기 때문에 어떠한 근육보다 부상위험이 높습니다. 넙다리뒤근은 무릎 굽힘/폄 동작시 넙다리네갈래근과의 주동—길항근 관계도 고려되어야 하며, 무릎 굽힘과 엉덩관절폄 기능을 동시 작용할 수 있기 때문에 워크아웃 전 충분히 워밍업이 필요한 부위입니다.

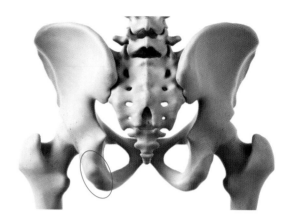

〈 궁둥뼈결절 〉

1. 적용운동

❶ 작용 동작: 엉덩 관절폄

일반적으로 하체운동이 넙다리뒤근육 보다 넙다리네갈래근에 비중이 높은 경향이 있으며, 일상생활에서도 엉덩관절 굽힘과 무릎폄 동작이 많이 사용되기 때문에 상대적으로 넙다리뒤근육은 모터동원이 덜 발달될 수 있습니다. 궁둥뼈결절 자극을 통해 넙다리뒤근 모터동원을 재구성하는 것은 매우 중요합니다.

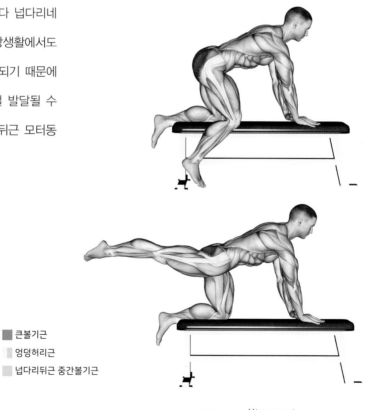

■ 주동근　　■ 길항근　　■ 협력근

■ 큰볼기근
□ 엉덩허리근
■ 넙다리뒤근 중간볼기근

〈 힙익스텐션 Hip extension 〉

156

2. 볼매뉴얼 적용

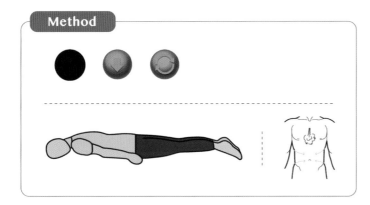

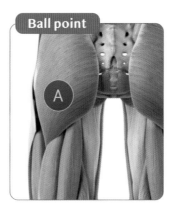

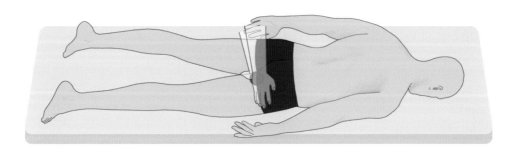

▶ 엎드린 자세

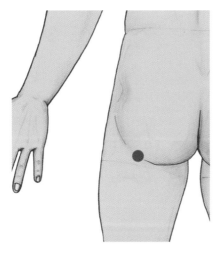

▶ 궁둥뼈결절 포인트

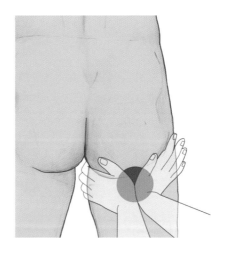

▶ 궁둥뼈결절은 큰볼기근이 접히는 부위 위 쪽에 있습니다.

❶ 포지션

(1) 트레이너	**(2) 대상자**

(1) 트레이너

① 팔꿈치를 곧게 펴, 기본그립 후 체중을 이용해 궁둥뼈결절 A 를 압박해 주세요.

② A 궁둥뼈결절은 큰볼기근과 넙다리뒤근의 경계부위입니다.

③ A를 강하게 압박하면서 10초 동안 써클링해주세요

④ 복식호흡 들숨 이후, 날숨에 압박해 주세요.

(2) 대상자

① 엎드린자세*Prone position* 으로 누워주세요.

② 팔은 곧게 펴 허리옆에 놓아주세요.

③ 날숨을 최대한 코를 통해 복식호흡을 해주세요.

❷ 주의사항

① 대상자의 무릎이 굽혀지지 않게 트레이너의 발목으로 곧게 펴주세요.

Real Tip

일반적으로 알려진 골반틀어짐은 요추 – 엉치뼈*천골Sacrum*의 부정렬을 뜻하며, 실질적인 골반틀어짐은 골반*Pelvis* – 엉치뼈*천골Sacrum*와의 관절 부정렬을 뜻합니다. 상대적으로 요추 – 엉치뼈 관절의 부정렬은 골반 – 엉치뼈 관절 부정렬보다 발생하기 쉬우며, 체형교정도 용이합니다. 골반 – 엉치뼈 불균형은 척추측만증과 동반되기 쉬우며 복부, 허리, 골반, 넙다리 근육들의 불균형에 의해 발생될 수 있습니다. 골반틀어짐은 단순히 특정 근육과 관절 불균형으로 접근하기 보다는 몸통 – 골반 – 하지의 연쇄적인 불균형적 반응을 고려해야 합니다.

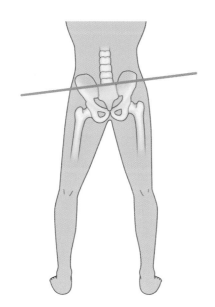
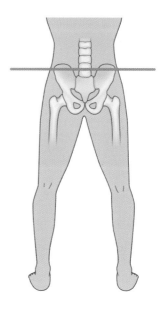

< 골반 - 엉치뼈 불균형 >

③ FH 넙다리뼈 목판^{대퇴경부} Femur haed

넙다리뼈 목판은 큰볼기근^{대둔근}*Gluteus maximus*, 궁둥구멍근^{이상근}*Piriformis*, 위쌍둥이근^{상쌍자근}*Gemellus superior*, 아래쌍둥이근^{하쌍자}

^근*Gemellus inferior*, 속폐쇄근^{내폐쇄근}*Internal obturator*, 넙다리네모근^{대퇴방형근}*Quadratus femoris*이 부착되는 부위로, 엉덩관절 벌림 동작을

작용합니다. 넙디리뼈목판에 붙은 근육을 직접적으로 발달시키는 경우는 많지 않지만, 모음근 발달과 주동-길항근 관계에 있기 때

문에 엉덩관절 모음시 이 근육들의 이완이 무엇보다 중요합니다. 넙다리뼈목판 근육들의 과단축은 모음근 발달을 방해하는 요소가

될 수 있습니다. 또한, 넙다리뼈 목판 근육들의 과단축은 엉덩관절 외회전을 발생시키기 때문에 무릎굽힘시 무릎관절의 틀어짐을 발

생해 부상을 유발시킬 수 있습니다.

1. 적용운동

❶ 작용 동작: 엉덩관절 벌림

시티드 힙 어브덕션은 넙다리뼈목판 자극을 통해, 엉덩관절 벌림이 주된 동작으로 큰볼기근, 중간볼기근이 주동근으로 작용하지

만 넙다리뼈목판 근육들 자극을 통해 주동근의 효율성을 높일 수 있습니다.

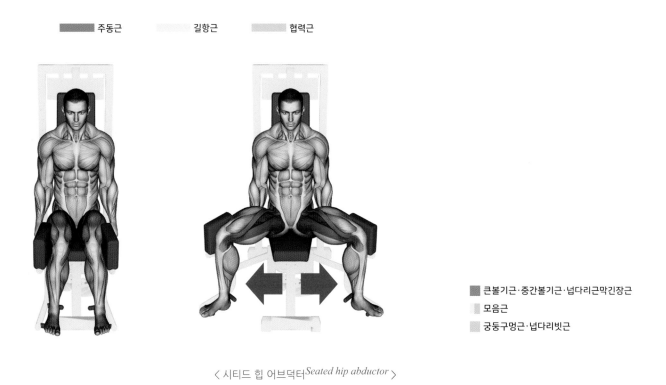

⬛ 주동근　　　⬜ 길항근　　　▨ 협력근

⬛ 큰볼기근·중간볼기근·넙다리근막긴장근
⬜ 모음근
▨ 궁둥구멍근·넙다리빗근

〈 시티드 힙 어브덕터*Seated hip abductor* 〉

2. 볼매뉴얼 적용

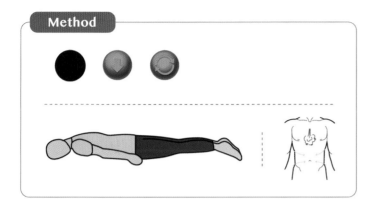

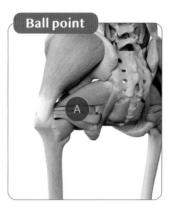

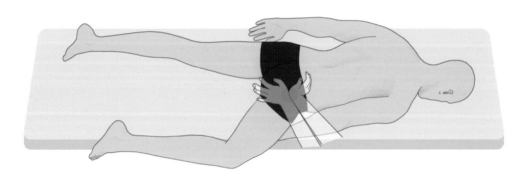

▶ 엎드린 자세

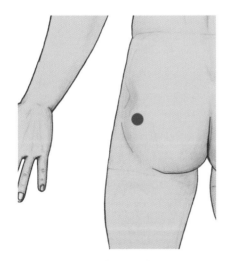

▶ 넙다리뼈목판 포인트

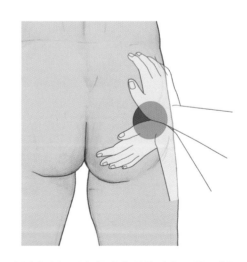

▶ 넙다리뼈 따라 큰볼기근(주사맞는 부위, 살짝 오목한 부위)을
  자극해 주세요.
  다리를 외회전, 벌림해야 그립과 안정감이 효과적입니다.

❶ 포지션

(1) 트레이너	(2) 대상자

① 팔꿈치를 곧게 펴, 기본그립 후 체중을 이용해 넙다리뼈목 판 A 를 압박해 주세요.

② A 넙다리뼈목판은 넙다리뼈목^{대퇴골두 *femur head*} 안쪽 입니다. 넙다리뼈를 따라 위쪽 끝입니다.

③ A를 강하게 압박하면서 10초 동안 써클링해주세요

④ 복식호흡 들숨 이후, 날숨에 압박해 주세요.

① 엎드린자세^{*Prone position*} 으로 누워주세요.

② 팔은 곧게 펴 허리옆에 놓아주세요.

③ 날숨을 최대한 코를 통해 복식호흡을 해주세요.

④ 볼 적용 다리를 엉덩관절 외회전 해주세요.

❷ 주의사항

① 큰엉덩이근에 의해 넙다리뒤근의 시작점을 자극하기 혼동될 수 있습니다. 큰엉덩이근 하단을 압박해 주세요.

② 상대적으로 자극하기 어려울 수 있습니다. 경우에 따라 체중을 충분히 이용해 압박해 주세요.

Real Tip

스쿼팅시 엉덩관절 벌림 문제

　일반적으로 스쿼팅 동작시 관심을 두는 동작은 허리각도, 무릎과 발의 위치 등을 우선적으로 고려하는 경향이 있습니다. 하지만, 엉덩관절 외회전과 벌림 시, 충분한 관절가동범위가 확보되지 않는다면 허리와 무릎관절 부상위험이 증가하기 때문에 엉덩관절 벌림 동작은 매우 중요합니다. 엉덩관절 외회전과 벌림시 중간볼기근, 궁둥구멍근^{이상근 *Piriformis*}, 위쌍둥이근, 아래쌍둥이근, 속폐쇄근과 함께 넙다리빗근이 수축하기 때문에 넙다리뼈의 올바른 정렬을 위해 엉덩관절을 내회전 시키는 길항근 근육군의 충분한 근활성화가 필요합니다.

3. 무릎 운동

무릎의 멀티포인트는 오금근과 거위발힘줄이 주요포인트로, 무릎폄 근육은 넙다리네갈래근이 작용하지만 무릎굽힘에는 넙다리 뒤근이 길항근으로 작용하며 두 부위에 해당하는 근육들은 안정근과 협력근의 역할을 합니다. 무릎 굽힘과 무릎회전 움직임에 있어서 부상방지에 매우 효과적인 포인트 입니다.

1. 무릎 운동 시퀀스

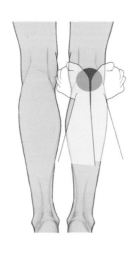

〈 ❶ 오금와 〉

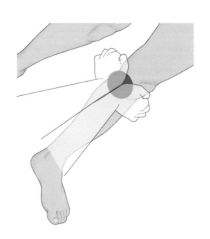

〈 ❷ 거위발힘줄 〉

① PF 오금와 슬와와 Popliteal fossa

오금와는 장딴지근비복근*Gastrocnemius*, 장딴지빗근족척근*Plantaris*, 오금근슬와근 *Popliteus*이 위치해 있어, 무릎 굽힘근육들로 간주되고, 발바닥 굽힘 동작도 작용하기 때문에 부상위험이 높습니다. 덩키카프레이즈*Dunkey calf raise*, 스탠딩카프익스텐션 *Standing calf extension* 동작시 수축하는 오금와 근육은 무릎 굽힘에도 협력근으로 작용 하지만, 발바닥 굽힘시 주동근으로 작용하면서 무릎과 발목관절의 안정성 유지에 중 요한 역할을 합니다. 무릎 주변 근육들의 근신경조절과 협응능력 저하와 같은 무릎 관절 불안정시 「볼매뉴얼테라피」 자극을 하면 오금와 부위는 극심한 통증이 유발될 수 있습니다.

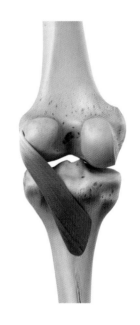

1. 적용운동

❶ 작용 동작: 무릎 굽힘 + 무릎 폄

무릎 굽힘과 폄의 느린 동작은 무릎근육의 안정성 유지가 매우 중요합니다. 안정성 감소는 무릎관절 부상으로 이어지기 때문에 오금와 자극을 통해 무릎 안정화 후, 넙다리네갈래근과 같은 속근 type2의 부하를 감소시키는 것이 중요합니다.

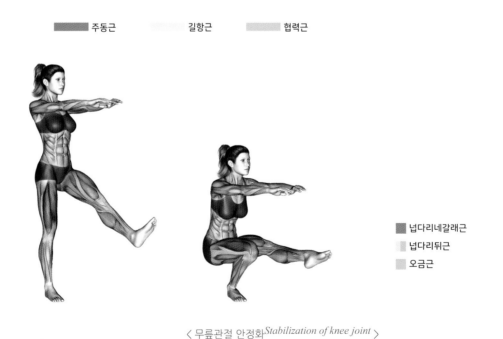

| ▬ 주동근 | ▬ 길항근 | ▬ 협력근 |

■ 넙다리네갈래근
▢ 넙다리뒤근
▨ 오금근

⟨ 무릎관절 안정화*Stabilization of knee joint* ⟩

2. 볼매뉴얼 적용

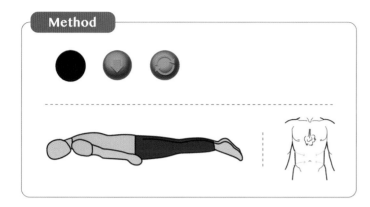

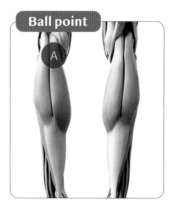

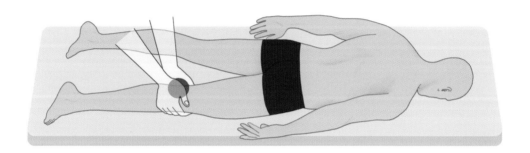

▶ 엎드린 자세

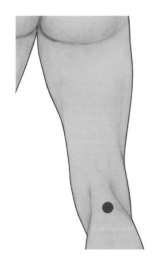

▶ 오금와 포인트

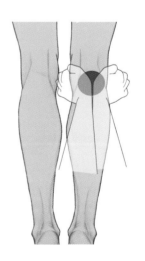

▶ 무릎주름 바로아래 가운데 부위입니다.

❶ 포지션

(1) 트레이너	(2) 대상자

(1) 트레이너

① 팔꿈치를 곧게 펴, 기본그립 후 체중을 이용해 오금와 A 를 압박해 주세요.

② A 오금와는 뒤쪽 무릎주름 바로 아래 입니다.

③ A를 강하게 압박하면서 10초 동안 써클링해주세요

④ 복식호흡 들숨 이후, 날숨에 압박해 주세요.

(2) 대상자

① 엎드린자세*Prone position* 으로 누워주세요.

② 팔은 곧게 펴 허리옆에 놓아주세요.

③ 날숨을 최대한 코를 통해 복식호흡을 해주세요.

❷ 주의사항

① 통증이 심할 경우, 대상자는 갑자기 무릎굽힘을 할 수 있습니다.

② 무릎앞쪽 무릎뼈 통증이 발생할 수 있습니다. 얇은수건을 깔고 압박해 주세요.

Real Tip

넙다리뒤근육은 엉덩관절 폄에 작용하지만 동시에 무릎굽힘 동작에 주동근으로 역할을 합니다. 무릎굽힘에 넙다리뒤근육은 장딴지근의 협력근으로 작용해 무릎관절 안정성 유지에 관여합니다. 넙다리뒤근육의 반막모양근과 반힘줄근, 넙다리두갈래근은 무릎관절에서 양쪽으로 갈라지며 무릎관절을 지나 정강이뼈와 종아리뼈에 붙기 때문에, 무릎관절 안정성이 감소되면 오금근의 무릎틀어짐과 무릎 과신전 방지를 위한 부하가 증가해 통증이 발생할 수 있습니다.

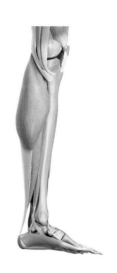

거위발힘줄은 무릎굽힘, 벌림, 안쪽회전, 엉덩관절 굽힘, 외회전에 직접적으로 작용하며 무릎 안정성 유지에 중요합니다. 넙다리무릎관절의 가쪽넓은근외측광근*Vastus lateralis*, 넙다리곧은근대퇴직근*Biceps femoris*의 과발달은 무릎관절 외회전을 유발할 수 있기 때문에, 거위발힘줄의 자극을 통해, 무릎회전의 안정성을 향상시키는것이 부상방지에 도움이 됩니다.

1. 적용운동

❶ 작용 동작: 무릎굽힘

레그 레이즈는 대표적인 무릎굽힘 운동으로 충분한 모터동원 능력 없이는 넙다리뒤근육이 부상당하기 쉬운 근육입니다. 거위발힘줄근은 무릎굽힘의 협력근으로써 무릎관절의 안정성에 매우 중요한 근육들입니다. 거위발힘줄은 무릎굽힘 뿐만 아니라 무릎괄절 회전에도 안정성을 제공하기 때문에 전방 십자인대 파열과도 관련성이 높습니다.

███ 주동근   ███ 길항근   ███ 협력근

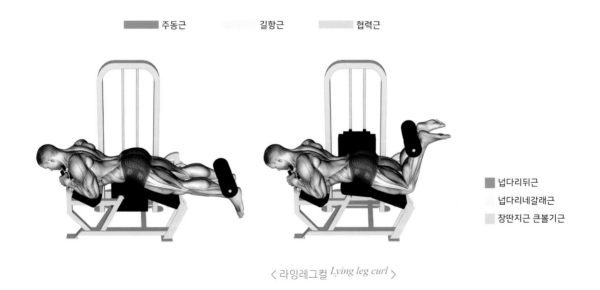

███ 넙다리뒤근
░░░ 넙다리네갈래근
▒▒▒ 장딴지근 큰볼기근

⟨ 라잉레그컬 *Lying leg curl* ⟩

2. 볼매뉴얼 적용

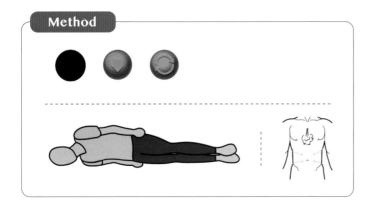

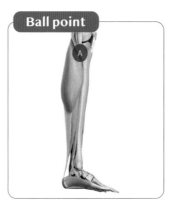

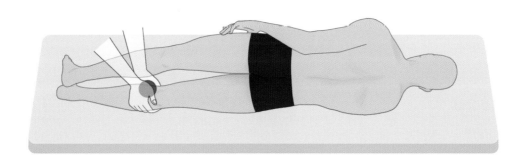

▶ 옆으로 누운 자세

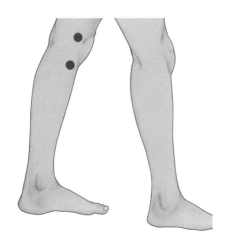

▶ 거위발힘줄 포인트

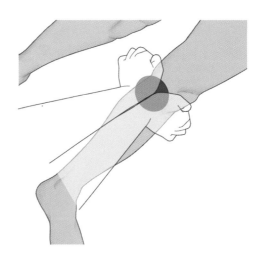

▶ 무릎주름 바로 정강이뼈 위쪽 아래, 안쪽 입니다.

168

❶ 포지션

(1) 트레이너

① 팔꿈치를 곧게 펴, 기본그립 후 체중을 이용해 거위발힘줄 A를 압박해 주세요.

② 거위발힘줄 A는 정강이뼈 안쪽 정강이뼈 상단 입니다.

③ A를 강하게 압박하면서 10초 동안 써클링해주세요

④ 복식호흡 들숨 이후, 날숨에 압박해 주세요.

(2) 대상자

① 옆으로 누운 자세로 누워주세요.

② 팔은 곧게 펴 허리옆에 놓아주세요.

③ 날숨을 최대한 코를 통해 복식호흡을 해주세요.

④ 신체이완을 위해 위쪽 다리를 엉덩관절, 무릎관절을 살짝 굽힘해 주세요.

❷ 주의사항

① A는 딥핑, 롤링, 디깅을 적용해 주세요.

② B는 딥핑과 써클링을 적용해 주세요.

Real Tip

무릎통증

라잉레그컬*Lying leg curl* 이나 방향전화과 같은 민첩성 동작시 무릎굽힘 동작이 발생할 때 거위발건은 근력발생과 무릎 안정성을 위해 작용합니다. 거위발건 근육들의 기능저하는 무릎관절의 피로감 증가와 근력과 무릎안정성을 감소시키며, 장딴지근과 오금근의 과긴장을 유발 할 수 있습니다.

4. 목 운동

1. 목 운동 시퀀스

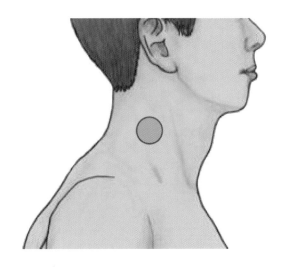

〈 ❶ 바깥쪽 경추 3,4번 〉

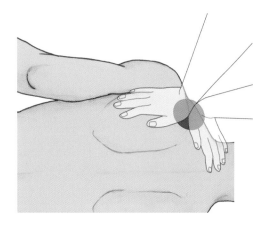

〈 ❷ SU 어깨뼈 상각 〉

경추 4,5번은 목과 어깨 기능에 매우 중요한 어깨올림근, 목갈비근의 공통적의 시작점입니다. 경추 근육의 긴장은 통증과 목, 어깨뼈의 움직임에 직접적으로 영향을 미치기 때문에 고강도 운동전의 이완은 부상방지에 매우 중요한 포인트 입니다.

1. 적용운동

❶ 작용 동작: 목 굽힘

넥플렉션은 목의 안정성 유지에 중요한 기능이며 싯업*Sit-up* 동작시 넥플렉션 기능이 부족하면 몸통굽힘의 비효율성으로 인해 목통증이 발생할 수 있습니다. 목굽힘은 주동근은 목빗근에 의해 굽힘이 가능하지만 긴목근의 안정화로 인해 앞부분의 경추 안정성 유지가 가능합니다. 목빗근 – 가슴 – 배곧은근 – 넙다리네갈래근 – 앞정강이근 – 발등굽힘근을 잇는 표면전방선 근막 이론과 일치합니다. 목빗근흉쇄유돌근*Sternocleidomastoid*는 가쪽 굽힘 뿐만 아니라 목 굽힘 작용을 하기 때문에 측면 자극을 통해서 굽힘 동작도 향상될 수 있습니다.

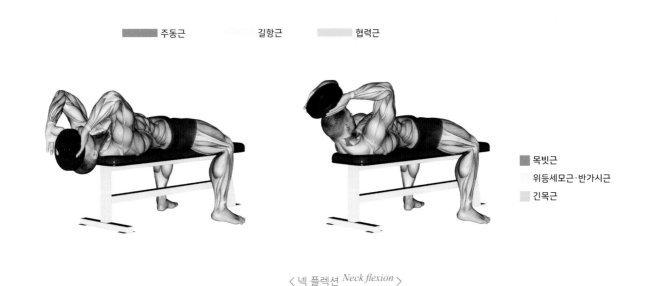

주동근   길항근   협력근

목빗근
위등세모근·반가시근
긴목근

⟨ 넥 플렉션 *Neck flexion* ⟩

2. 볼매뉴얼 적용

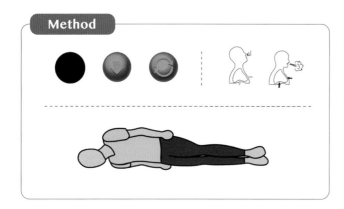

Method

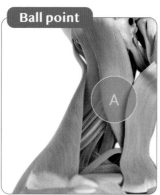

Ball point

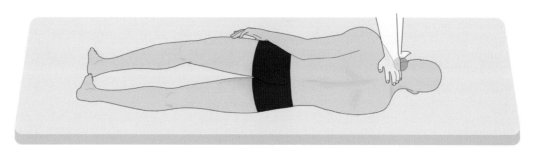

▶ 옆으로 누운 자세

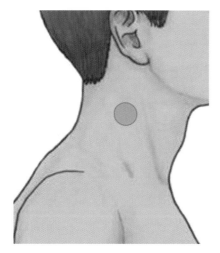

▶ 경추 3,4번 포인트

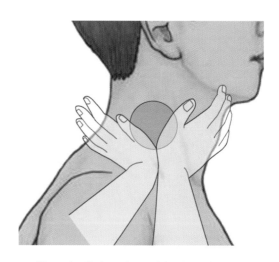

▶ 경추 3,4번 포인트는 목빗근, 목갈비근이 중복되는 위치입니다.
목을 최대한 편안하게 감싼 후 부드럽게 압박해 주세요.

❶ 포지션

(1) 트레이너	(2) 대상자
① 팔꿈치를 곧게 펴, 기본그립 후 체중을 이용해 경추 4,5번 A 를 압박해 주세요. ② A 경추 4,5번은 바깥쪽 목의 정중앙입니다 ③ A를 부드럽게 압박하면서 10초 동안 써클링해주세요 ④ 흉식호흡 들숨 이후, 날숨에 압박해 주세요.	① 옆으로 누운자세*Side lying position* 으로 누워주세요. ② 목 바깥쪽은 민감한 부위인 만큼 쉽게 긴장할 수 있습니다. 최대한 호흡에 집중해 주세요. ③ 신체이완을 위해 위쪽 다리를 엉덩관절, 무릎관절을 살짝 굽힘해 주세요.

❷ 주의사항

① 목부위는 조심스러운 부위입니다. 강한 자극은 절대 금물입니다.

② 써클링부위도 좁혀주세요.

③ 그립시 직접적으로 목을 감싸면 심리적인 위압감을 줄 수 있습니다. 간단한 손수건을 이용해 가볍게 압박해 주세요.
목부위는 무조건 부드럽게 자극해주세요.

어깨뼈 상각에는 위등세모근상부승모근Upper trapezius을 포함해 어깨올림근견갑거근Levator scapular 마름근능형근Rhomboids, 목엉덩갈비근경장늑근Iliocostalis cervicis 이 부착되어 있습니다. 어깨뼈상각 근육들은 어깨와 목움직임에 모두 관여하는 근육을 동시에 자극할 수 있는 멀티 포인트입니다. 고중량 운동 전, 어깨뼈 상각 자극을 통해 목부위의 압력을 낮춰 목의 부상 위험을 예방할 수 있습니다.

1. 적용운동

❶ 작용 동작: 어깨 올림Shoulder elevation

덤벨쉬러그는 위등세모근, 어깨올림근, 마름근이 동시에 구심성 수축을 통해 발생됩니다. 이 3개 근육 중 한개근육이라도 기능에 문제가 발생되면 나머지 근육들의 부하가 증가해 모터동원 불균형이 발생될 수 있습니다.

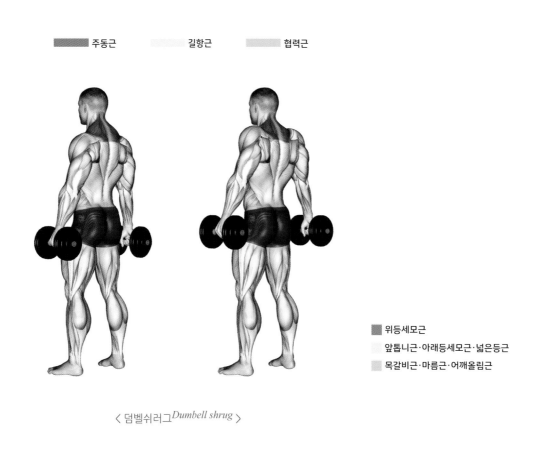

■ 주동근   길항근   ▨ 협력근

■ 위등세모근
□ 앞톱니근·아래등세모근·넓은등근
▨ 목갈비근·마름근·어깨올림근

< 덤벨쉬러그Dumbell shrug >

174

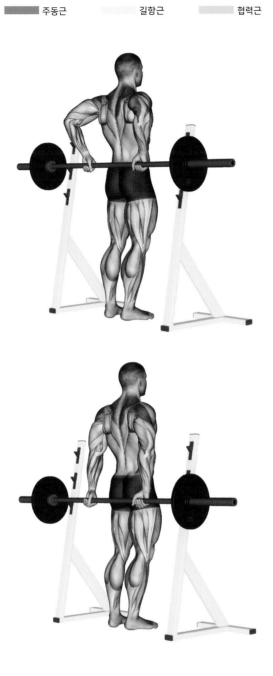

〈 바벨쉬러근*Barbell shrug* 〉

등세모근·위팔세갈래근·넓은등근

앞톱니근·위팔두갈래근·큰가슴근

마름근·어깨올림근·뒤어깨세모근·가시아래근·작은원근

2. 볼매뉴얼 적용

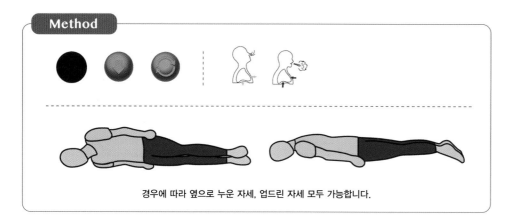

Method

경우에 따라 옆으로 누운 자세, 업드린 자세 모두 가능합니다.

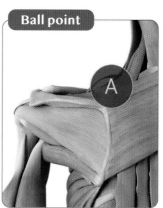

Ball point

A

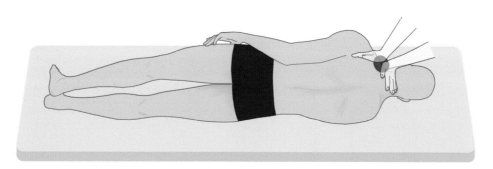

▶ 옆으로 누운 자세

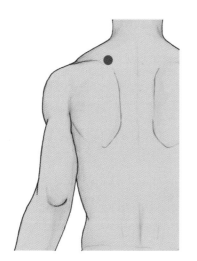

▶ 어깨뼈 상각 포인트

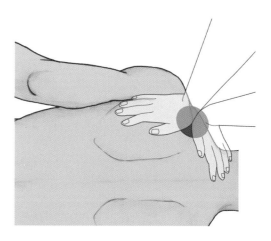

▶ 어깨뼈 안쪽, 위 부위 입니다.
어깨뼈 촉지를 먼저 한후 포인트를 확인해 보세요.

❶ 포지션

(1) 트레이너	(2) 대상자

① 팔꿈치를 곧게 펴, 기본그립 후 체중을 이용해 어깨뼈상각 A 를 압박해 주세요.

② A 어깨뼈 상각은 안쪽 어깨뼈 위쪽 입니다.

③ A를 강하게 압박하면서 10초 동안 써클링해주세요

④ 흉식호흡 들숨 이후, 날숨에 압박해 주세요.

① 옆으로 누운자세*Side lying position* 으로 누워주세요.

② 팔을 곧게 펴, 허리옆에 나란히 놓아주세요.

③ 날숨을 최대한 코를 통해 호흡해 주세요.

④ 신체이완을 위해 위쪽 다리를 엉덩관절, 무릎관절을 살짝 굽힘해 주세요.

❷ 주의사항

① 근육이 아닌 어깨뼈 상각에 집중해 압박해 주세요.

② 날숨호흡과 함께 압박해 주세요.

③ 대상자의 적용방향 팔은 곧게 펴 허리옆에 붙여주세요.

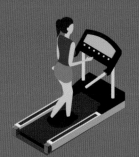
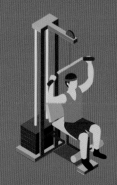
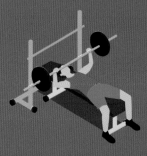

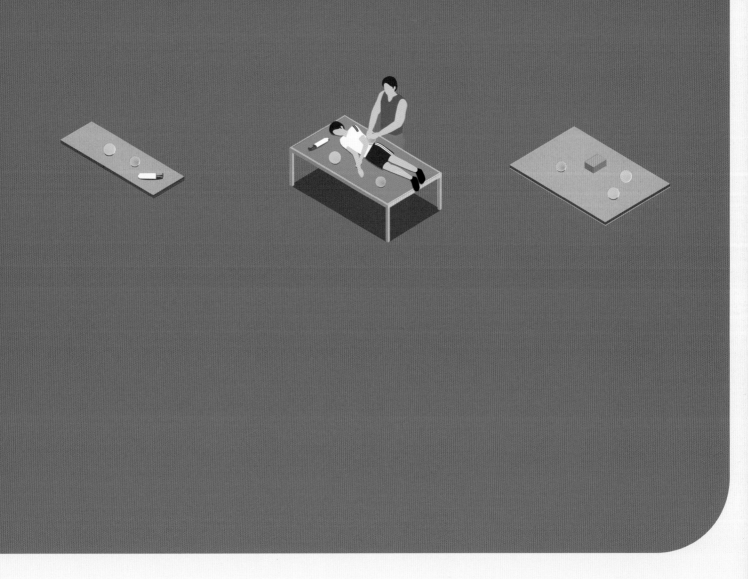

Chapter Ⅳ
운동 후 볼매뉴얼테라피

Ⅰ. 멀티스팟 Multi-spot

고중량 운동 이후 피로물질 누적, 근육 과수축, 혈관확장, 근육세포 분열 등과 같은 근육 피로상태를 빠르게 회복하는 것은 매우 중요합니다. 근육회복을 위해서는 최소 2~5일 이상의 시간이 필요하며, 이러한 단순한 휴식개념으로는 근육이 충분히 회복하는데 제한점이 많으며, 고강도 운동을 연속적으로 시행하기에는 어려움이 많습니다.

고강도 운동 이후 근육회복을 위한 볼매뉴얼테라피의 멀티스팟은 근육 근절의 액틴 – 마이오신의 느슨한 결합을 촉진시키며, 근육세포의 혈액공급, 영양공급 등의 효과를 통해 근육세포 회복에 매우 탁월한 효과를 지니고 있습니다. 운동전에 적용하는 싱글스팟은 한 포인트에 집중되 있는 여러 근육의 힘줄에 동시 적용하는 반면, 멀티스팟은 힘줄이 아닌 근육에 집중해 탄력조직인 근육세포를 이완하는데 집중하는 방법입니다. 볼매뉴얼 멀티스팟은 향상된 신경전달속도와 근육 활성화를 통해 다음날 추가적인 고강도 운동시 극대화된 근육회복은 부상방지와 운동성능과 이상적인 근육 모양을 형성하는데 효과적입니다.

Ⅱ. 팔 운동 Extremities.exe

1. 팔 운동 시퀀스

팔 시퀀스는 주로 팔꿈치 굽힘 운동에 관련한 근육 중심으로 짜여집니다. 팔꿈치 작용에 있어 주동근으로 사용되는 위팔두갈래근, 위팔세갈래근과 협력근으로 작용하는 위팔근, 부리위팔근 이완에 초점이 맞춰져 있습니다. 팔꿈치 움직임에 관련된 근육이지만 어깨와 손목 움직임에서 직간접적으로 관여하기 때문에 워크아웃 직후 근피로와 부상방지를 위해 근육 이완이 필수적인 근육들 입니다.

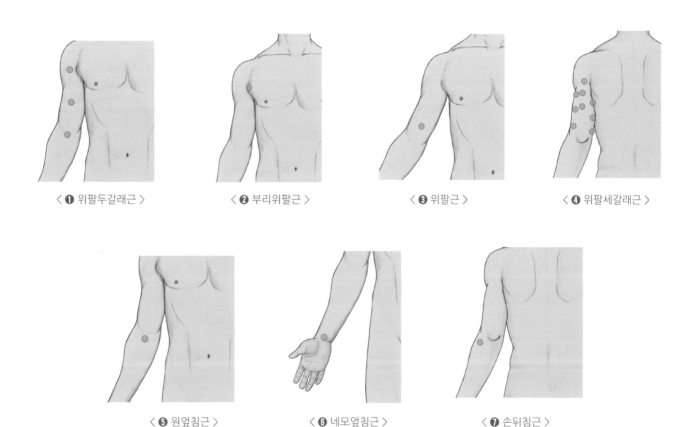

〈 ❶ 위팔두갈래근 〉　　　〈 ❷ 부리위팔근 〉　　　〈 ❸ 위팔근 〉　　　〈 ❹ 위팔세갈래근 〉

〈 ❺ 원엎침근 〉　　　〈 ❻ 네모엎침근 〉　　　〈 ❼ 손뒤침근 〉

Ⅰ 위팔두갈래근 상완이두근 Biceps brachii

위팔두갈래근은 팔꿈치 굽힘의 대표적인 근육으로 알려져 있지만 실제로는 어깨굽힘과 팔꿈치 회외작용까지 하는 3관절 근육입니다. 위팔두갈래근 긴갈래는 위팔뼈 머리가 위쪽으로 탈구되는 것을 방지합니다. 위팔두갈래근은 어깨뼈에 시작점이 있어 어깨기능에 직접적으로 관여하는 근육입니다.

위팔두갈래근 짧은갈래는 노뼈에 부착해 팔꿈치 회외작용에 중요한 역할을 합니다. 팔꿈치 굽힘의 위팔두갈래근 수축시 회외 동작시 위팔두갈래근이 더욱 두꺼운 이유는 위팔노관절*Humeroradial joint*에 말려서 부착된 위팔두갈래근 짧은머리가 풀리기 때문입니다. 반대로 회내동작시 위팔두갈래근 짧은머리는 위팔노관절에 말려 위팔두갈래근이 스트레칭 되기 때문에 수축시 위팔두갈래근이 얇아지는 것입니다. 결국에 근육 시작점–부착점 원리에 의해 근육의 길이가 변하는 것입니다.

1. 적용운동

❶ 작용 동작: 팔꿈치굽힘 + 어깨굽힘

프론바벨컬과 케이블 컬은 어깨굽힘 동작 중 팔꿈치 굽힘 동작이기 때문에 위팔두갈래근의 수축을 발생시켜 놓은 후, 추가적인 위팔두갈래근이 수축하는 동작입니다. 즉, 프론바벨 컬은 더욱더 많은 위팔두갈래근의 모터동원이 필요합니다.

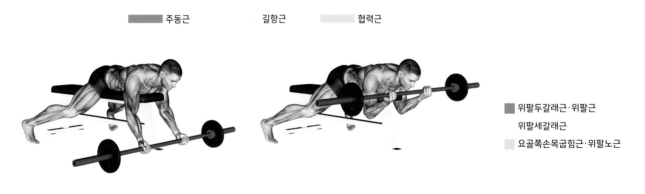

주동근   길항근   협력근

위팔두갈래근·위팔근
위팔세갈래근
요골쪽손목굽힘근·위팔노근

⟨ 프론바벨 컬 *Prone barbell curl* ⟩

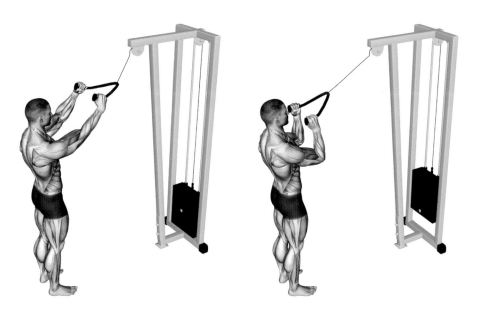

주동근   길항근   협력근

■ 위팔두갈래근·위팔근
　위팔세갈래근
■ 요골쪽손목굽힘근·위팔노근

〈 케이블 컬 *Cable curl* 〉

183

2. 볼매뉴얼 적용

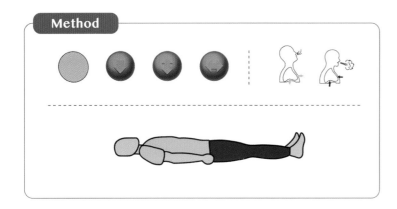

Method

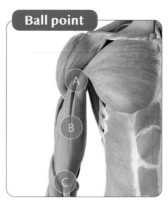

Ball point

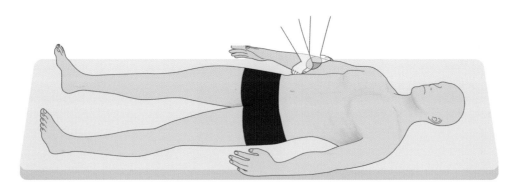

▶ 바로 누운 자세

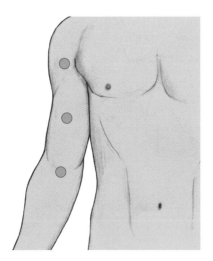

▶ 위팔두갈래근 포인트

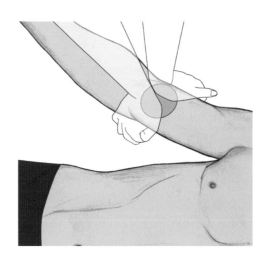

▶ 위팔두갈래근은 겨드랑이 바로 아래부터 A, B, C를 자극해 주세요.
C 포인트는 팔꿈치 안쪽주름 바로 윗 부위 입니다.

❶ 포지션

(1) 트레이너	**(2) 대상자**

(1) 트레이너

① 팔꿈치를 곧게 펴, 기본그립 후 체중을 이용해 위팔두갈래근 A–C 를 압박해 주세요.

② 위팔두갈래근 A–C는 팔꿈치 앞, 주름위부터 위팔뼈결절까지 입니다.

③ A–C 각각을 프레싱·롤링·디깅을 각각 10초씩 압박해 주세요.

④ 흉식호흡 들숨 이후, 날숨에 압박해 주세요.

(2) 대상자

① 바로누운린자세$^{Supine\ position}$ 으로 누워주세요.

② 팔은 곧게 펴 허리옆에 놓아주세요.

③ 날숨을 최대한 코를 통해 흉식호흡을 해주세요.

❷ 주의사항

① 위팔두갈래근 긴갈래와 짧은갈래 사이의 근복 $^{Muscle\ belly}$를 디깅자극 시 극심한 통증이 발생할 수 있습니다. 최대한 느리게 디깅해주세요.

> **Real Tip**
>
> 회내 동작에 의해 노뼈에 감기는 위팔두갈래근으로 수축시 부피와 근력이 감소하게 됩니다.
>
>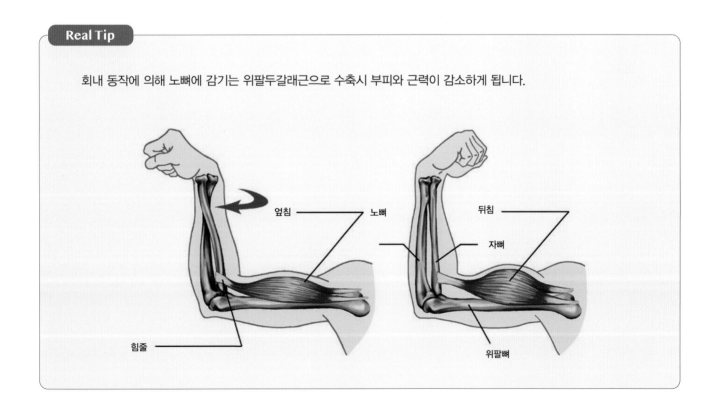
>
> 엎침   노뼈   뒤침   자뼈   힘줄   위팔뼈

4. 근육 기능해부학

❶ 시작점 – 부착점 작용

① 시작점:

- 긴갈래: 어깨뼈 위관절오목 결절*Supraglenoid tubercle*

- 짧은갈래: 어깨뼈 부리돌기|*Coracoid process*

② 부착점: 노뼈거친면과 안쪽 팔꿈치의 근막

③ 작용:

·아래팔 굽힘 ·아래팔 뒤침 ·팔굽힘

❷ 1차 팔꿈치 굽힘근육

① 위팔두갈래근상완이두근*Biceps brachii*

② 위팔근상완근*Brachilais*

③ 위팔노근상완요골근*Brachioradialis*

❸ 2차 팔꿈치 굽힘근육

① 원엎침근회내근*Pronator teres*

● 시작점　➡ 근육의 주된 수축방향
● 부착점　➡ 뼈 움직임 방향
　　　　　➡ 관절 움직임 방향

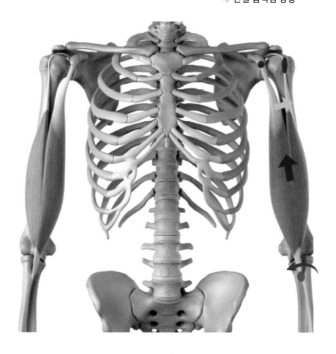

〈 앞면 〉

② 부리위팔근 오훼완근 Coracobrachialis

부리위팔근은 어깨굽힘과 모음작용을 하며 과한 가슴운동시 부상당 할 수 있는 근육입니다. 부리위팔근의 과사용은 근피신경 *Musculocutaneous.n* 을 압박해 손등에 방사통을 유발하며 심할경우 팔꿈치 굽힘 약화의 원인이됩니다. 부리위팔근은 큰가슴근 뒤쪽, 어깨밑근, 넓은등근, 큰원근 앞에 위치해 볼매뉴얼 작용시 매우 효율적인 부위입니다.

1. 적용운동

❶ 작용 동작: 어깨모음 + 어깨굽힘 + 팔꿈치 외회전

덤벨 프론트 레이즈는 어깨모음과 어깨굽힘이 동시에 발생되지만 팔꿈치 외회전 동작에 의해 위팔두갈래근의 개입이 최소화 되어 앞어깨세모근의 최대수축의 모터동원이 됩니다. 또한, 앞톱니근의 수축에 의해 어깨뼈 벌림이 작용해 협력근 작용을 합니다.

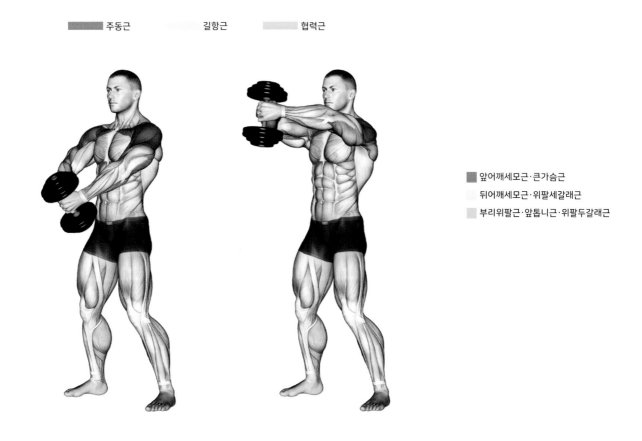

주동근　　　길항근　　　협력근

앞어깨세모근·큰가슴근
뒤어깨세모근·위팔세갈래근
부리위팔근·앞톱니근·위팔두갈래근

⟨ 덤벨 프론트 레이즈 *Dumbell front raise* ⟩

2. 볼매뉴얼 적용

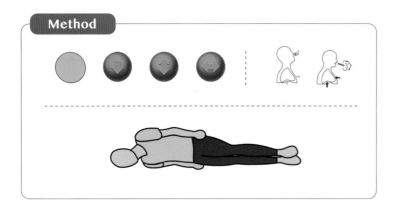

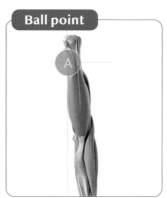

Ball point

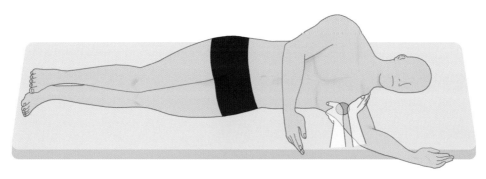

▶ 옆으로 누운 자세

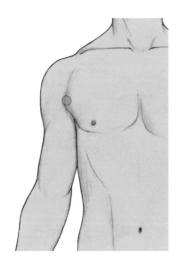

▶ 부리위팔근 포인트

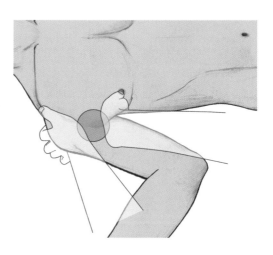

▶ 부리위팔근은 위팔두갈래근 짧은갈래 밑, 안쪽에 위치합니다.
   겨드랑이와 팔안쪽을 두 손을 이용해 감싸면서 압박해 주세요.

❶ 포지션

(1) 트레이너	(2) 대상자

(1) 트레이너

① 팔꿈치를 곧게 펴, 기본그립 후 체중을 이용해 부리위팔근 A를 압박해 주세요.

② 부리위팔근 A는 겨드랑이 안쪽(위팔두갈래근 짧은갈래안쪽)입니다.

③ A를 프레싱·롤링·디깅을 각각 10초씩 압박해 주세요.

④ 흉식호흡 들숨 이후, 날숨에 압박해 주세요.

(2) 대상자

① 옆으로 누워주세요.

② 팔은 곧게 펴 허리옆에 놓아주세요.

③ 날숨을 최대한 코를 통해 흉식호흡해 주세요.

④ 신체이완을 위해 위쪽 다리를 엉덩관절, 무릎관절을 살짝 굽힘해 주세요.

❷ 주의사항

① 부리위팔근의 정확한 압박을 위해 시작점, 부착점을 확인 해 주세요.

3. 부리위팔근 근육 기능해부학

❶ 시작점 – 부착점 작용

① 시작점: 어깨뼈 부리돌기

② 부착점: 위팔뼈 안쪽몸통

③ 작용: ·팔굽힘 ·모음

❷ 1차 어깨굽힘근육

① 위팔두갈래근*Biceps brachii*

② 앞어깨세모근*Anterior deltoid*

③ 큰가슴근(빗장갈래)*Pectoralis major(clavicle head)*

④ 부리위팔근*Coracobrachilis*

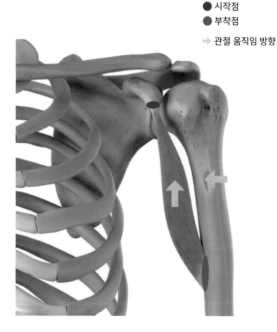

● 시작점
● 부착점
➡ 관절 움직임 방향

〈 앞면 〉

③ 위팔근 상완근 Brachialis

위팔근은 팔꿈치 굽힘작용만을 하며, 위팔두갈래근에 의해 그 중요성이 간과되는 경향이 있지만 팔꿈치 굽힘시 위팔두갈래근과 부리위팔근오훼완근*Coracobrachialis*보다 많은 약 50%이상의 근력을 담당하는 주동근으로써 역할을 합니다. 위팔근은 오직 팔꿈치 굽힘 작용만 하며 팔꿈치 회외, 회내 작용에는 관여하지 않습니다. 위팔근만 독립적으로 수축하기 위해서는 회내*Pronation* 후 팔꿈치 굽힘을 해야 위팔두갈래근의 수축을 배제할 수 있습니다. 팔꿈치의 과다폄*Hyperextension*은 위팔근의 부상을 초래할 수 있습니다.

1. 적용운동

❶ 작용 동작: 팔꿈치굽힘

바벨컬과 같은 동작은 위팔두갈래근과 위팔근을 수축하는 대표적인 근육으로, 처음 팔꿈치 굽힘시에 위팔근의 모터동원이 발생되며 두꺼운 위팔두갈래근을 갖기 위해서는 위팔근의 발달이 선행되어야 합니다.

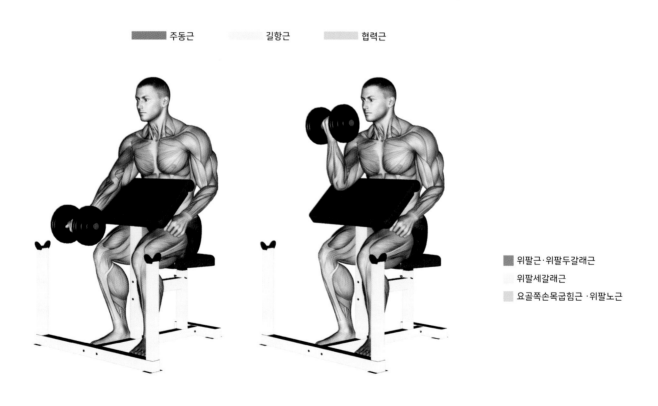

〈 원암 덤벨 프레쳐 컬 *One arm dumbell preacher curl* 〉

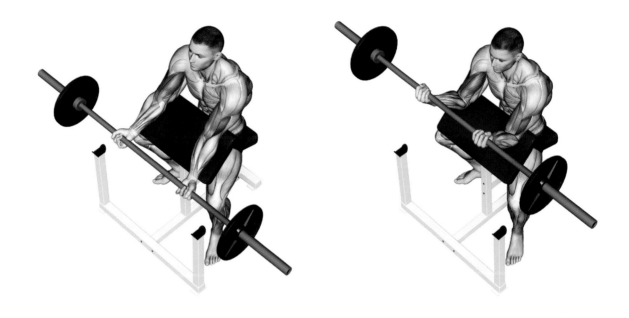

〈 시티드바벨 컬 *Seated barbell curl* 〉

2. 볼매뉴얼 적용

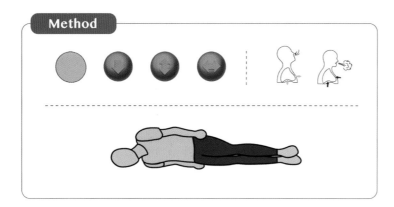
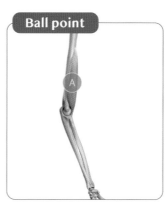
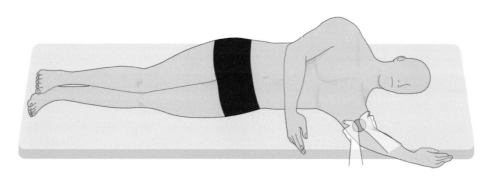

▶ 옆으로 누운 자세

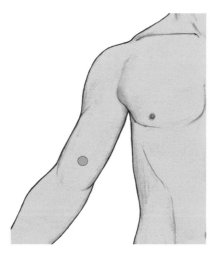

▶ 위팔근 포인트

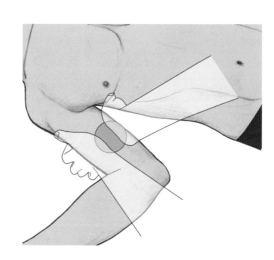

▶ 위팔근은 위팔두갈래근 바로 아래 부위에 위치합니다.
수직방향으로 압박할 경우, 위팔두갈래근과 중복됩니다.
옆면에서 자극할 경우 위팔두갈래근 밑층과 위팔뼈 사이를 자극해 주세요.

192

❶ 포지션

(1) 트레이너	(2) 대상자

① 팔꿈치를 곧게 펴, 기본그립 후 체중을 이용해 위팔근 A를 압박해 주세요.

② 위팔근 A는 위팔두갈래근 바로 밑층입니다. 위팔 중앙 안쪽을 압박해 주세요.

③ A을 프레싱 · 롤링 · 디깅을 각각 10초씩 압박해 주세요.

④ 흉식호흡 들숨 이후, 날숨에 압박해 주세요.

① 옆으로 누운자세*Side lying position* 으로 누워주세요.

② 몸통을 너무 옆으로 기울이지 마세요.

③ 날숨을 최대한 코를 통해 흉식호흡해 주세요.

❷ 주의사항

① 위팔근은 위팔두갈래근 밑에 층에 위치합니다. 위팔근은 위팔두갈래근 압박시에도 자극할 수 있지만 팔의 안쪽에서도 자극할 수 있습니다.

3. 위팔근 근육 해부학

❶ 시작점 – 부착점 작용

① 시작점: 위팔뼈 앞쪽몸통 몸쪽 절반

② 부착점: 자뼈 거친면

③ 작용: 아래팔 굽힘

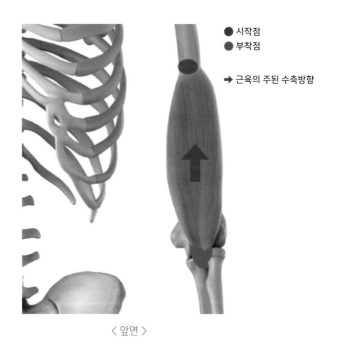

● 시작점
● 부착점

➜ 근육의 주된 수축방향

〈 앞면 〉

④ 위팔세갈래근 상완삼두근 Triceps brachii

위팔세갈래근상완삼두근*Triceps brachii*은 긴머리, 안쪽머리, 바깥쪽머리로 3개의 근육으로 구성된 팔꿈치 폄과 어깨폄 작용을 하는 근육입니다. 위팔세갈래근은 위팔두갈래근과 위팔근과 주동–길항근 관계를 형성하고, 손글씨와 같은 손과 아래팔의 섬세한 근육사용시 안정근 역할을 합니다. 위팔세갈래근 표면에는 힘줄이 길게 분포하고 3겹의 근육이 층을 이루고 있어 어깨와 팔꿈치 기능이 낮을 경우 「볼매뉴얼테라피」 자극시 통증이 심한 부위 중 하나입니다.

1. 적용운동

❶ 작용 동작: 어깨굽힘 + 팔꿈치폄

오버헤드 덤벨 트라이셉스 익스텐션은 어깨굽힘 후, 팔꿈치 폄 동작이 발생하기 때문에 무엇보다 위팔두갈래근의 안정성이 중요합니다. 위팔두갈래근은 구심성 수축 후 등척성 수축을 통해 어깨굽힘 동작을 고정시킨 후, 위팔세갈래근이 수축하기 때문에 어깨 안정성 확보가 선행되어야 합니다.

트라이셉스 프레스 머신은 어깨폄 동작에서 큰가슴근과 위팔두갈래근의 긴갈래와 짧은갈래에서는 원심성 수축이 동시에 발생되기 때문에 과도한 무게나 관절가동범위 사용은 어깨 부상의 위험이 있습니다.

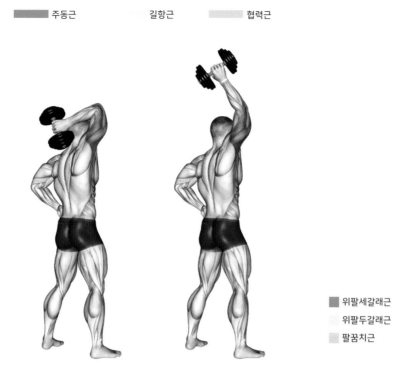

주동근　　　길항근　　　협력근

■ 위팔세갈래근
□ 위팔두갈래근
■ 팔꿈치근

⟨ 오버헤드 덤벨 트라이셉스 익스텐션 *Overhead dumbell triceps extension* ⟩

❷ 작용동작: 어깨폄 + 팔꿈치폄

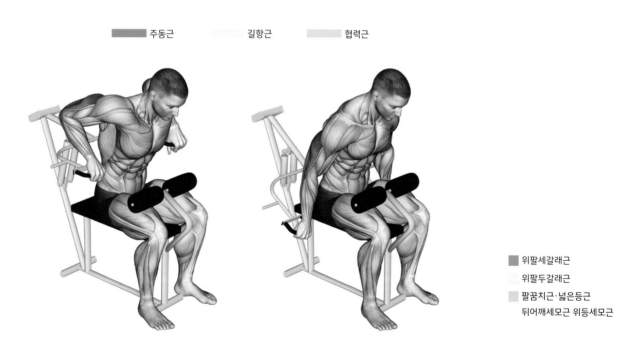

주동근　　　길항근　　　협력근

■ 위팔세갈래근
□ 위팔두갈래근
■ 팔꿈치근·넓은등근
　뒤어깨세모근 위등세모근

⟨ 머신 트라이셉스 프레스 *Machine triceps press* ⟩

195

2. 볼매뉴얼 적용

Method

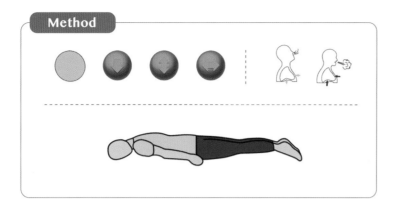

Ball point

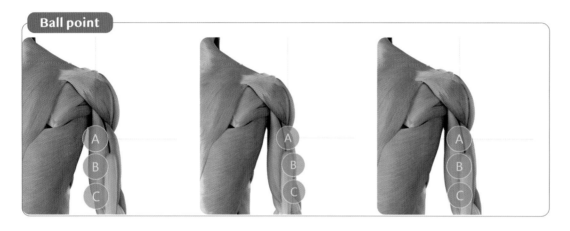

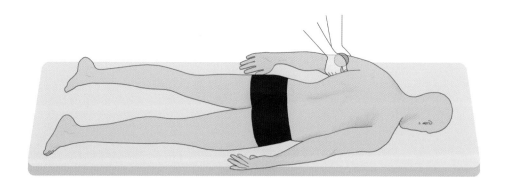

▶ 엎드린 자세

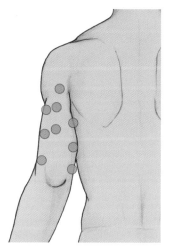

▶ 위팔세갈래근 포인트

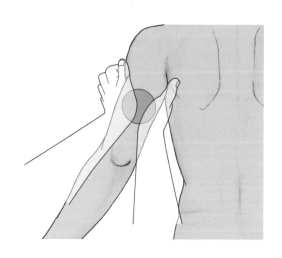

▶ 위팔세갈래근의 긴갈래, 안쪽갈래, 가쪽갈래를 구별하면서 자극해 주세요.
  긴갈래는 어깨 폄에 직접적으로 작용하는 근육입니다.

❶ 포지션

(1) 트레이너	**(2) 대상자**
① 팔꿈치를 곧게 펴, 기본그립 후 체중을 이용해 위팔세갈래근 A-C 각 9 부위를 압박해 주세요.	① 엎드린자세*Prone position* 으로 누워주세요.
② 위팔세갈래근 A-C는 위팔뒤쪽(안쪽, 바깥쪽, 중앙)입니다.	② 팔은 곧게 펴, 손바닥은 바닥을 향한채 허리옆에 놓아주세요.
③ A-C을 프레싱 · 롤링 · 디깅을 각각 10초씩 압박해 주세요.	③ 날숨을 최대한 코를 통해 흉식호흡해 주세요.
④ 흉식호흡 들숨 이후, 날숨에 압박해 주세요.	

❷ 주의사항

① 위팔세갈래근의 긴갈래, 안쪽, 바깥쪽갈래 총 9개 포인트를 잘 구별해 주세요.

3. 위팔세갈래근 근육 해부학

❶ 시작점 – 부착점 작용

① 시작점:

• 긴갈래–어깨뼈의 관절오목아래 결절

• 가쪽갈래: 위팔뼈의 뒤쪽몸통

• 안쪽깊은갈래: 위팔뼈의 뒤쪽몸통

② 부착점: 자뼈의 팔꿈치머리 돌기

③ 작용:

• 팔꿈치 폄 • 어깨폄

❷ 1차 팔꿈치 폄근육

① 위팔세갈래근(3개 갈래)*Triceps brachii*

② 팔꿈치근*Anconeus*

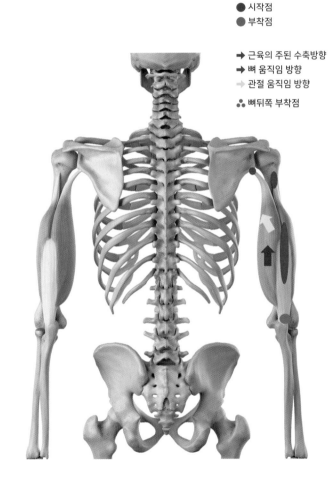

● 시작점
● 부착점

➡ 근육의 주된 수축방향
➡ 뼈 움직임 방향
➡ 관절 움직임 방향
⚛ 뼈뒤쪽 부착점

〈 위팔세갈래근 정면 〉

5 원엎침근 원회내근 Pronator teres

　원엎침근은 팔꿈치를 굽히고 회내시키는 근육으로, 과사용으로 인한 부상시 정중신경을 압박해 아래팔 저림과 팔꿈치 굽힘과 폄 기능이 저하됩니다. 또한, 원엎침근의 과단축은 이마면$^{Frontal\ plane}$에서 손등이 보이는 체형의 주요 원인이 됩니다.

1. 적용운동

❶ 작용 동작: 팔꿈치굽힘 + 어깨굽힘 + 어깨모음 + 팔꿈치 회내

　프로네이션 케이블컬은 팔꿈치 회내 동작에서 팔꿈치 관절 굽힘과 폄이 발생됩니다. 반복되는 과도한 회내동작은 팔꿈치 안쪽의 통증을 유발할 수 있으며, 만성통증일 경우 골프엘보로 발전 할 수 있습니다.

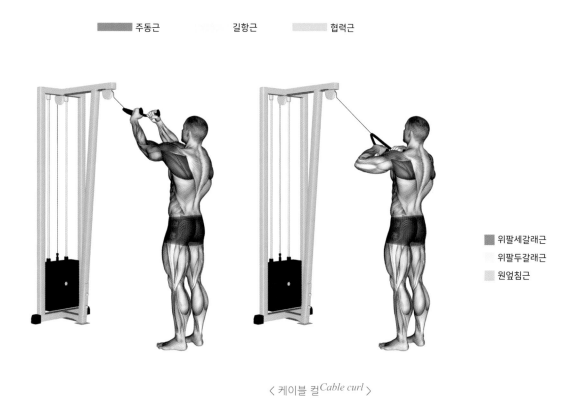

주동근　　　　길항근　　　　협력근

위팔세갈래근
위팔두갈래근
원엎침근

⟨ 케이블 컬$^{Cable\ curl}$ ⟩

199

❷ 작용 동작: 팔꿈치폄 + 팔꿈치 회내 안쪽돌림

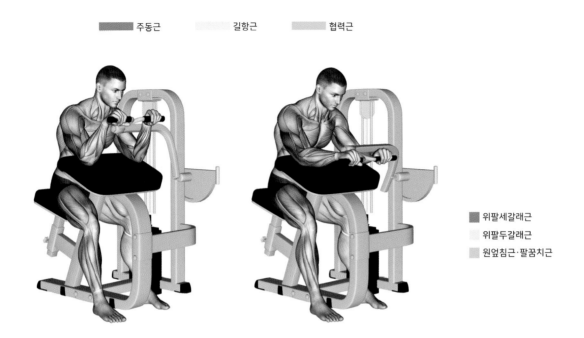

| | 주동근 | | 길항근 | | 협력근 |

< 트라이셉스익스텐션머신 *Triceps extension machine* >

■ 위팔세갈래근
□ 위팔두갈래근
■ 원엎침근·팔꿈치근

2. 볼매뉴얼 적용

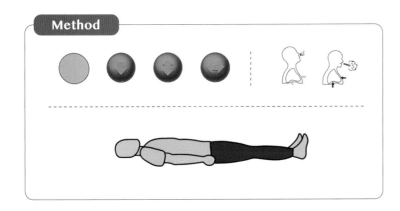

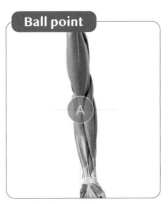

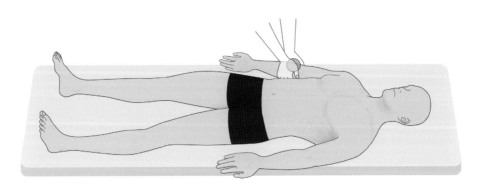

▶ 바로 누운 자세

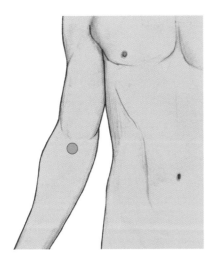

▶ 원엎침근 포인트

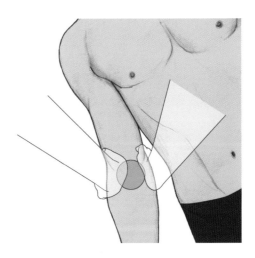

▶ 손바닥이 하늘방향으로 돌려놓고 수직방향에서 압박해 주세요.
팔꿈치 주름 아래를 압박해 주세요.

❶ 포지션

(1) 트레이너	(2) 대상자

(1) 트레이너

① 팔꿈치를 곧게 펴, 기본그립 후 체중을 이용해 원엎침근 A 부위를 압박해 주세요.

② 원엎침근 A는 팔꿈치 앞쪽 주름 바로 아래입니다.

③ 원엎침근 A를 프레싱 · 롤링 · 디깅을 각각 10초씩 압박해 주세요.

④ 흉식호흡 들숨 이후, 날숨에 압박해 주세요.

(2) 대상자

① 바로누운자세$^{Supine\ position}$ 으로 누워주세요.

② 팔은 곧게 펴, 손바닥은 위쪽으로 위치해 주세요.

③ 날숨을 최대한 코를 통해 흉식호흡해 주세요.

3. 원엎침근 기능 해부학

❶ 시작점 – 부착점 작용

① 시작점:

• 위팔갈래: 위팔의 안쪽 위관절융기에서 공통굽힘근 힘줄을 경유

② 부착점: 노뼈바깥쪽 중간면

③ 작용: 노자관절$^{Radioulnar\ joint}$ 에서 아래팔을 엎침 아래팔 굽힘

❷ 1차 엎침근육

① 원엎침근$^{Pronator\ teres}$

② 네모엎침근$^{Pronator\ quadratus}$

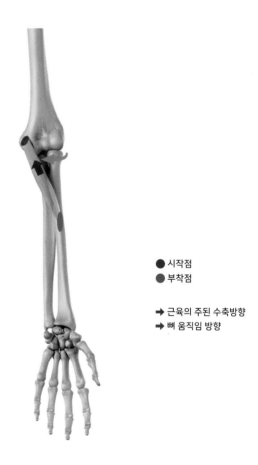

● 시작점
● 부착점

➜ 근육의 주된 수축방향
➜ 뼈 움직임 방향

〈 앞면(손바닥) 〉

❷ 2차 엎침근육

① 노쪽손목굽힘근*Flexor carpi radialis*

② 긴손바닥근*Palmaris longus*

③ 위팔노근*Brachioradialis*

오른팔

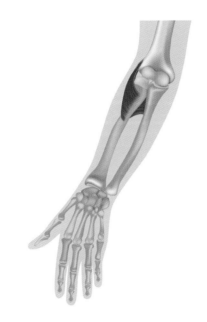

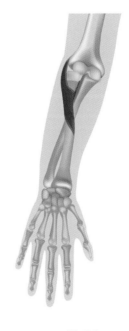

뒤침 회외   엎침 회내

⑥ 네모엎침근 방형회내근 Pronator quadratus

네모엎침근은 손목를 안쪽회전 시키는 근육으로 노쪽손목굽힘근^{요측수근굴근}*Flexor carpi radialis*, 긴엄지굽힘근^{장무지굴근}*Flexor pollicis longus*, 얕은손가락굽힘근^{천지굴근}*Flxor digitorum superficialis*, 긴손바닥근 ^{장장근}*Palmaris longus*, 깊은손가락굽힘근^{심지굴근}*Flexor digitorum profundus* 밑에 위치합니다. 네모엎침근^{방형회내근}*Pronator quadratus* 자극을 통해 손목과 손가락 굽힘의 효율성이 증가를 기대할 수 있습니다.

1. 적용운동

❶ 작용 동작: 어깨굽힘 + 팔꿈치 회내

스탠딩 네로우 그립 업라이트 로우는 손목회내 동작으로 이루어 집니다. 회내 동작시 네모엎침근의 약화는 손목통증을 발생시킬 수 있으며, 주동근으로써 네모엎침근의 약화는 길항근으로써 손목폄근들의 약화와 모터동원 능력을 감소 시킬 수 있습니다.

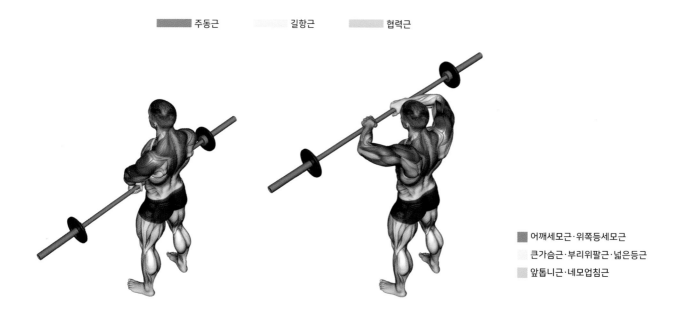

■ 주동근   □ 길항근   □ 협력근

■ 어깨세모근·위쪽등세모근
□ 큰가슴근·부리위팔근·넓은등근
□ 앞톱니근·네모업침근

⟨ 스탠딩 네로우 그립 업라이트 로우 *Standing narrow grip upright rows* ⟩

2. 볼매뉴얼 적용

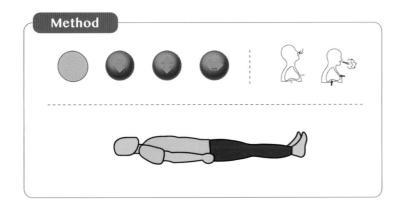

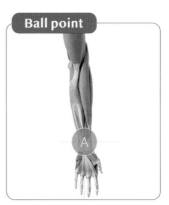

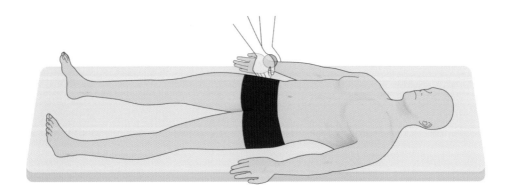

▶ 바로 누운 자세

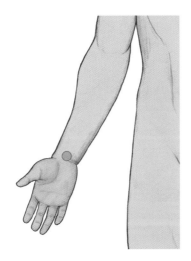

▶ 네모엎침근 포인트

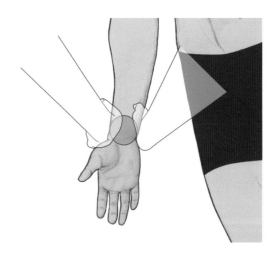

▶ 손바닥이 하늘방향으로 돌려놓고 수직방향에서 압박해 주세요.
  힘줄이 많은 부위기 때문에 써클링 위주로 자극해 주세요.

❶ 포지션

(1) 트레이너	(2) 대상자

(1) 트레이너

① 팔꿈치를 곧게 펴, 기본그립 후 체중을 이용해 네모엎침근 A 부위를 압박해 주세요.

② 네모엎침근 A는 손바닥 위, 손목주름 위쪽입니다.

③ 네모엎침근 A를 프레싱·롤링·디깅을 각각 10초씩 압박해 주세요.

④ 흉식호흡 들숨 이후, 날숨에 압박해 주세요.

(2) 대상자

① 바로누운자세*Supine position* 으로 누워주세요.

② 팔은 곧게 펴, 손바닥은 위쪽으로 위치해 주세요.

③ 날숨을 최대한 코를 통해 흉식호흡해 주세요.

❷ 주의사항

① 대상자는 손가락을 곧게 펴 주세요.

3. 원엎침근 기능 해부학

❶ 시작점 – 부착점 작용

① 시작점: 먼쪽 자뼈 앞쪽

② 부착점: 먼쪽 노뼈 앞쪽

③ 작용: 노자관절에서 아래팔 엎침

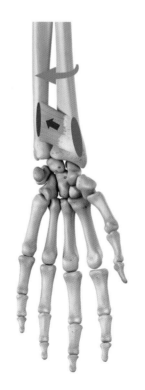

● 시작점
● 부착점

➜ 근육의 주된 수축방향
➜ 뼈 움직임 방향

〈 앞면(손바닥) 〉

손뒤침근은 팔꿈치 관절을 회외^{Supination} 시키며 팔꿈치 폄을 제외하고 위팔두갈래근과 항상 같이 작동하는 근육입니다. 회외는 위팔두갈래근과 위팔노근^{Brachioradialis}과 같이 작용하지만, 회외근이 64%로 가장 큰 근력을 담당하고 있습니다. 회외근 표면에는 긴 노쪽손목폄근$^{장요측수근신근Extensor\ carpi\ radialis\ longus}$ 와 손가락폄근$^{지신근Extensor\ digitorum}$ 이 위치해 회외동작과 함께 팔꿈치와 손목 폄 동작에도 효과적입니다.

1. 적용운동

❶ 작용 동작: 어깨폄 + 팔꿈치 굽힘 + 팔꿈치 회외

어깨폄으로 시작하는 인클라인 덤벨컬은 위팔두갈래근이 최대치로 스트레칭된 자세입니다. 팔꿈치 굽힘과 함께 회외동작이 동시에 작용하기 때문에 회외근 약화는 위팔두갈래근 손상까지 발전할 수 있습니다.

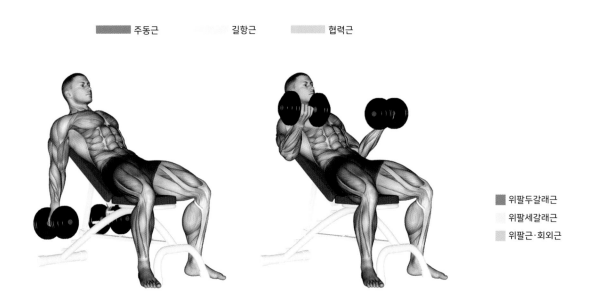

〈 인클라인 덤벨컬 바이셉스$^{Incline\ dumbell\ biceps\ curl}$ 〉

2. 볼매뉴얼 적용

Method

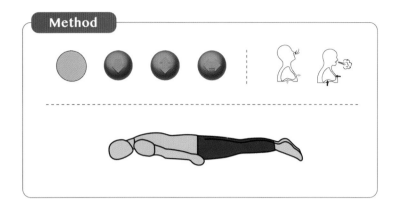

Ball point

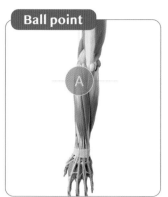

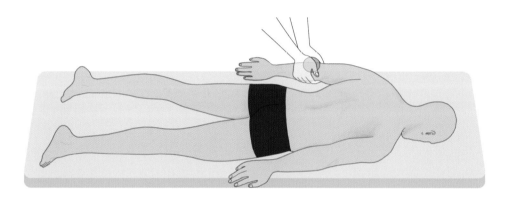

▶ 엎드린 자세

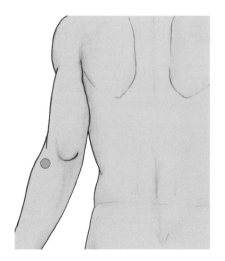

▶ 손뒤침근 포인트

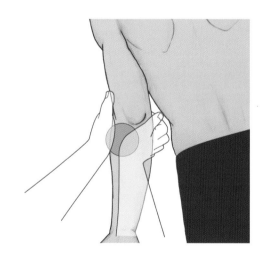

▶ 손등이 하늘방향으로 돌려놓고 수직방향에서 압박해 주세요.

❶ 포지션

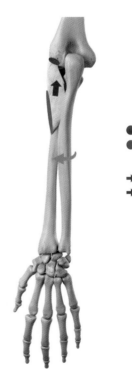

(1) 트레이너	(2) 대상자
① 팔꿈치를 곧게 펴, 기본그립 후 체중을 이용해 손뒤침근 A 부위를 압박해 주세요.	① 엎드린 자세 _Prone position_ 으로 누워주세요.
② 손뒤침근 A는 팔꿈치 뒤쪽 바깥쪽(주름아래)입니다.	② 팔은 곧게 펴, 손바닥은 바닥쪽으로 위치해 주세요.
③ 손뒤침근 A를 프레싱 · 롤링 · 디깅을 각각 10초씩 압박해 주세요.	③ 날숨을 최대한 코를 통해 흉식호흡해 주세요.
④ 흉식호흡 들숨 이후, 날숨에 압박해 주세요.	

❷ 주의사항

① 대상자는 손가락을 곧게 펴 주세요.

3. 손뒤침근 기능 해부학

❶ 시작점 – 부착점 작용

① 시작점: 위팔 가쪽위괄절융기와 몸쪽자뼈
② 부착점: 바깥 가까운쪽 노뼈 중간면
③ 작용: 노자관절 아래팔 뒤침

❷ 1차 뒤침근육

① 위팔두갈래근 _Biceps brachii_
② 뒤침근 _Supinator_

● 시작점
● 부착점

➜ 근육의 주된 수축방향
➜ 뼈 움직임 방향

〈 뒷면(손등) 〉

❸ 2차 뒤침근육

① 긴엄지폄근 *Extensor pollicis longus*

② 집게폄근 *Extensor indicis*

Real Tip

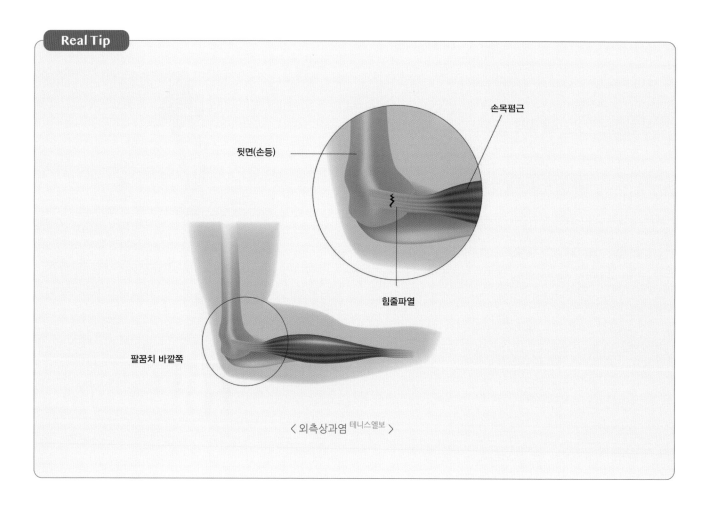

< 외측상과염 테니스엘보 >

II. 손목운동 Wrist

손목은 짐워크아웃 운동의 기본이 되는 그립에 관여하는 부위로 손목 관절과 근육기능 저하는 손가락 뿐만 아니라 팔꿈치, 어깨 부상까지 발전할 수 있기 때문에 손목관절과 근육 기능 유지는 무엇보다 중요합니다. 자쪽손목굽힘근^{척측수근굴근}*Flexor carpi ulnaris*, 노쪽손목굽힘근^{요측수근굴근}*Flexor carpi raidalis*, 긴손바닥근^{장장근}*Palmaris longus*, 원엎침근 ^{원형회내근}*Pronator teres*, 얕은손가락굽힘근 ^{천지굴근}*Flexor digitorum superficialis* 5개 근육은 손목굽힘 근육으로 손목과 팔꿈치 굽힘 작용을 주된 역할로 합니다. 골프엘보^{Medial epicondylitis} 증상은 위 5개 근육과 관련성이 높습니다. 팔꿈치 안쪽 상단부위를 압박했을 때 통증이 느껴지면 정도에 차이는 있지만 골프엘보 증상을 의심해 볼 수 있습니다.

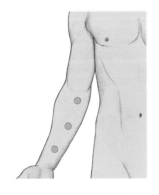

〈 ❶ 위팔두갈래근 〉

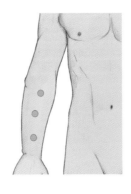

〈 ❷ 손목폄근 〉

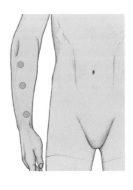

〈 ❸ 손목벌림근 〉

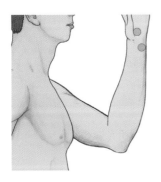

〈 ❹ 손목모음근 〉

1. 적용운동

❶ 작용 동작: 손목굽힘 + 손가락 굽힘

손목굽힘 근육들이 수축으로 리스트컬이 발생되지만, 손목굽힘 근육들의 굽힘과 폄의 전체 관절가동범위를 동원하면서 운동하는 것이 중요하며, 무엇보다 부상방지를 위해 빠르게 손목굽힘을 하는 것을 지양하며, 느리고 등속도로 운동하기를 권장합니다.

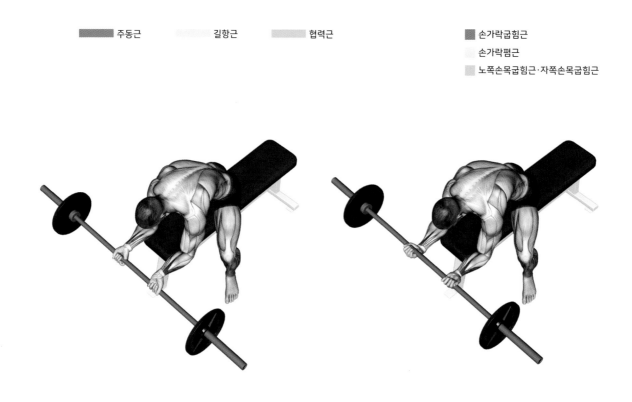

주동근　　길항근　　협력근　　　　　　■ 손가락굽힘근
　　　　　　　　　　　　　　　　　　□ 손가락폄근
　　　　　　　　　　　　　　　　　　■ 노쪽손목굽힘근·자쪽손목굽힘근

⟨ 리스트컬 *Wrist curl* ⟩

2. 볼매뉴얼 적용

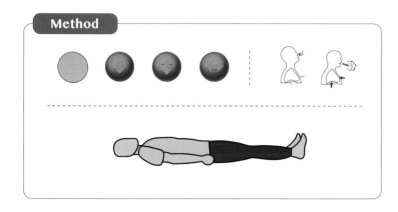

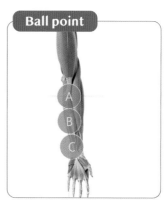

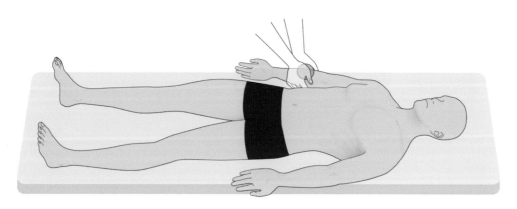

▶ 바로 누운 자세

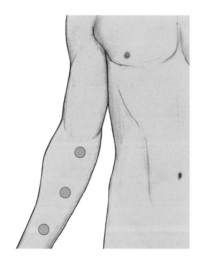

▶ 손목굽힘근 포인트

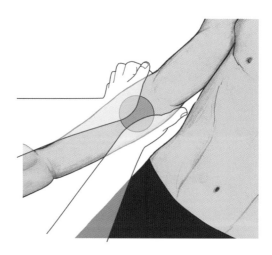

▶ 손등이 하늘방향으로 돌려놓고 수직방향에서 압박해 주세요.

❶ 포지션

(1) 트레이너	(2) 대상자
① 팔꿈치를 곧게 펴, 기본그립 후 체중을 이용해 손목굽힘근육군 A-C 부위를 압박해 주세요.	① 바로누운자세$^{Supine\ position}$ 으로 누워주세요.
② 손목굽힘근육군 A-C는 아래팔 중앙 부위입니다.	② 팔은 곧게 펴, 손바닥은 위쪽으로 위치해 주세요.
③ 손목굽힘근육군 A를 프레싱 · 롤링 · 디깅을 각각 10초씩 압박해 주세요.	③ 날숨을 최대한 코를 통해 흉식호흡해 주세요.
④ 흉식호흡 들숨 이후, 날숨에 압박해 주세요.	

❷ 주의사항

① 손가락은 곧게 펴주세요.

3. 손목굽힘 근육 기능해부학

❶ 얕은손가락굽힘근^{천지굴근}*Flexor digitorum superficialis* ─────────

❶ 시작점 - 부착점 작용

① 시작점:

- 자뼈와 노뼈의 앞쪽

- 공통굽힘근 힘줄을 경유하여 위팔의 안쪽위 관절융기

② 부착점: 2-5 손가락 앞쪽

③ 작용:

- 몸쪽손가락관절과 손허리 손가락관절에서의 네 손가락의 굽힘

- 손과 손목의 굽힘 ・팔꿈의 약한굽힘

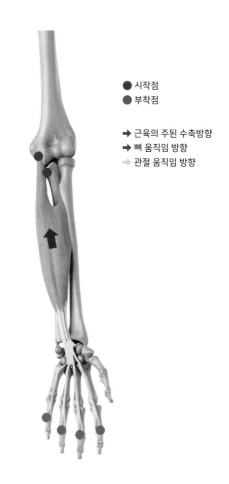

● 시작점
● 부착점

➜ 근육의 주된 수축방향
➜ 뼈 움직임 방향
⇢ 관절 움직임 방향

〈 앞면(손바닥) 〉

얕은손가락굽힘근은 위팔뼈 아래, 자뼈위, 노뼈에 붙어서 2-5 번째 손가락 중간마디뼈에 부착해 2-5 손가락과 손목굽힘 작용을 하며, 깊은손가락굽힘근과 긴손바닥근, 자쪽손목굽힘근, 노쪽손목굽힘근 원엎침근과 함께 아래팔 굽힘근 중 하나입니다.

손의 악력이 증가하는 것을 느낄 수 있습니다. 야구, 배드민턴, 농구, 배구 와같이 손가락, 손목의 힘이 필요한 운동의 경우 효과적으로 손과 손목의 기능을 향상 시킬 수 있습니다. 아래 5개 근육은 손목굽힘 근육으로 손목과 팔꿈치 굽힘 작용을 주된 역할로 합니다. 골프엘보^{*Medial epicondylitis*} 증상은 아래 5개 근육과 관련성이 높습니다. 팔꿈치 안쪽 상단부위를 압박했을 때 통증이 느껴지면 정도에 차이는 있지만 골프엘보 증상을 의심해 볼 수 있습니다. 자쪽피부정맥^{척골측피부정맥}*Basilic vein* 이 위치하기 때문에 허혈성 통증이 발생할 수 있습니다. 강하고 지속적인 압박은 피해주세요.

❷. 깊은손가락굽힘근 심지굴근Flexor digiturom profundus

깊은손가락굽힘근은 아래팔 근육 중 손의 아귀힘에 가장 큰 힘을 발휘하는 근육으로 손바닥의 벌레근은 깊은손가락 굽힘근에서 부터 시작합니다. 깊은손가락굽힘근은 손목폄 상태에서 손가락 굽힘의 주요 근육입니다.

❶ 시작점 – 부착점 작용

① 시작점: 자뼈의 안쪽과 앞쪽

② 부착점: 2–5번째 손가락 앞쪽

③ 작용:

• 손허리손가락관절중수지관절Metacarpophalangeal joint(MCP)과 근위부손가락뼈사이관절근위지간관절Proximal interphalangeal joint(PIP)

• 먼쪽손가락뼈사이관절원위지절간관절Distal interphalangeal joint(DIP)의 굽힘

• 손목굽힘

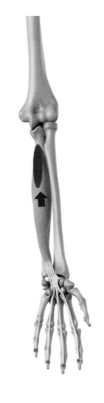

● 시작점
● 부착점

➡ 근육의 주된 수축방향
➡ 관절 움직임 방향

〈 앞면(손바닥) 〉

❸ 긴엄지굽힘근 장무지굴근Flexor pollicis longus

긴엄지굽힘근은 엄지의 2번째 마디Interphalangeal jont 에서 주로 굽힘 작용을 합니다. 또한, 근위지골의 중수지절과 첫번재 중수골의 수근중수관절의 보조 굴곡근 역할을 하며, 손목 관절 굴곡에 협력근으로 작용합니다.

❶ 시작점 – 부착점 작용

① 시작점: 노뼈의 앞쪽면 그리고 자뼈와 위팔뼈의 안쪽위관절융기

② 부착점: 엄지손가락

③ 작용:

• 손목손허리관절수근중수관절Carpometacarpal joint(CMC)

• 손허리손가락관절MCP • 손가락뼈사이관절IP의 굽힘

• 손목굽힘

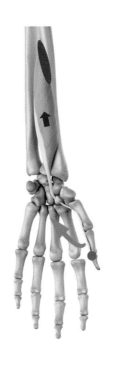

● 시작점
● 부착점

➡ 근육의 주된 수축방향
➡ 뼈 움직임 방향

〈 아래팔 앞쪽 〉

❹ 긴손바닥근 장장근 *Palmaris longus*

전체인구의 약 30%는 긴손바닥근이 존재하지 않고, 없더라도
손가락 굽힘에 큰 영향을 미치지 않는 근육입니다. 긴손바닥근은
주동근의 역할보다는 손목과 손가락 굽힘의 협력근으로 작용하며,
손피부와 근막과 병합되는 구조입니다.

❶ 시작점 – 부착점 작용

① 시작점: 공통굽힘근힘줄을 경유하여 위팔뼈의 안쪽위관절
융기

② 부착점: 손바닥

③ 작용: 손목굽힘

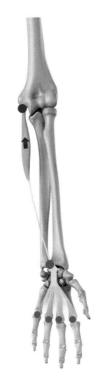

● 시작점
● 부착점

➜ 근육의 주된 수축방향
⇨ 관절 움직임 방향

〈 앞면(손바닥) 〉

❺ 노쪽손목굽힘근 요측수근굴근 *Flexor carpi radialis*

노쪽손목굽힘근은 손목 굽힘과 손목과 손의 벌림작용을 하며
주상골의 동적 안정자의 역할을 합니다.

❶ 시작점 – 부착점 작용

① 시작점: 공통굽힘근힘줄 *Common flexor tendon*을 경유하여 위
팔뼈의 안쪽위팔융기 *Medial epicondyle*

② 부착점: 손 노쪽 앞

③ 작용:

• 손목굽힘 • 노쪽치우침

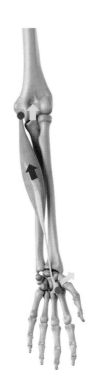

● 시작점
● 부착점

➜ 근육의 주된 수축방향
⇨ 관절 움직임 방향

〈 앞면(손바닥) 〉

217

❻ 자쪽손목굽힘근척측수근굴근*Flexor carpi ulnaris* _____

자쪽손목굽힘근은 아래팔의 가장 안쪽표면에 위치한 근육입니다. 손목굽힘과 모음 작용을 합니다.

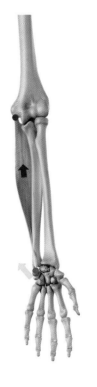

시작점 – 부착점 작용

① 시작점: 공통굽힘근힘줄을 경유하여 위팔뼈의 안쪽위관절
　　　　융기, 자뼈

② 부착점: 손 자쪽 앞

③ 작용:　• 손목굽힘　• 자쪽치우침

● 시작점
● 부착점

➡ 근육의 주된 수축방향
⇾ 관절 움직임 방향

⟨ 앞면(손바닥) ⟩

4. 손목굽힘 근육 작용

❶ 1차 손목굽힘 근육

① 노쪽손목굽힘근요측수근굴근*Flexor carpi radialis*

② 자쪽손목굽힘근척측수근굴근*Flexor carpi ulnaris*

③ 긴손바닥근장장근*Palmaris longus*

❷ 2차 손목굽힘 근육

① 깊은 손가락굽힘근심지굴근*Flexor digitorum profundus*

② 얕은손가락굽힘근천지굴근*Flexor digitorum superficialis*

③긴엄지굽힘근장무지굴근*Flexor pollicis longus*

2 손목폄근 손목신전근 Wrist extensors

새끼폄근소지신근*Extensor digiti minimi*, 손가락폄근지신근*Extensor digitorum*, 자쪽손목폄근척측수근신근*Extensor carpi ulnaris* 3개 근육은 아래팔의 표면 손목 폄근입니다. 3개 근육은 위팔뼈*Humerus* 하단에 시작해 손가락끝과 손허리뼈에 붙어, 팔꿈치, 손목, 손가락 폄 작용에 모두 관여되는 근육입니다. 3개 근육은 테니스엘보*Lateral epicondylitis* 과 관련된 근육으로 어깨기능 감소와 통증과도 관련성이 깊은 근육들입니다.

1. 적용운동

❶ 작용 동작: 손목폄 + 손가락 굽힘

손목폄 근육들이 수축으로 리스트컬 동작이 나오지만 손목폄과 손가락 굽힘은 반대작용이기 때문에 손목폄 관절가동범위를 충분히 가동하기가 쉽지 않습니다. 손가락 굽힘의 우세와 함께 손목폄 근육들이 약화된 상태에서 리버스 리스트컬은 손목부상을 야기하기 쉽습니다. 덤벨없이 손목폄의 능동적 관절가동범위 확보가 선행되어야 부상을 예방할 수 있습니다.

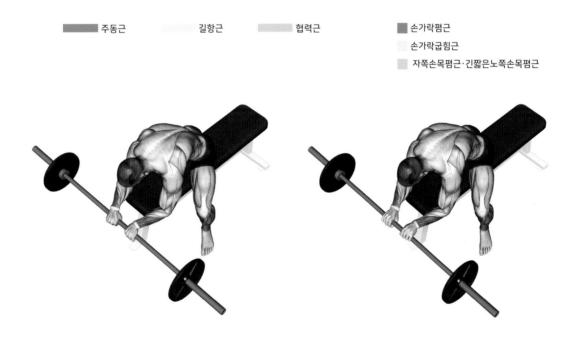

■ 주동근   길항근   협력근   ■ 손가락폄근
　　　　　　　　　　　　　　　□ 손가락굽힘근
　　　　　　　　　　　　　　　■ 자쪽손목폄근·긴짧은노쪽손목폄근

⟨ 리버스 리스트컬 *Riverse wrist curl* ⟩

2. 볼매뉴얼 적용

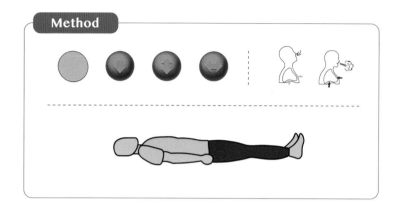

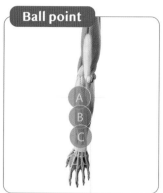

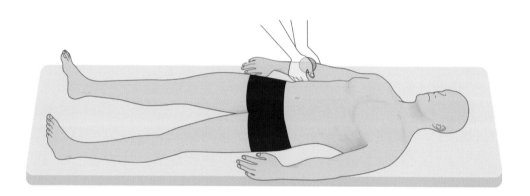

▶ 바로 누운 자세

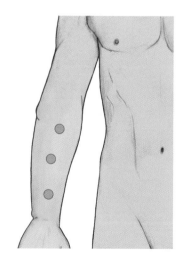

▶ 손목폄근 포인트

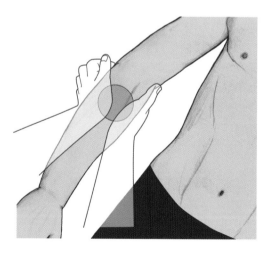

▶ 손등이 하늘방향으로 돌려놓고 수직방향에서 압박해 주세요.

❶ 포지션

<table>
<tr><td colspan="1">**(1) 트레이너**</td><td>**(2) 대상자**</td></tr>
<tr><td>

① 팔꿈치를 곧게 펴, 기본그립 후 체중을 이용해 손목폄근 A-C부위를 압박해 주세요.

② 손목폄근 A-C는 손등을 따라 팔꿈치 아래까지 입니다.

③ 손목폄근 A-C를 프레싱 · 롤링 · 디깅을 각각 10초씩 압박해 주세요.

④ 흉식호흡 들숨 이후, 날숨에 압박해 주세요.

</td><td>

① 바로누운자세 *Supine position* 으로 누워주세요.

② 팔은 곧게 펴, 손바닥은 바닥쪽으로 위치해 주세요.

③ 날숨을 최대한 코를 통해 흉식호흡해 주세요.

</td></tr>
</table>

❷ 주의사항

① 손목폄근은 얇고 긴 근육입니다. 탄력있고 두꺼운 근육 형태보다는 길고 얇은 힘줄 형태의 근육비율이 상대적으로 높습니다.

3. 손목폄 근육 기능해부학

❶ 집게폄근 시지신근*Extensor indicis*

집게폄근은 두번째 손가락의 중수지절 및 지절간 관절에서 두번째 손가락의 폄작용을 합니다. 부분적으로 손목폄 작용도 하며 손가락 벌림 작용도 합니다. 부분적으로 아래팔의 회외 동작에도 보조근으로 작용합니다.

❶ 시작점 – 부착점 작용

① 시작점: 자뼈 뒤쪽

② 부착점: 집게손가락

③ 작용:

• 집게손가락폄 • 약한 손목폄 • 엎침에서 약한 뒤침

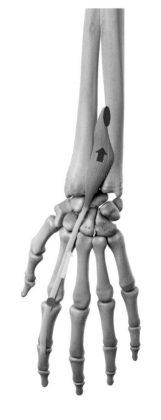

● 시작점
● 부착점

➜ 근육의 주된 수축방향
⇨ 관절 움직임 방향

〈 뒷면(손등) 〉

❷ 손가락폄근지신근Extensor digitorum

손가락폄근은 손가락과 손목 폄을 하며, 아래팔의 뒤쪽 표면근육입니다. 손가락폄근은 손목을 지나 힘줄의 형태를 띄며 엄지를 제외한 4개 손가락으로 분지됩니다.

❶ 시작점 – 부착점 작용

① 시작점: 공통폄근힘줄을 경유하여 위팔의 가쪽위관절융기

② 부착점: 2–5번째 손가락 뒷면

③ 작용:

• 손허리손가락관절, 몸쪽손가락뼈사이관절

• 먼쪽손가락뼈사이관절에서 2–5번째 손가락폄, 손목폄

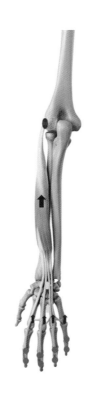

● 시작점
● 부착점

➡ 근육의 주된 수축방향
⇨ 관절 움직임 방향

〈 뒷면(손등) 〉

❸ 자쪽손목폄근척측수근신근Extensor carpi ulnaris

노쪽손목굽힘근은 손목 굽힘과 손목과 손의 벌림작용을 하며 주상골의 동적 안정자의 역할을 합니다.

❶ 시작점 – 부착점 작용

① 시작점: 공통폄근힘줄을 경유하여 위팔의 가쪽위관절융기와 노뼈

② 부착점: 손등자쪽

③작용:

• 손목폄 • 손목 자쪽 치우침

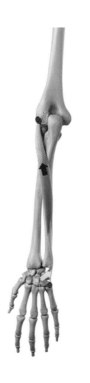

● 시작점
● 부착점

➡ 근육의 주된 수축방향
⇨ 관절 움직임 방향

〈 뒷면(손등) 〉

❹ 긴노쪽손목폄근 장요측수근신근 *Extensor carpi radialis longus*

긴노쪽손목폄근은 위팔노근과 부분적으로 겹쳐져 있으며 경우에 따라 하나의 근육으로 합쳐질 수도 있습니다. 긴노쪽손목폄근은 짧은노쪽손목폄근과 함께 손목폄과 벌림 작용을 합니다. 또한, 팔꿈치 굽힘, 주먹을 쥘 때 협력근으로 작용합니다.

❶ 시작점 – 부착점 작용

① 시작점: 위팔가쪽관절융기위능선

② 부착점: 손등에서 노쪽

③ 작용: • 손목 폄 • 손목 노쪽치우침

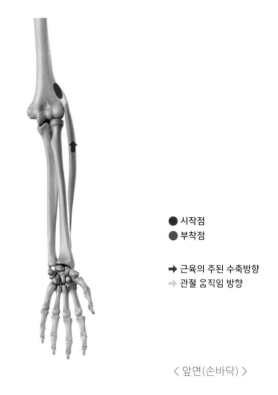

● 시작점
● 부착점

➡ 근육의 주된 수축방향
⇨ 관절 움직임 방향

〈 앞면(손바닥) 〉

❺ 짧은노쪽손목폄근 단요측수근신근 *Extensor carpi radialis brevis*

❶ 시작점 – 부착점 작용

① 시작점: 공통폄근힘줄을 경유하여 위팔의 가쪽위관절융기

② 부착점: 손등노쪽

③ 작용: • 손목폄 • 손목 노쪽치우침

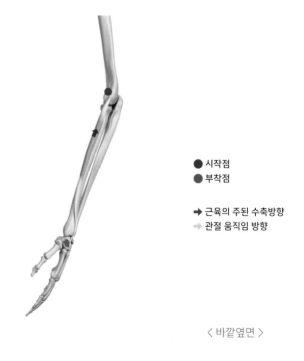

● 시작점
● 부착점

➡ 근육의 주된 수축방향
⇨ 관절 움직임 방향

〈 바깥옆면 〉

긴·짧은 노쪽손목폄근은 손목폄과 요측변위$^{Radial\ deviation}$ 작용을 하며, 긴노쪽손목폄근은 팔꿈치 관절 폄 작용까지 합니다. 긴노쪽손목폄근은 3대 손목폄근 중 하나로 긴자쪽손목폄근$^{Flexor\ carpi\ ulnaris}$와 동시에 수축하면 손목폄 작용을 강하게 하며, 요측변위는 노쪽손목굽힘근$^{Flexor\ carpi\ radialis}$과 함께 작용합니다. 위팔노근^{Brachioradialis}는 팔꿈치 굽힘 근육으로 회외/회내 작용 모두 관여하며, 회내/회외 중간 위치에서 팔꿈치 굽힘시 강한 굽힘근 역할을 합니다. 회내 동작시, 팔꿈치 굽힘을 할 때 위팔노근은 독립적으로 수축합니다. 위팔노근은 팔꿈치 굽힘시 위팔근, 위팔두갈래근, 위팔세갈래근, 팜꿈치근^{Anconeus}의 협력근 역할을 합니다.

위팔노근은 팔꿈 관절 위치와 상관없이 중립상태에서 가장 강한 근력을 발휘하며, 회외보다는 회내에서 더 큰 근력을 발생시킵니다.

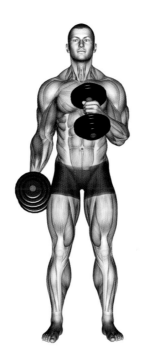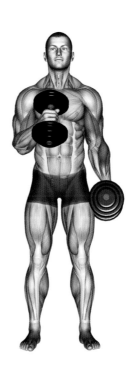

⟨ 덤벨 컬$Dumbell\ curl$ ⟩

4. 손목폄 근육 작용

❶ 1차 손목 폄근육

① 긴노쪽손목폄근^{장요측수근신근}*Extensor carpi radialis longus*

② 짧은노쪽손목폄근^{단요측수근신근}*Extensor carpi radialis brevis*

③ 자쪽손목폄근^{자쪽손목폄근}*Extensor carpi ulnaris*

❷ 2차 손목 폄근육

① 손가락폄근^{지신근}*Extensor digitorum*

② 집게폄근^{시지신근}*Extensor indicis*

③ 새끼폄근^{소지신근}*Extensor digiti minimi*

④ 긴엄지폄근^{장무지신근}*Extensor pollicis longus*

③ 손목벌림근 손목외전근 Wrist abductors

짐 워크아웃 동작 중 손목벌림 동작을 목적으로 하는 동작은 많지 않지만 복합 움직임시 직간접적으로 작용하는 움직입니다. 손목벌림 근육 기능장애는 통증과 다른 근육에 부하를 가중시킬 수 있기 때문에 손목벌림 기능 유지는 매우 중요합니다.

1. 적용운동

❶ 작용 동작: 팔꿈치 굽힘 + 손목벌림(등척성 수축)

손목의 움직임 없는 덤벨 컬은 중립상태의 손목자세에서 위팔두갈래근과 위팔노근, 위팔근이 주동근으로 수축하면서 손목벌림 근육들의 등척성 수축으로 손목각도를 고정시켜 움직임을 발생시킵니다. 손목 동작은 고정되어 움직임이 거의 없으나, 손목벌림근육들의 등척성 수축으로 손목을 강하게 고정하는 동작입니다.

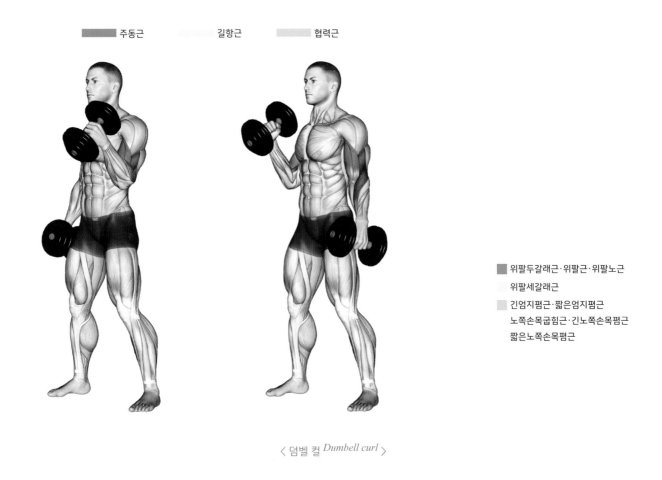

주동근　　　길항근　　　협력근

위팔두갈래근·위팔근·위팔노근
위팔세갈래근
긴엄지폄근·짧은엄지폄근
노쪽손목굽힘근·긴노쪽손목폄근
짧은노쪽손목폄근

⟨ 덤벨 컬 *Dumbell curl* ⟩

2. 볼매뉴얼 적용

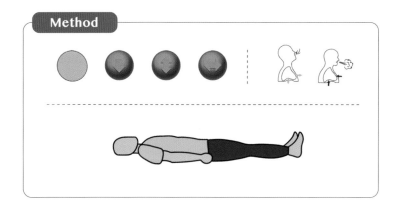

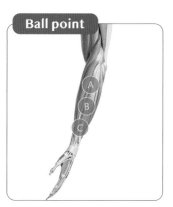

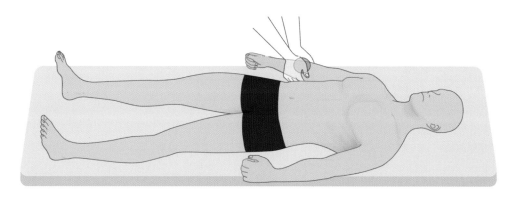

▶ 바로 누운 자세

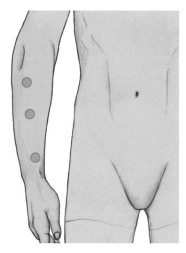

▶ 손목벌림근 포인트

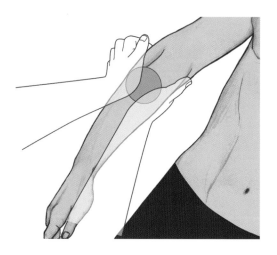

▶ 손목벌림근은 엄지손가락과 위팔이 하늘방향으로 유지한채,
손가락을 이용해 고정한 후, 압박해 주세요.

❶ 포지션

(1) 트레이너	(2) 대상자

① 팔꿈치를 곧게 펴, 기본그립 후 체중을 이용해 손목벌림근육군 A–C 부위를 압박해 주세요.

② 손목벌림근육군 A–C는 손바닥 위, 손목주름 위쪽입니다.

③ 손목벌림근육군 A–C를 프레싱 · 롤링 · 디깅을 각각 10초씩 압박해 주세요.

④ 흉식호흡 들숨 이후, 날숨에 압박해 주세요.

① 바로누운자세*Supine position* 으로 누워주세요.

② 팔은 곧게 펴, 손바닥은 몸쪽, 안쪽을 향해 주세요.

③ 날숨을 최대한 코를 통해 흉식호흡해 주세요.

④ 손날이 하늘방향을 향하고, 아래팔 각도를 고정해 주세요.

❷ 주의사항

① 손목의 중립자세가 불안정 할 수 있습니다. 손을 무릎에 기댄채 체중을 이용해 압박해 주세요.

3. 손목벌림 근육 기능해부학

❶ 긴엄지폄근 장무지신근 Extensor pollicis longus

긴엄지폄근은 아래팔에 위치해 있지만, 엄지손가락 폄 작용을 해
손의 외재근으로 분류합니다. 긴엄지근은 엄지손가락의 과다폄 작용
을 하며 손목 폄의 협력근으로 작용합니다. 또한, 근위지골의 중수
지절과 첫번째 중수골의 수근중수관절의 폄과 모음의 협력근 작용
을 합니다.

❶ 시작점 – 부착점 작용

① 시작점: 자뼈뒤쪽

② 부착점: 엄지손가락

③ 작용:

• 손목손허리관절 • 손허리손가락관절

• 손가락뼈사이관절 • 엄지손가락 폄

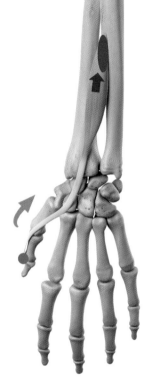

● 시작점
● 부착점

➜ 근육의 주된 수축방향
➜ 뼈 움직임 방향
➜ 관절 움직임 방향

〈 뒷면(손등) 〉

230

❷ 짧은엄지폄근 단무지신근Extensor pollicis brevis

짧은엄지폄근은 손허리손가락관절 및 손목손허리관절에서 엄지폄근 작용을 합니다. 짧은엄지폄근과 긴엄지벌림근은 손목의 등쪽에 있는 온윤활집Common shearth로 둘러싸여 있어 강력하고 반복적인 움직임에 의한 마찰로 인해드 퀘르벵증후군De Quervain's Tenosynovitis 염증이 손목 엄지부위에 통증이 발생할 수 있습니다.

❶ 시작점 – 부착점 작용

① 시작점: 노뼈뒤쪽

② 부착점: 엄지손가락

③ 작용: 엄지의 손허리손가락관절MCP과 손목손허리관절CMC의 폄

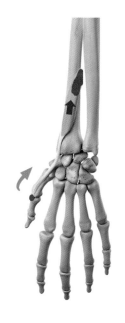

● 시작점
● 부착점

➡ 근육의 주된 수축방향
➡ 뼈 움직임 방향

〈 뒷면(손등) 〉

❸ 긴엄지벌림근 장무지외전근Abductor pollicis longus

긴엄지벌림근은 엄지손가락 가동성과 안정성을 유지하는 역할을 합니다. 경우에 따라, 긴엄지벌림근은 회외근과 합쳐지는 경우도 있습니다.

❶ 시작점 – 부착점 작용

① 시작점: 노뼈와 자뼈 뒤쪽

② 부착점: 엄지손가락

③ 작용: 엄지의 손목손허리관절CMC의 벌림과 폄

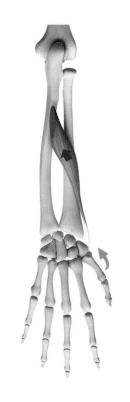

● 시작점
● 부착점

➡ 근육의 주된 수축방향
➡ 관절 움직임 방향

〈 뒷면(손등) 〉

❹ 노쪽손목굽힘근요측수근굴근*Flexor carpi radialis* ─────────────●

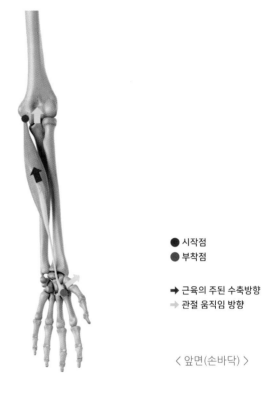

❶ 시작점 – 부착점 작용

① 시작점: 공통굽힘근힘줄 *Common flexor tendon*을 경유하여 위

　　　　팔뼈의 안쪽위팔융기 *Medial epicondyle*

② 부착점: 손 노쪽 앞

③ 작용: •손목굽힘 •노쪽치우침

● 시작점
● 부착점

➜ 근육의 주된 수축방향
⇒ 관절 움직임 방향

〈 앞면(손바닥) 〉

❺ 긴노쪽손목폄근장요측수근신근*Extensor carpi radialis longus* ─────────────●

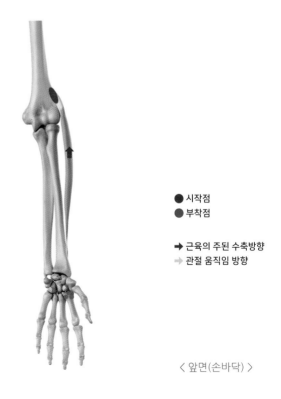

❶ 시작점 – 부착점 작용

① 시작점: 위팔 가쪽관절융기위능선 *Lateral supracondylar ridge*

② 부착점: 손등에서 노쪽 *Radial side*

③ 작용:

　•손목 폄 •손목 노쪽치우침 *Deviation*

● 시작점
● 부착점

➜ 근육의 주된 수축방향
⇒ 관절 움직임 방향

〈 앞면(손바닥) 〉

❻ 짧은노쪽손목폄근단요측수근신근*Extensor carpi radialis brevis*

❶ 시작점 – 부착점 작용

① 시작점: 공통폄근힘줄을 경유하여 위팔의 가쪽위관절융기

② 부착점: 손등노쪽

③ 작용: • 손목 폄 • 손목 노쪽치우침 *Deviation*

❷ 손목벌림 근육 작용

❶ 1차 손목 노쪽치우침 근육

① 긴노쪽손목폄근장요측수근신근*Extensor carpi radialis longus*

② 짧은노쪽손목폄근단요측수근신근*Extensor carpi radilis brevis*

❷ 2차 손목 노쪽치우침 근육

① 긴엄지폄근장무지신근*Extensor pollicis longus*

② 짧은엄지폄근단무지신근*Extensor pollicis brevis*

③ 노쪽손목굽힘근요측수근굴근*Flexor carpi radialis*

④ 긴엄지벌림근장무지외전근*Abductor pollicis longus*

⑤ 긴엄지굽힘근장무지굴근*Flexor pollicis longus*

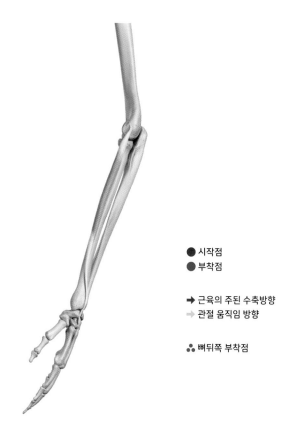

● 시작점
● 부착점

➜ 근육의 주된 수축방향
⇨ 관절 움직임 방향

⁂ 뼈뒤쪽 부착점

〈 바깥 옆면 〉

덤벨컬근육

덤벨컬과 같이 손목관절의 중립동작시 짧은노쪽손목폄근^{ECRB}과 노쪽손목굽힘근^{FCR}, 긴엄지벌림근^{APL}, 긴/짧은 노쪽 손목폄근^{ECRL}, 긴/짧은 엄지폄근 $^{EPL/B}$의 짝힘으로 근육들이 협력합니다.

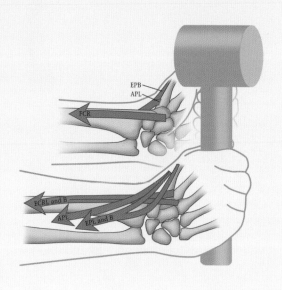

손목모음근 손목내전근 Wrist adductors

긴엄지폄근장무지신근*Extensor pollicis longus*은 아래팔에 위치해 있지만, 엄지손가락 폄 작용을 해 손의 외재근으로 분류합니다.긴엄지폄근은 엄지손가락의 과다폄 작용을 하며 손목 폄의 협력근으로 작용합니다. 또한, 근위지골 첫마디뼈*Proximal phalanx*의 손허리손가락관절*Metacarpophalangeal joint*과 첫번째 손허리뼈중수골*Metacarpal*의 손목손허리관절수근중수관절*Carpometacarpal joint*의 폄과 모음의 협력근 작용을 합니다.

1. 적용운동

❶ 작용 동작: 어깨굽힘 + 팔꿈치 폄 + 손목모음(등척성 수축)

라잉 덤벨 트라이셉스 익스텐션은 안정적인 손목고정 동작을 기반으로 운동할 수 있습니다. 팔꿈치 폄 동작시, 자쪽손목굽힘근척측수근굴근*Flexor carpi ulnaris*, 새끼폄근소지신근*Extensor digiti minimi*, 요골쪽손목굽힘근요측수근굴근*Flexor carpi ulnaris*같은 손목모음 근육들의 등척성 수축으로 손목을 안정적으로 고정할 수 있습니다.

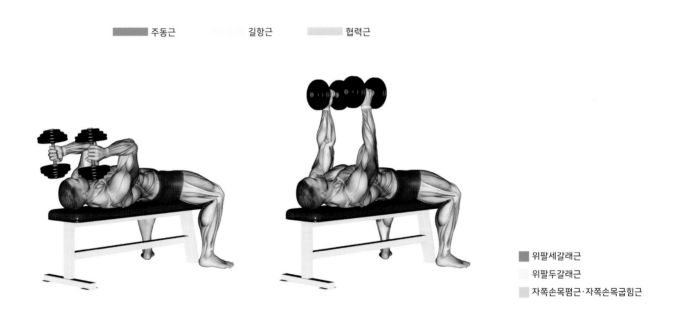

주동근   길항근   협력근

위팔세갈래근
위팔두갈래근
자쪽손목폄근·자쪽손목굽힘근

⟨ 라잉 덤벨 트라이셉스 익스텐션 *Dumbell triceps extension lying* ⟩

235

2. 볼매뉴얼 적용

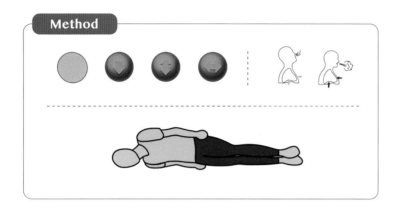

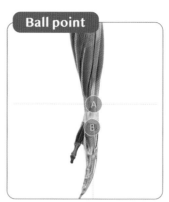

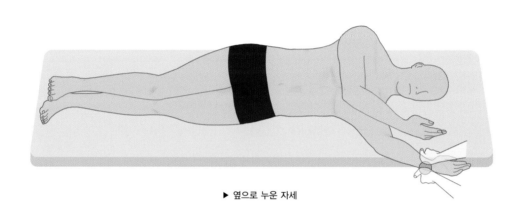

▶ 옆으로 누운 자세

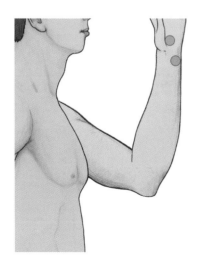

▶ 손목 모음근 포인트

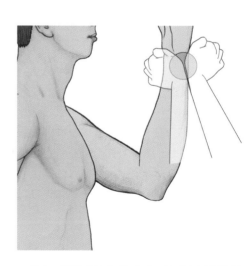

▶ 손목 모음근은 손날이 기울어 지지 않도록 주의해 주세요.

236

❶ 포지션

(1) 트레이너	(2) 대상자
① 팔꿈치를 곧게 펴, 기본그립 후 체중을 이용해 손목모음근육군 A-B부위를 압박해 주세요.	① 옆으로 누운자세*Side lying position* 으로 누워주세요.
② 손목모음근육군 A는 손바닥 위, 손목주름 위쪽입니다.	② 팔은 굽혀, 손바닥은 얼굴쪽으로 위치해 주세요.
③ 손목모음근육군 A를 프레싱·롤링·디깅을 각각 10초씩 압박해 주세요.	③ 날숨을 최대한 코를 통해 흉식호흡해 주세요.
④ 흉식호흡 들숨 이후, 날숨에 압박해 주세요.	④ 팔꿈치를 굽혀, 아래팔 안쪽이 하늘방향으로 위치해 주세요.
⑤ 두 손은 팔꿈치관절을 감싸주세요.	⑤ 아래팔 각도를 유지해 주세요.

❷ 주의사항

① 손목의 중립자세가 불안정 할 수 있습니다. 손목을 고정한체 압박해 주세요.

3. 손목모음 근육 기능해부학

❶ 자쪽손목폄근^{척측수근신근}*Extensor carpi ulnaris*

❶ 시작점 – 부착점 작용

① 시작점: 공통폄근힘줄을 경유하여 위팔의 가쪽위관절융기
　　　　 와 노뼈

② 부착점: 손등 자쪽

③ 작용:

・손목 폄 ・손목 자쪽 치우침

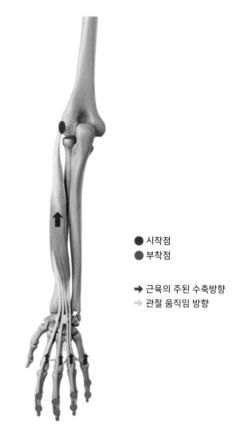

● 시작점
● 부착점

➜ 근육의 주된 수축방향
⇨ 관절 움직임 방향

〈 뒷면(손등) 〉

❷ 자쪽손목굽힘근 척측수근굴근 *Flexor carpi ulnaris*

자쪽손목굽힘근은 아래팔의 가장 안쪽표면에 위치한 근육입니다. 손목굽힘과 모음 작용을 합니다.

❶ 시작점 – 부착점 작용

① 시작점: 공통굽힘근힘줄을 경유하여 위팔뼈의 안쪽위관절
　　　　융기, 자뼈

② 부착점: 손 자쪽 앞

③ 작용:

　• 손목굽힘　• 자쪽치우침

❷ 1차 손목 자쪽치우침 근육

① 자쪽손목폄근 *Extensor carpi ulnaris*

② 자쪽손목굽힘근 *Extensor carpi ulnaris*

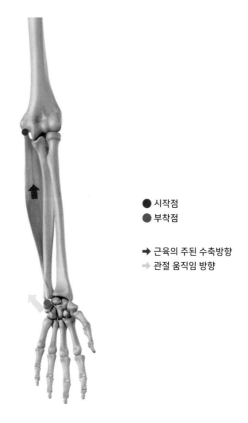

● 시작점
● 부착점

➡ 근육의 주된 수축방향
➡ 관절 움직임 방향

〈 앞면(손바닥) 〉

239

III. 어깨운동 Shoulders.exer

운동 후, 강력하게 수축된 근육의 이완은 다음날 운동과 일상생활에 있어 매우 중요한 요소입니다. 「볼매뉴얼테라피」은 강력하게 결합된 액틴-마이오신의 자연스러운 분리를 통해 근육의 회복에 매우 효과적입니다. 강력한 근육 수축의 반복은 피로물질인 젖산분비, 손상등을 야기하며 올바른 근육세포 분열에 방해요소가 될 수 있습니다. 운동 직후, 근육의 완벽한 이완을 통해 근육변형, 손상 방지할 수 있습니다.

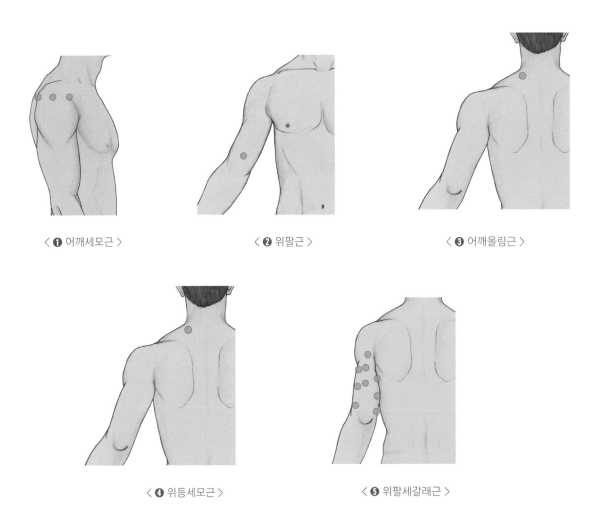

〈 ❶ 어깨세모근 〉   〈 ❷ 위팔근 〉   〈 ❸ 어깨올림근 〉

〈 ❹ 위등세모근 〉   〈 ❺ 위팔세갈래근 〉

1 어깨세모근 삼각근 Deltoids

어깨세모근은 앞 중간 뒤 세모근으로 나뉘어 집니다. 어깨세모근은 보디빌더의 경우 앞어깨세모근(5배), 중간 어깨세모근(3배), 뒤 어깨세모근은(10%) 정도 불균형적으로 발달되는 경향이 있습니다. 이러한 불균형은 특정 타겟근육 부위만을 발달시킨 결과가 아니고, 중간, 뒤 어깨세모근을 분리시켜 운동하기 어려우며 동원되는 근육의 양도 적기 때문입니다. 균형 잡힌 어깨세모근을 위해 선피로 방식으로 풀업을 먼저 수행한 후, 케이블 폴리 숄더 익스터널 로테이션, 로우 동작을 운동해주면 더욱 효과적입니다. 어깨세모근은 팔 벌림 작용을 하는 어깨 표면근육으로, 약화시 어깨 심부근육인 가시위근극상근^{Supraspinatus}에 부담을 가중시킵니다. 앞 어깨세모근은 바깥 쇄골의 약 1/3 정도에 시작점이 있어 어깨 굽힘^{Flexion} 동작에 관여하기 때문에 어깨 굽힘 운동을 위해 중요한 근육입니다.

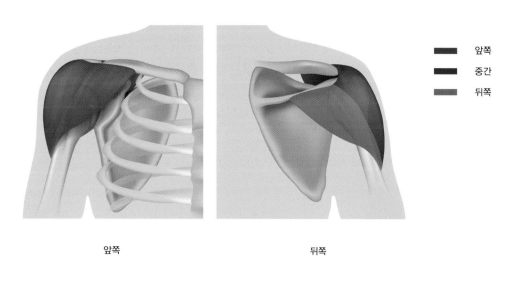

앞쪽   뒤쪽

■ 앞쪽
■ 중간
■ 뒤쪽

< 앞·중간·뒤 어깨세모근 >

1. 적용운동

❶ 작용 동작: 어깨굽힘 + 어깨뼈 올림 + 팔꿈치 굽힘

케이블 업라이트 로우는 위등세모근, 마름근, 어깨올림근의 동시수축으로 어깨뼈 올림, 동시에 3개의 어깨세모근의 수축에 의해 어깨 굽힘이 발생됩니다. 어깨뼈 올림 근육들의 모터동원의 효율이 낮으면 결국 어깨세모근의 부하가 증가되기 때문에 케이블 업라이트 로우 동작에서는 위등세모근, 마름근, 어깨올림근의 안정화가 중요합니다.

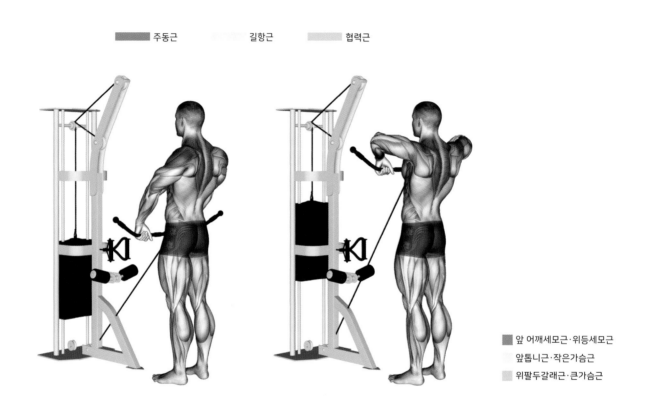

〈 케이블 업라이트 로우 *Cable upright row* 〉

2. 볼매뉴얼 적용

어깨세모근은 앞, 중간, 뒤 모두 겨드랑이신경의 지배를 받습니다. 겨드랑이신경은 경추 C5,6번 위팔신경얼기에서 분지해 내려오기 때문에 목의 이완이 선행되어야 효과를 극대화 할 수 있습니다.

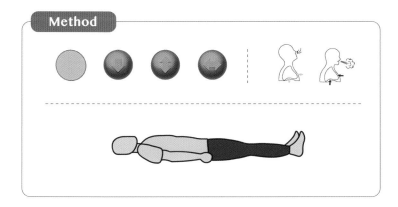

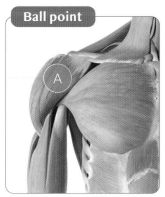

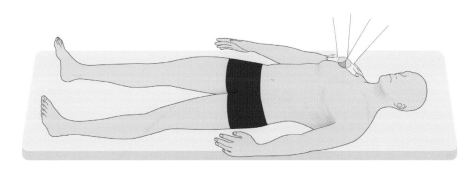

▶ 바로 누운 자세

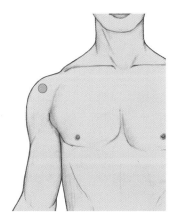

▶ 앞 어깨세모근 포인트

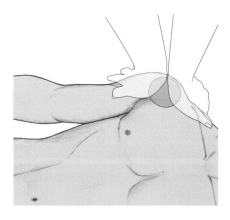

▶ 앞어깨세모근은 위방향에서 버터플라이 그립이 효과적입니다.

❶ 포지션

(1) 트레이너	(2) 대상자
① 팔꿈치를 곧게 펴, 기본그립 후 체중을 이용해 앞어깨세모근 A 부위를 압박해 주세요.	① 바로누운자세*Supine position* 으로 누워주세요.
② 앞어깨세모근 A는 빗장뼈쇄골*Clavicle* 바깥쪽입니다.	② 팔은 곧게 펴, 손바닥은 위쪽으로 위치해 주세요.
③ 앞어깨세모근 A를 프레싱 · 롤링 · 디깅을 각각 10초씩 압박해 주세요.	③ 날숨을 최대한 코를 통해 흉식호흡해 주세요.
④ 흉식호흡 들숨 이후, 날숨에 압박해 주세요.	

❷ 주의사항

① 대상자는 어깨통증이 발생 할 경우, 손을 지면에 내려놓으세요.

② 앞어깨세모근은 통증이 심할 수 있습니다. 압력조절에 유념하세요.

3. 적용운동

❶ 작용 동작: 어깨벌림

 덤벨 래터럴레이즈는 중간 어깨세모근에 특화된 동작입니다. 어깨벌림$^{Shoulder\ abduction}$ 동작에서는 중간 어깨세모근 뿐만 아니라

위 등세모근까지 모터동원이 발생됩니다.

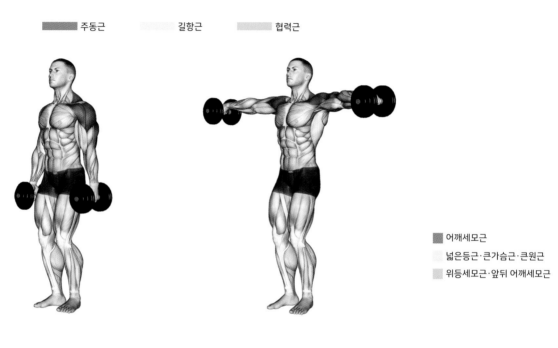

주동근   길항근   협력근

어깨세모근
넓은등근·큰가슴근·큰원근
위등세모근·앞뒤 어깨세모근

⟨ 덤벨 래터럴 레이즈 *Dumbell lateral raise* ⟩

4. 볼매뉴얼테라피 적용 중 어깨세모근

중간 어깨세모근은 빗장뼈 끝과 바깥 어깨뼈 날개 1/5에서 시작점이 있어 위팔벌림 작용을 하는데 사용됩니다.

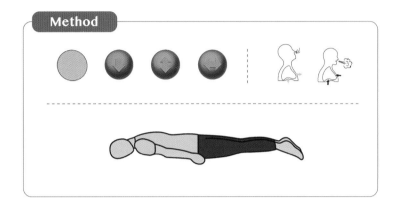

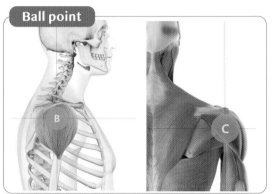

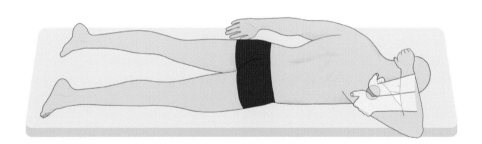

▶ 엎드린 자세

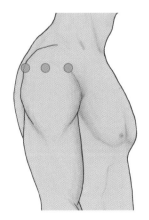

▶ 어깨세모근 포인트

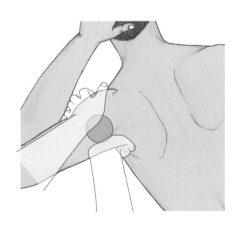

▶ 중간 어깨세모근 포인트는 손끝으로
　 A 부위를 촉지하면 움푹 파인 부위가 확인됩니다.
　 그 곳을 중심으로 앞, 중간, 뒤로 나누어 자극해 주세요.

❶ 포지션

(1) 트레이너

① 팔꿈치를 곧게 펴, 기본그립 후 체중을 이용해 중간 어깨세모근 B–C 부위를 압박해 주세요.

② 중간 어깨세모근 B–C는 어깨뼈 바깥쪽입니다.

③ 중간 어깨세모근 B는 프레싱 · 롤링 · 디깅을 각각 10초씩 압박해 주세요.

④ 흉식호흡 들숨 이후, 날숨에 압박해 주세요.

(2) 대상자

① 엎드려 누운자세*Prone position* 으로 누워주세요.

② 팔꿈치를 굽혀 뒤통수에 손바닥을 올려주세요.

③ 날숨을 최대한 코를 통해 흉식호흡해 주세요.

④ 어깨통증이 있는 경우 머리위로 올려도 됩니다.

❷ 중간 어깨세모근 주의사항

① 대상자는 어깨통증이 발생 할 경우, 손을 지면에 내려놓으세요.

② 중간 어깨세모근은 통증이 심할 수 있습니다. 압력조절에 유념하세요.

❸ 뒤 어깨세모근 주의사항

① 대상자는 어깨통증이 발생 할 경우, 손을 지면에 내려놓으세요.

② 뒤 어깨세모근은 상대적으로 통증이 약할 수 있습니다.

③ 중간 어깨세모근 자세에서, 볼 위치를 변경해서 바로 적용해도 됩니다.

5. 뒤 어깨세모근 적용운동

❶ 작용 동작: 어깨뼈 올림 + 어깨폄 + 팔꿈치 굽힘

비하인드 바벨 쉬러그는 뒤 어깨세모근과 등세모근, 마름근, 어깨올림근이 모터동원 되며, 길항근인 큰가슴근과, 위팔두갈래근의 원심성 수축이 발생됩니다. 또한 어깨폄*Shoulder extension* 동작이 발생되기 때문에 위팔세갈래근과 넓은등근 역시 동시 수축이 발생됩니다.

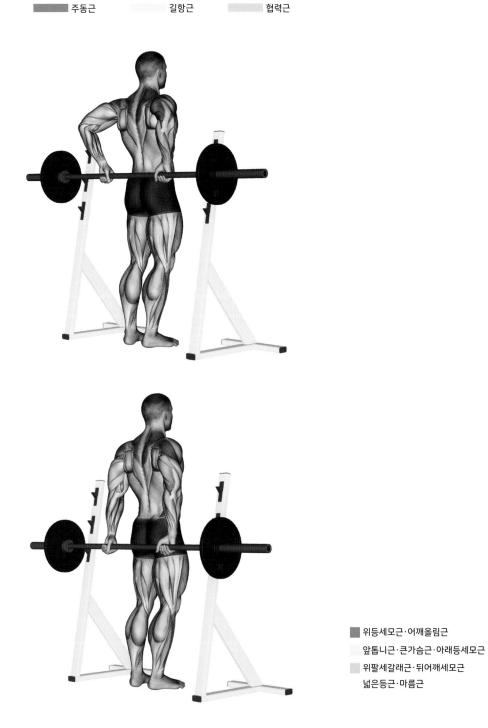

위등세모근·어깨올림근
앞톱니근·큰가슴근·아래등세모근
위팔세갈래근·뒤어깨세모근
넓은등근·마름근

〈 비하인드 바벨 쉬러그 *Behind barbell shrug* 〉

6. 어깨세모근 기능해부학

① 시작점: 가쪽 빗장뼈 봉우리 돌기

② 부착점: 위팔뼈의 어깨세모근 거친면

③ 작용:

• 전체근육: 팔 벌림, 어깨뼈 아래쪽 돌림

• 앞섬유: 팔굽힘, 팔 안쪽돌림, 팔 수평굽힘

• 중간섬유: 어깨벌림, 굽힘

• 뒤섬유: 팔폄, 팔가쪽 돌림, 팔수평 폄

● 시작점
● 부착점

➡ 근육의 주된 수축방향
➡ 뼈 움직임 방향
➡ 관절 움직임 방향

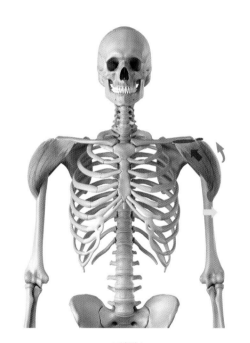

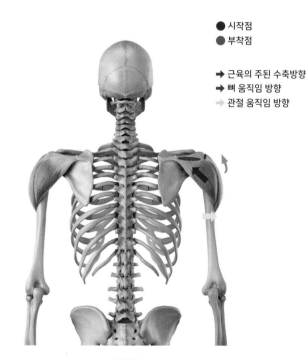

〈 앞면 〉　　　　　　　　　　〈 뒷면 〉

❷ 1차 오목위팔관절 벌림근육

① 가시위근 *Supraspinatus*

② 앞어깨세모근 *Anterior deltoid*

③ 중간어깨세모근 *Middle deltoid*

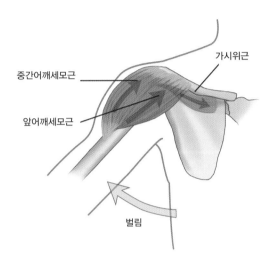

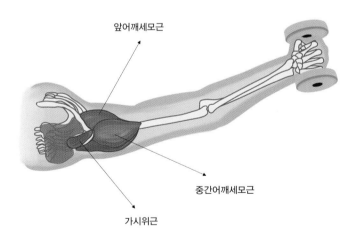

② 위팔근 상완근 Brachialis

위팔근은 직접적인 어깨근육은 아니지만, 효율적인 어깨운동을 위해 모터동원을 재구성할 필요가 있습니다. 증가된 위팔근의 효율성은 위팔두갈래근의 부담을 감소시켜 어깨운동에 효과적입니다. 위팔근은 팔꿈치를 굽히는데 주요 역할을 합니다. 위팔근은 팔꿈치 굽힘 작용시 위팔두갈래근의 협력근 작용을 하며 첫 굽힘시 움직임의 효율성을 위해 먼저 수축해 굽힘 동작을 보조합니다.

1. 적용운동

❶ 작용 동작: 팔꿈치굽힘

바벨컬과 같은 동작은 위팔두갈래근과 위팔근을 수축하는 대표적인 근육으로, 처음 팔꿈치 굽힘시에 위팔근의 모터동원이 발생되며 두꺼운 위팔두갈래근을 갖기 위해서는 위팔근의 발달이 선행되어야 합니다.

주동근　　　　　길항근　　　　　협력근

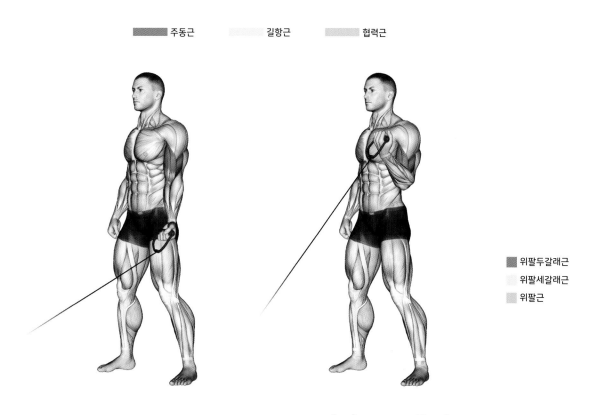

위팔두갈래근
위팔세갈래근
위팔근

〈 스탠딩 원암 케이블 컬 *Standing one arm cable curl* 〉

252

2. 볼매뉴얼 적용

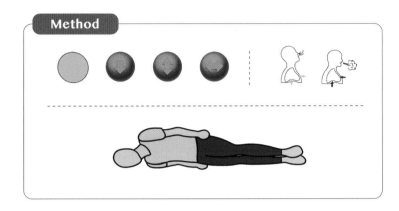

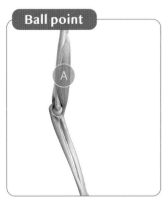

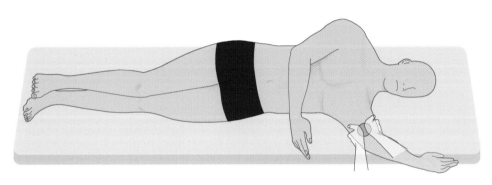

▶ 옆으로 누운 자세

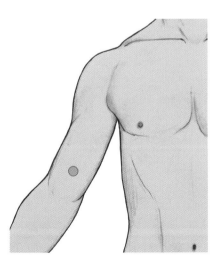

▶ 위팔근 포인트

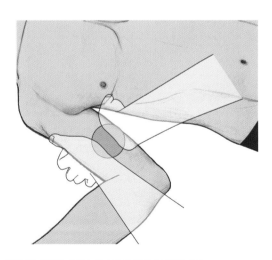

▶ 위팔근은 위팔두갈래근 바로 아래 부위에 위치합니다.
수직방향으로 압박할 경우, 위팔두갈래근과 중복됩니다.
옆면에서 자극할 경우 위팔두갈래근 밑층과 위팔뼈 사이를 자극해 주세요.

❶ 포지션

(1) 트레이너	(2) 대상자

① 팔꿈치를 곧게 펴, 기본그립 후 체중을 이용해 위팔근 A를 압박해 주세요.

② 위팔근 A는 위팔두갈래근 바로 밑층입니다. 위팔 중앙 안쪽을 압박해 주세요.

③ A를 프레싱 · 롤링 · 디깅을 각각 10초씩 압박해 주세요.

④ 흉식호흡 들숨 이후, 날숨에 압박해 주세요.

① 옆으로 누운자세^{Side lying position} 으로 누워주세요.

② 팔은 곧게 펴 허리옆에 놓아주세요.

③ 날숨을 최대한 코를 통해 흉식호흡해 주세요.

❷ 주의사항

① 위팔근은 위팔두갈래근 밑에 층에 위치합니다. 위팔근은 위팔두갈래근 압박시에도 자극할 수 있지만 팔의 안쪽에서도 자극할 수 있습니다.

② 앞 어깨세모근 자세에서 볼위치를 위팔뼈 바깥쪽으로 옮기면 위팔근 바깥쪽을 자극할 수 있습니다.

③ 위팔근은 통증이 심할 수 있습니다. 압력조절에 유념하세요.

3. 위팔근 기능해부학

❶ 시작점 – 부착점 작용

① 시작점: 위팔뼈 앞쪽몸통 몸쪽절반

② 부착점: 자뼈 거친면

③ 작용: 아래팔 굽힘

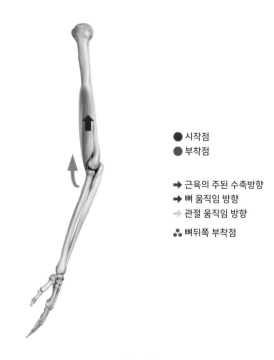

● 시작점
● 부착점

➡ 근육의 주된 수축방향
➡ 뼈 움직임 방향
➡ 관절 움직임 방향
⋮ 뼈뒤쪽 부착점

〈 바깥 옆면 〉

　　손목의 중립동작 후 팔꿈치 굽힘은 위팔근, 위팔두갈래근, 위팔노근의 짝힘을 통해 작용합니다. 굽힘 초기에는 위팔근의 모터동원이 발생하며, 위팔두갈래근과 위팔노근의 모터동원과 함께 큰 힘을 발휘 할 수 있습니다. 아래팔의 두께를 두껍게 하기 위해서는 무엇보다 아래팔에서 가장 두껍고 긴 근육 중 하나인 위팔노근의 발달이 중요합니다.

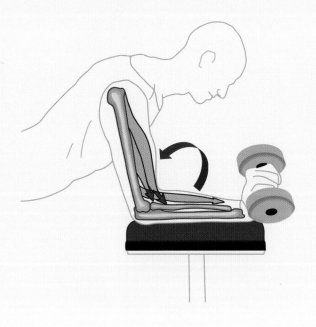

③ 어깨올림근 견갑거근 Levator scapular

목뼈의 시작점과 어깨뼈에 부착점이 위치하기 때문에 어깨 움직임과 목 움직임에 동시 관여합니다. 어깨올림근은 목관절의 측면 굽힘과 어깨뼈를 올림 작용을 하며, 작은가슴근소흉근*Pectoralis minor*과 마름근능형근*Rhomboids*과 함께 어깨뼈를 하방회전 작용을 합니다. 목통증과 기능부전이 발생했을 때, 위쪽등세모근상부승모근*Upper trapezius*과 방향성때문에 그 원인이 혼동될 수 있습니다. 두 근육의 시작점과 부착점 원리를 잘 파악해 스트레칭 방향까지 명확히 이해하는 것이 중요합니다.

1. 적용운동

❶ 작용 동작: 어깨올림

덤벨 쉬러그는 어깨올림근, 마름근, 위 등세모근이 동시에 모터동원 되며, 길항근으로 중간, 아래 등세모근과 앞톱니근 작은가슴근 등의 근육이 이완됩니다. 덤벨쉬러그는 위 등세모근의 발달에 중요 근육이지만, 무엇보다 목 근육의 활성화에 매우 중요한 운동입니다.

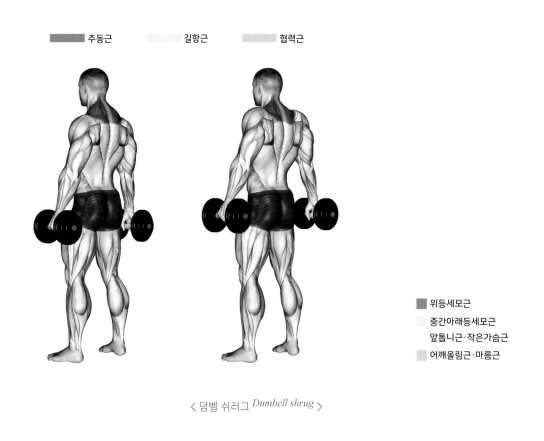

주동근   길항근   협력근

■ 위등세모근
□ 중간아래등세모근
　 앞톱니근·작은가슴근
■ 어깨올림근·마름근

⟨ 덤벨 쉬러그 *Dumbell shrug* ⟩

2. 볼매뉴얼 적용

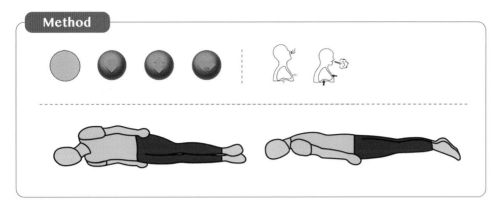

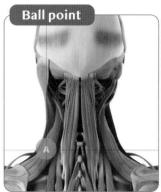

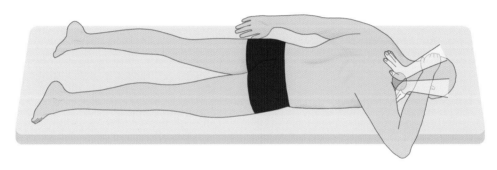

▶ 엎드린 자세

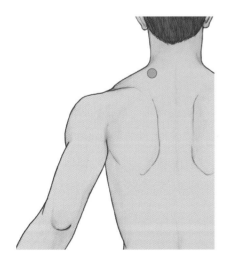

▶ 어깨올림근 포인트

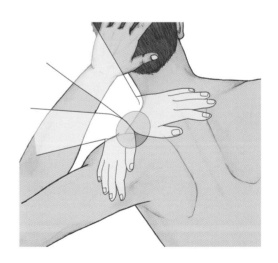

▶ 어깨올림근과 위등세모근 포인트는 부분적으로 중복됩니다.
하지만, 어깨올림근은 어깨뼈와 경추 사이 부분입니다.

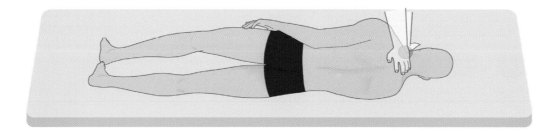

▶ 옆으로 누운 자세

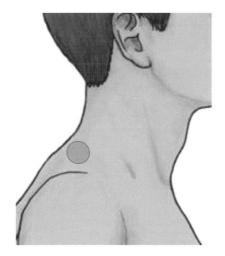

▶ 어깨올림근 포인트

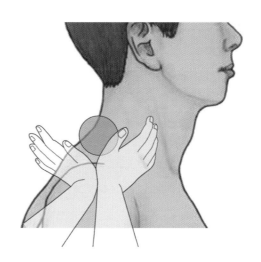

▶ 어깨올림근 측면자세는 기본자세보다 대각, 앞, 뒤 방향에서
   더욱 세밀하게 자극할 수 있습니다.

❶ 포지션

(1) 트레이너	(2) 대상자

① 팔꿈치를 곧게 펴, 기본그립 후 체중을 이용해 어깨올림근
   A를 압박해 주세요. 두 손은 위등세모근을 앞뒤로 감싸주
   세요.

② 어깨올림근 A는 어깨뼈 안쪽 위 입니다.

③ 어깨올림근 A를 프레싱ㆍ롤링ㆍ디깅을 각각 10초씩 압박
   해 주세요.

④ 흉식호흡 들숨 이후, 날숨에 압박해 주세요.

① 옆으로 누워주세요.

② 볼적용 팔을 머리뒤에 위치해 주세요.

③ 날숨을 최대한 코를 통해 흉식호흡해 주세요.

④ 신체이완을 위해 위쪽 다리를 엉덩관절, 무릎관절을 살짝
   굽힘해 주세요.

❷ 자세팁!

① 어깨올림근의 시작점 – 부착점 거리를 증가시켜 어깨올림근의 근육 길이를 늘려 근육긴장감과 압박자극을 극대화 하는 자세

　　입니다.

② 목을 압박부위로 회전시킨 후, 경추 3,4,5번을 따라 목 바깥쪽을 자극해도 됩니다.

3. 어깨올림근 기능해부학

❶ 시작점 – 부착점 작용

① 시작점: 위쪽 네 목뼈의 가로돌기

② 부착점: 어깨뼈의 위각 및 안쪽 모서리 위쪽

③ 작용:

　• 어깨뼈 올림　• 아래쪽 돌김

❷ 1차 어깨뼈 올림근육

① 위등세모근^{상부승모근}*Upper trapezius*

② 어깨올림근^{견갑거근}*Levator scapular*

③ 마름근^{능형근}*Rhomboids*

● 시작점
● 부착점

➜ 근육의 주된 수축방향
➜ 뼈 움직임 방향
➜ 관절 움직임 방향
⚬⚬ 뼈뒤쪽 부착점

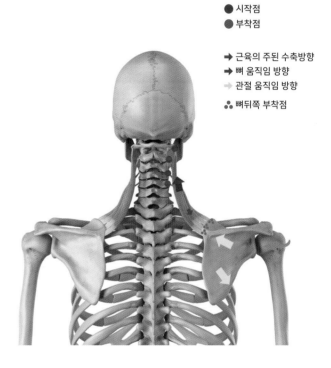

〈 뒷면 〉

위등세모근과 어깨올림근 스트레칭은 간단하지만 목의 회전방향이 다릅니다. 주의하세요!

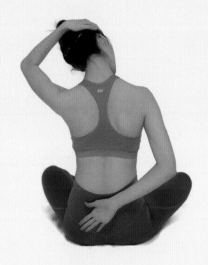

< 위등세모근 - 스트레칭 >

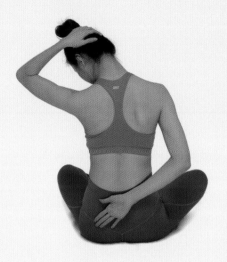

< 어깨올림근 - 스트레칭 >

위등세모근의 시작점 – 부착점 간의 거리를 넓힌 후, 스트레칭 하는자세입니다. 위등세모근의 스트레칭 자극을 극대화 할 수 있습니다.

어깨올림근의 시작점 – 부착점 간의 거리를 넓힌 후, 스트레칭 하는자세입니다. 어깨올림근의 스트레칭 자극을 극대화 할 수 있습니다.

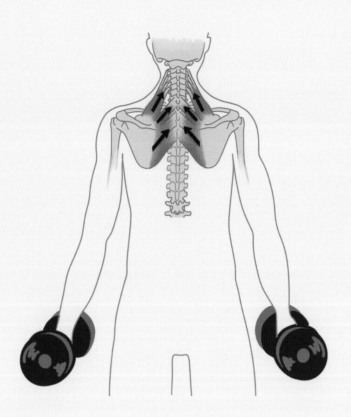

발달된 위등세모근을 위해 기능적으로 마름근과 중간등세모근, 어깨올림근의 고립운동이 중요하며, 충분한 근육 활성

화 후 위등세모근의 고립운동과 어깨뼈 올림을 위한 복합운동이 효과적입니다.

짐 워크아웃 관점에서 위등세모근은 어깨뼈 하방회전 움직임과 체형에 있어 중요합니다. 등세모근은 위, 중간, 아래 3부위로 광범위하게 분포되어 있는데, 넓은등근을 집중하는 렛풀다운*Let pull down* 같은 운동은 위등세모근이 높아지는 체형을 유발할 수 있습니다. 3개의 부위로 나뉘는 등세모근을 균형있게 발달시켜 어깨뼈 하방회전을 예방해 어깨부상 방지를 위해 위등세모근의 기능적 발달은 필수적입니다. 또한, 위등세모근은 어깨움직임 뿐만 아니라, 거북목, 라운드숄더와 같은 체형불균형과도 관련이 있습니다. 거북목의 대표적인 원인은 목빗근의 과단축입니다. 목빗근은 위등세모근과 주동근─길항근 관계를 맺고 있기 때문에 목의 올바른 정렬을 위해서도 위등세모근과의 올바른 기능 유지가 중요합니다.

1. 적용운동

❶ 작용 동작: 어깨굽힘 + 어깨뼈 상방회전 + 팔꿈치 폄

덤벨 숄더 프레스는 대표적인 어깨세모근 강화 운동으로, 위팔두갈래근 수축에 의한 어깨굽힘, 위팔세갈래근의 팔꿈치폄, 3개 등세모근, 마름근, 앞톱니근 수축에 의해 어깨뼈 상방회전이 발생되는 운동입니다.

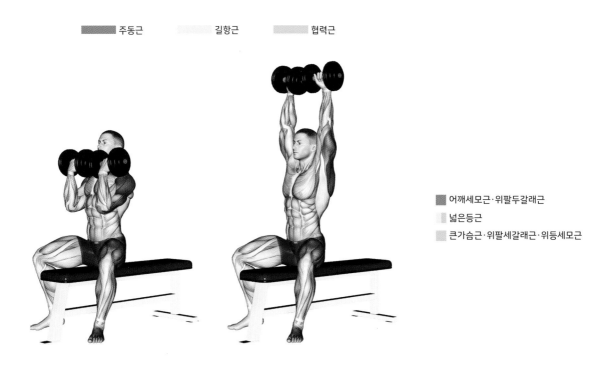

주동근   길항근   협력근

■ 어깨세모근·위팔두갈래근
□ 넓은등근
■ 큰가슴근·위팔세갈래근·위등세모근

⟨ 덤벨 숄더 프레스*Dumbell shoulder press* ⟩

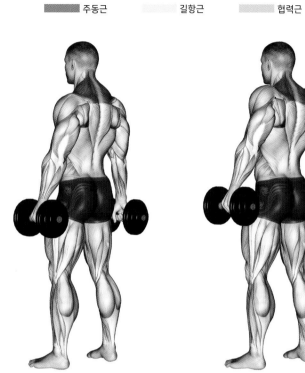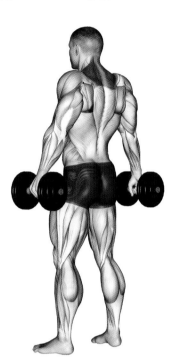

■ 위등세모근
□ 아래등세모근·넓은등근·앞톱니근
■ 어깨올림근·마름근

< 덤벨쉬러그*Dumbell shrug* >

2. 볼매뉴얼 적용

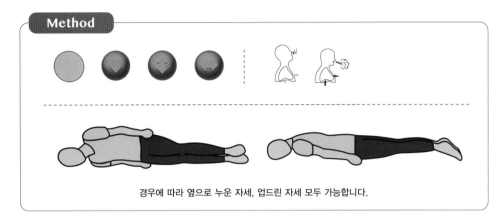

Method

경우에 따라 옆으로 누운 자세, 업드린 자세 모두 가능합니다.

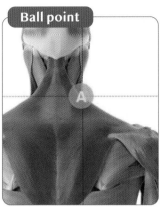

Ball point

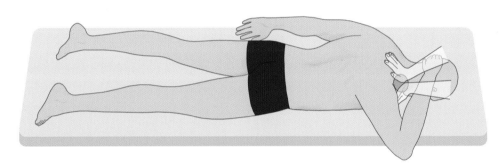

▶ 엎드린 자세

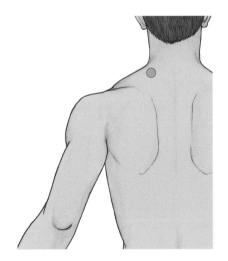

▶ 위등세모근 포인트

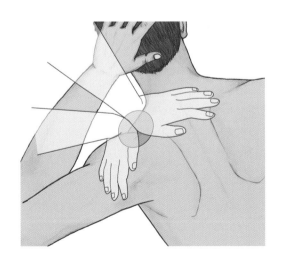

▶ 위등세모근의 기본자세는 ▶ 엎드린 자세 입니다.
체중을 이용해 수직방향에서 자극하기에 적합합니다.

❶ 포지션

(1) 트레이너	(2) 대상자
① 팔꿈치를 곧게 펴, 기본그립 후 체중을 이용해 위등세모근 A 를 압박해 주세요. ② 두 손은 위등세모근을 앞뒤로 감싸주세요.	① 엎드린 자세^{Prone position} 으로 누워주세요. ② 고개를 볼적용 반대방향으로 회전해 주세요. ③ 볼적용 팔을 머리뒤에 위치해 주세요. ④ 날숨을 최대한 코를 통해 흉식호흡해 주세요.

❷ 주의사항

① 위등세모근은 표면근육으로 어깨, 목, 등 움직임에 직접적으로 관여하는 근육입니다.

② 위등세모근은 표면근육으로 미듐볼 사용이 예상되지만 좁은 볼 적용부위와 볼 사용성을 위해 미니볼을 사용합니다.

3. 등세모근 기능해부학

❶ 시작점 - 부착점 작용

① 시작점: 바깥뒤통수뼈 융기, 목덜미인대

　　　　제7목뼈, 모든등뼈의 가시돌기

② 부착점: 어깨뼈 가시, 봉우리, 빗장뼈 가쪽 1/3

③ 작용

• 어깨뼈 올림(윗섬유)

• 어깨뼈 뒷당김(중간윗섬유)

• 어깨뼈 내림(아래섬유)

• 관절오목 위쪽돌림

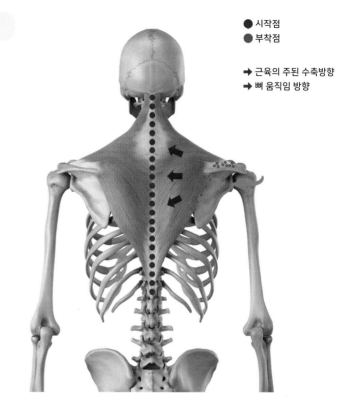

● 시작점
● 부착점

➔ 근육의 주된 수축방향
➔ 뼈 움직임 방향

〈 뒷면 〉

Real Tip

　　위등세모근 수축방향은 목의 회전 움직임과 반대 방향을 이룹니다. 왼쪽 목 회전시, 오른쪽 위등세모근이 구심성 수축해 근육의 짧아짐을 확인 할 수 있는 반면, 오른쪽 위등세모근은 원심성 수축을 통해 근육의 길이가 늘어나는 것을 확인 할 수 있습니다.

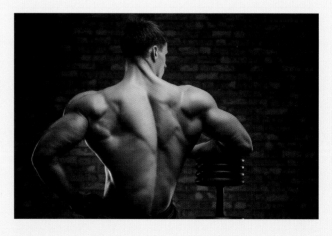

〈 위등세모근 시작점 - 부착점 좌우 차이 〉

⑤ 위팔세갈래근 상완삼두근 Triceps brachii

위팔세갈래근은 *Triceps brachii long head*긴갈래, *Lateral head*바깥갈래, *Medial head*안쪽갈래로 구성되 어깨폄, 모음, 팔꿈치 폄 작용을 합니다. 특히, 긴갈래는 어깨뼈 오목위팔관절상완와관절*Glenohumerus joint* 관절 바깥쪽에서 시작하기 때문에 팔꿈치 폄뿐만 아니라 어깨폄 동작에 주요 역할을 합니다. 3개갈래 근육 중, 바깥갈래가 가장 큰 파워를 발생시키며 바깥갈래(179 Fibers/motor unit) 〉 긴갈래 (99 Fibers/motor unit) 〉 안쪽갈래 순서(69 Fibers/motor unit)로 큰 파워를 발생시킵니다(Luca-Osma, A. M, 2009).

1, 적용운동

❶ 작용 동작: 어깨폄 + 팔꿈치 굽힘

트라이셉스 딥은 대표적인 위팔세갈래근 운동으로, 위팔세갈래근, 넓은등근에 의해 어깨폄*Shoulder extension* 과 위팔두갈래근 수축에 의해 팔꿈치 굽힘이 발생됩니다. 특이사항으로는 위팔두갈래근의 시작점 부위는 원심성 수축이 발생되며 부착점 부위는 구심성 수축이 동시에 발생되는 점입니다. 1개의 특정 근육이 동시에 반대 수축이 발생되기 때문에 위팔두갈래근의 부상위험이 높은 동작입니다.

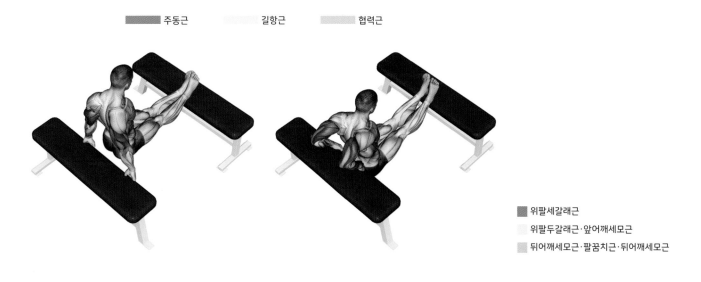

주동근　　　길항근　　　협력근

■ 위팔세갈래근
□ 위팔두갈래근·앞어깨세모근
▨ 뒤어깨세모근·팔꿈치근·뒤어깨세모근

〈 트라이셉스 딥 *Triceps deep* 〉

2. 볼매뉴얼 적용

Method

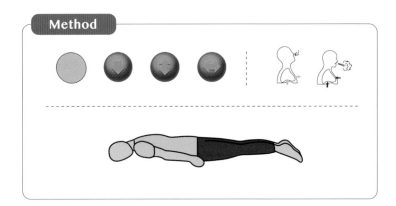

Ball point

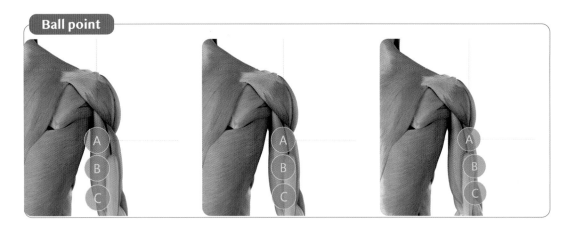

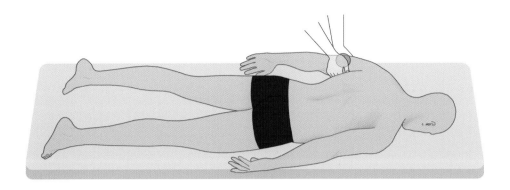

▶ 엎드린 자세

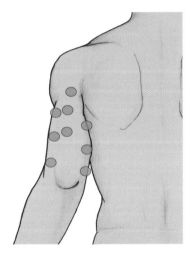

▶ 위팔세갈래근 포인트

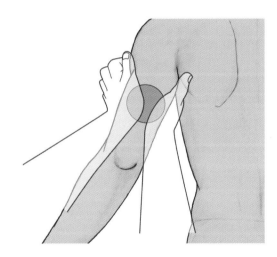

▶ 위팔세갈래근의 긴갈래, 안쪽갈래, 가쪽갈래를 구별하면서 자극해 주세요. 긴갈래는 어깨 폄에 직접적으로 작용하는 근육입니다.

❶ 포지션

(1) 트레이너

① 팔꿈치를 곧게 펴, 기본그립 후 체중을 이용해 위팔세갈래근 A–C 각 9 부위를 압박해 주세요.

② 위팔세갈래근 A–C는 위팔뒤쪽(안쪽, 바깥쪽, 중앙)입니다.

③ A–C을 프레싱 · 롤링 · 디깅을 각각 10초씩 압박해 주세요.

④ 흉식호흡 들숨 이후, 날숨에 압박해 주세요.

(2) 대상자

① 엎드린자세*Prone position* 으로 누워주세요.

② 팔은 곧게 펴, 손바닥은 바닥을 향한채 허리옆에 놓아주세요.

③ 날숨을 최대한 코를 통해 흉식호흡해 주세요.

❷ 주의사항

① 위팔세갈래근의 긴갈래, 안쪽, 바깥쪽갈래 총 9개 포인트를 잘 구별해 주세요.

3. 위팔세갈래근 기능해부학

❶ 시작점 – 부착점 작용

① 시작점

긴갈래: 어깨뼈의 관절오목아래 결절*Infraglenoid tubercle*

가쪽갈래 위팔뼈의 뒤쪽몸통

안쪽깊은갈래: 위팔뼈의 뒤쪽몸통

② 부착점: 자뼈의 팔꿈치머리 돌기*Olecranon process*

③ 작용:

• 팔꿈치폄 • 어깨폄

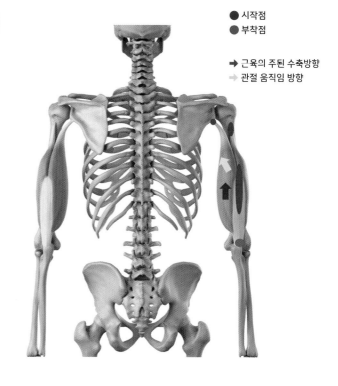

● 시작점
● 부착점

➡ 근육의 주된 수축방향
➡ 관절 움직임 방향

〈 뒷면 〉

IV. 가슴운동 Chest.exer

짐 워크아웃의 가장 일반적인 운동 부위인 가슴근육은 상대적으로 부상위험 낮은 부위입니다. 하지만, 근육 과긴장이 만성적으로 유지된다면, 벌크업시 근육 라인의 비대칭이나 근육 저활성화가 발생되어 관절가동범위 불균형이 발생할 수 있습니다. 또한, 가슴운동은 어깨굽힘 동작이 필수적으로 동반되기 때문에 가슴운동 시, 어깨부상 위험이 있기 때문에 가슴근육 뿐만 아니라, 회전근개 근육과 어깨뼈 주변 근육의 이완이 매우 중요합니다.

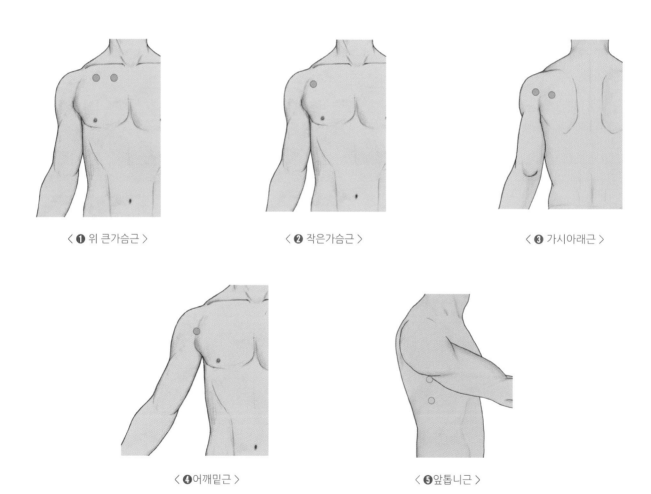

〈 ❶ 위 큰가슴근 〉   〈 ❷ 작은가슴근 〉   〈 ❸ 가시아래근 〉

〈 ❹어깨밑근 〉   〈 ❺앞톱니근 〉

272

① 위쪽 큰가슴근 ^{대흉근} Pectoralis major

큰가슴근은 복장뼈^{흉골}*Sternum*, 빗장뼈^{쇄골}*Clavicle*에 걸쳐 넓게 분포하는 근육으로 벤치프레스와 같이 가슴을 모아주는 동작시 주로 수축합니다. 큰가슴근은 위쪽과 가운데 부위로 2갈래로 나뉘어져 있습니다. 특히, 위쪽의 빗장갈래*Clavicular head* 는 빗장뼈의 회전과 올림에 직접적으로 관여되기 때문에, 위쪽 큰가슴근의 이완은 어깨 기능향상에 매우 효과적인 부위입니다.

1. 적용운동

작용 동작: 어깨굽힘 + 팔꿈치폄

벤치프레스는 대표적인 가슴운동으로 큰가슴근, 위팔두갈래근에 의한 어깨굽힘, 위팔세갈래근에 의한 팔꿈치폄이 동시에 작용하는 운동입니다. 어깨뼈는 모음과 벌림 동작이 반복되며 올바른 흉추정렬 형성에도 효과적인 운동입니다.

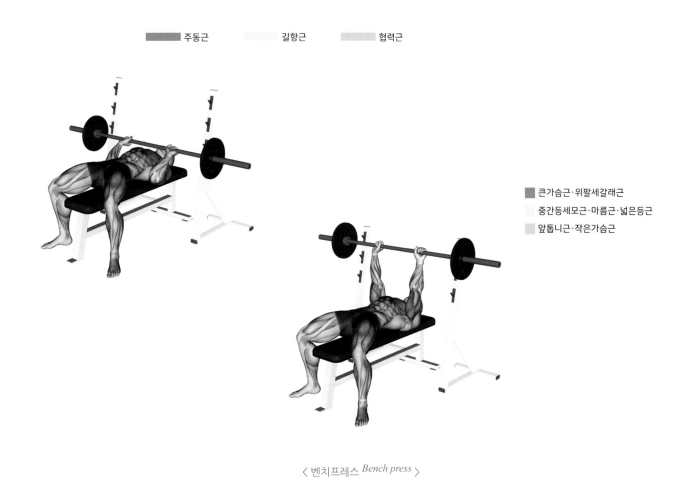

〈 벤치프레스 *Bench press* 〉

2. 볼매뉴얼 적용

큰 가슴근 위쪽

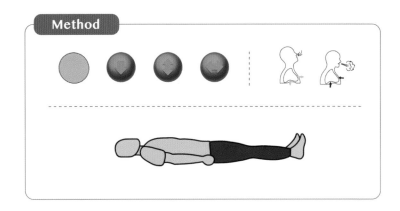

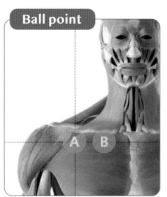

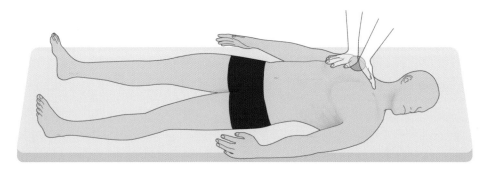

▶ 바로 누운 자세

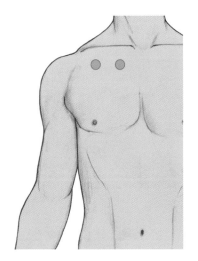

▶ 위쪽큰가슴근 포인트

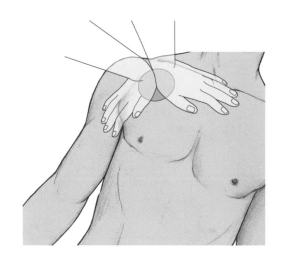

▶ A, B 포인트는 쇄골방향을 따라 자극합니다.
　대각선 방향으로 버터플라이 그립이 효과적입니다.

❶ 포지션

(1) 트레이너	(2) 대상자

(1) 트레이너

① 팔꿈치를 곧게 펴, 기본그립 후 체중을 이용해 위쪽 큰가슴
   근 A, B 부위를 압박해 주세요.

② 두 손은 가슴부위를 최대한 침범하지 않게 위, 바깥 방향으
   로 감싸주세요.

③ 큰가슴근 A, B는 빗장뼈 안쪽, 중간 바로 아래입니다.

④ A, B를 프레싱 · 롤링 · 디깅을 각각 10초씩 압박해 주세요.

⑤ 흉식호흡 들숨 이후, 날숨에 압박해 주세요.

(2) 대상자

① 바로누운 자세 *Supine position* 으로 누워주세요.

② 팔은 곧게 펴, 해부학 자세로 누워주세요.

③ 날숨을 최대한 코를 통해 흉식호흡해 주세요.

❷ 주의사항

① 큰가슴근 위쪽은 통증이 심한 부위입니다. 부드럽게 자극해 주세요. 점진적으로 압력을 높여주세요.

② 큰가슴근 아래는 바로 갈비뼈 입니다. 너무 강한 압박은 금지해 주세요.

③ A 옆 바깥쪽은 앞어깨세모근 입니다. 볼적용 부위를 주의해 주세요.

④ 큰가슴근 위쪽은 통증이 심한 부위입니다. 부드럽게 자극해 주세요. 점진적으로 압력을 높여주세요.

큰 가슴근 가운데

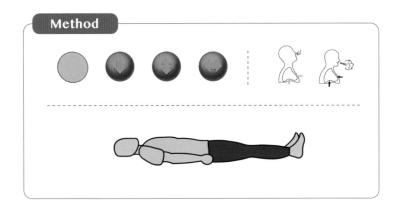

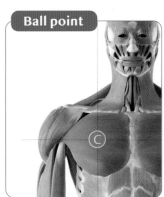

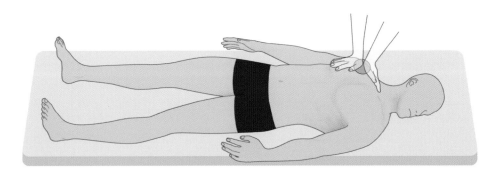

▶ 바로 누운 자세

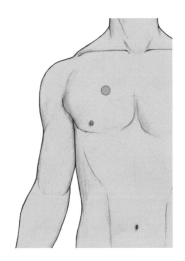

▶ 가운데 큰가슴근 포인트

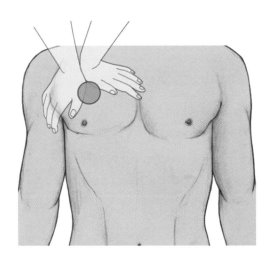

▶ A 포인트는 위쪽 버터플라이 그립이 효과적입니다

❸ 포지션

(1) 트레이너	(2) 대상자

(1) 트레이너

① 팔꿈치를 곧게 펴, 기본그립 후 체중을 이용해 위쪽 큰가슴근 C 부위를 압박해 주세요.

② 중간 큰가슴근 C는 빗장뼈 아래 중앙 위쪽 가슴입니다.

③ C 를 프레싱 · 롤링 · 디깅을 각각 10초씩 압박해 주세요.

④ 흉식호흡 들숨 이후, 날숨에 압박해 주세요.

(2) 대상자

① 바로누운 자세*Supine position* 으로 누워주세요.

② 신체이완을 위해 위쪽 다리를 엉덩관절, 무릎관절을 살짝 굽힘해 주세요.

③ 날숨을 최대한 코를 통해 흉식호흡해 주세요.

❹ 주의사항

① 큰가슴근 위쪽은 통증이 심한 부위입니다. 부드럽게 자극해 주세요. 점진적으로 압력을 높여주세요.

② 큰가슴근 아래는 바로 갈비뼈 입니다. 너무 강한 압박은 금지해 주세요.

3. 큰가슴근 기능해부학

❶ 시작점 – 부착점 작용

① 시작점: 빗장뼈 안쪽, 복장뼈, 갈비연골 1–7번

② 부착점: 위팔뼈의 두갈래근고랑*Bicipital groove*의 가쪽입술 *Lateral lip*

③ 작용:

• 팔 모음 • 앞 안쪽 돌림

• 팔 굽힘 • 팔 폄

• 어깨뼈 내림

❷ 1차 어깨관절 모음근육

① 큰가슴근*Pectoralis major*

② 큰원근*Teres major*

③ 넓은등근*Latissimus dorsi*

● 시작점
● 부착점

➜ 근육의 주된 수축방향
➜ 뼈 움직임 방향

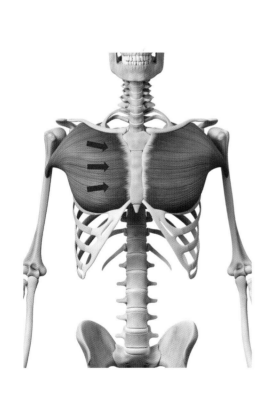
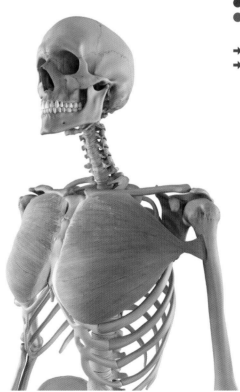

〈 앞면 〉

② 작은가슴근 소흉근 Pectoralis minor

작은가슴근은 어깨뼈에 부착된 근육 중 유일하게 가슴앞쪽에 위치한 근육입니다. 어깨뼈 안정성 유지에 중요한 역할을 하며 팔꿈치를 아래로 누르는 동작시 주로 작용하는 근육입니다. 작은가슴근은 갈비뼈 3-5번에 부착되 호흡능력에 직접적으로 영향을 미치기 때문에 작은가슴근 이완은 매우 중요합니다. 또한, 작은가슴근 밑으로 혈관과 함께 위팔신경얼기 분지가 경유하기 때문에, 거북목*Forward head posture*, 라운드숄더*Rounded shoulder*, 흉곽출구 증후군 증상*Thoracic outlet syndrome*이 있는 경우에는 신경과 혈관이 압박을 받아 작은가슴근의 기능이 감소하게 됩니다. 작은가슴근은 트리거포인트 통증으로 어깨부터 손바닥까지 방사통이 발생하게 됩니다.

1. 적용운동

❶ 작용 동작: 작은가슴근 관점에서 팔로 체중을 버티는 동작

운동 목적에따라 타겟근육이 달라질 수 있지만, 자세를 버티는 주동근육으로써 작은가슴근의 사용이 중요합니다. 특히, 앞톱니근과 함께 자세를 유지하며 어깨뼈 안정성을 제공합니다.

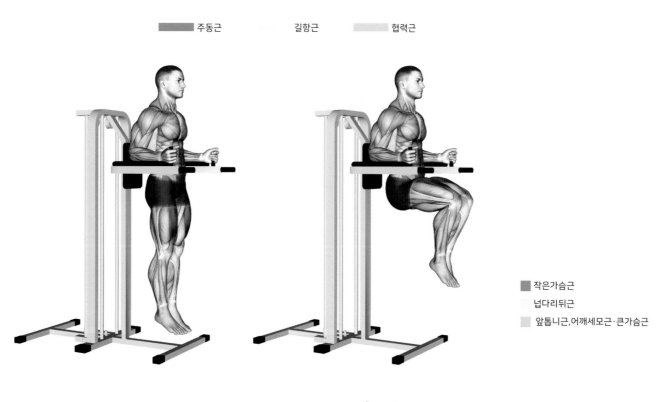

주동근　　　　길항근　　　　협력근

■ 작은가슴근
　 넙다리뒤근
▨ 앞톱니근,어깨세모근·큰가슴근

⟨ 레그 레이즈 *Leg raise* ⟩

279

2. 볼매뉴얼 적용

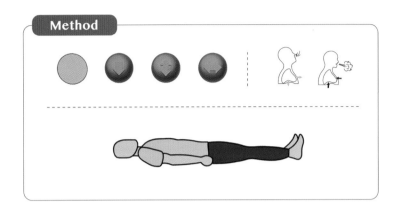

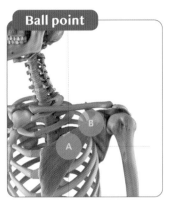

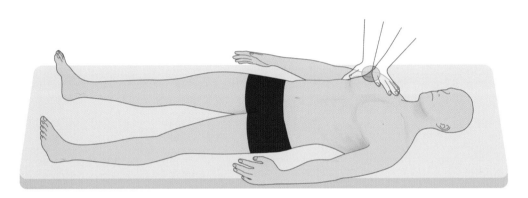

▶ 바로 누운 자세

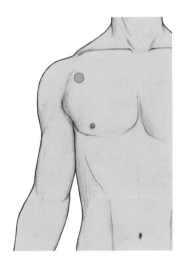

▶ 작은가슴근 포인트

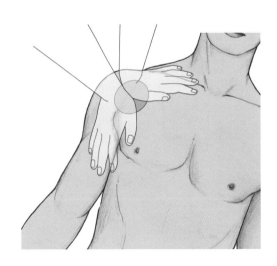

▶ 버터플라이나 원핸드를 이용해 자극할 수 있습니다.
응용동작으로 롤링과 함께 가슴아래 부분까지 자극할 수 있습니다.

❶ 포지션

(1) 트레이너

① 팔꿈치를 곧게 펴, 기본그립 후 체중을 이용해 위쪽 작은가 슴근 A, B부위를 압박해 주세요.

② 작은 가슴근 A는 앞어깨세모근과 동일한 부위입니다. 바깥 쪽 빗장뼈 끝부위 아래 입니다.

③ A 를 프레싱 · 롤링 · 디깅을 각각 10초씩 압박해 주세요.

④ 흉식호흡 들숨 이후, 날숨에 압박해 주세요.

(2) 대상자

① 바로누운 자세$^{Supine\ position}$ 으로 누워주세요.

② 신체이완을 위해 위쪽 다리를 엉덩관절, 무릎관절을 살짝 굽힘해 주세요.

③ 날숨을 최대한 코를 통해 흉식호흡해 주세요.

❷ 주의사항

① 작은 가슴근은 큰가슴근 바로 밑층에 위치합니다. 작은 가슴근 바로 아래 갈비뼈가 있으니 너무 강한 압박은 금지해 주세요.

Real Tip

효과적인 레그레이즈 운동을 위해 어깨뼈 내림 근육의 개별적인 모터동원이 선행되어야 합니다. 어깨뼈 내림근육의 근육 활성화가 부족하면 레그레이즈 자세유지가 어려워 효과적인 복부 운동에 장애가 될 수 있습니다.

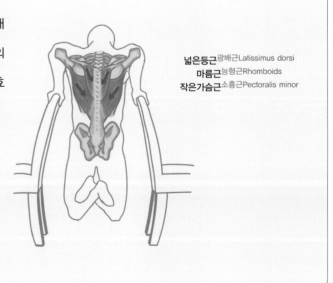

넓은등근광배근Latissimus dorsi
마름근능형근Rhomboids
작은가슴근소흉근Pectoralis minor

4. 작은 가슴근 작용

작은가슴근은 복장뼈, 빗장뼈에 걸쳐 넓게 분포하는 근육입니다.

❶ 시작점 – 부착점 작용

① 시작점: 갈비뼈 3–5번

② 부착점: 위팔뼈의 부리돌기 *Coracoid process*

③ 작용:

  • 어깨뼈 내림 • 어깨뼈 아래쪽 돌림 • 3–5 갈비뼈 올림

❶ 1차 어깨뼈 내림근육

① 아래등세모근 *Lower trapezius*

② 넓은등근 *Latissimus dorsi*

③ 작은가슴근 *Pectoralis minor*

④ 빗장밑근 *Subclavius*

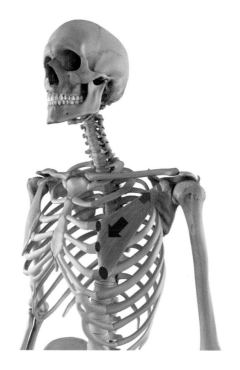

< 작은가슴근 앞면 >

③ 가시아래근 극하근 Infraspinatus

오목위팔관절상완와관절*Glenohumeral jonit* 뒷면에는 표면에 뒷 어깨세모근삼각근*Deltoid* 아래층에 가시아래근극하근*Infraspinatus*과 작은원근소원근*Teres minor*이 위치하고 있습니다. 가시아래근은 회전근개 근육 중 하나로 어깨안정성과 관련된 근육입니다. 구조적으로는 가시아래근과 작은원근은 분리되어 있지만 기능적으로는 어깨 외회전 동작시 작은원근소원근*Teres minor*와 함께 작동합니다. 또한, 어깨밑근견갑하근*Subscapularis*과 큰원근대원근*Teres major*과 주동근 길항근 관계를 맺고 있기 때문에 팔의 내회전과 외회전에 매우 중요한 근육입니다. 가시아래의 시작점과 부착점을 강하게 자극해 어깨 외회전과 모음 작용에 효과적입니다.

1. 적용운동

❶ 작용 동작: 수평어깨벌림 + 팔꿈치폄

사이드라잉 라테랄 숄더 어브덕션은 어깨뒤쪽과 등부위 운동으로 특히 뒤어깨세모근의 모터동원이 주를 이룹니다. 어깨뼈 모음*Scapular adduction*이 목적이 아닌 오목위팔관절*GH joint*의 외회전이 목적이기 때문에 중간등세모근은 주동근이 아닌 협력근의 역할을 합니다. 또한 가시아래근과 작은원근은 역할적으로 같은 작용을 하기 때문에 원심성 수축이후 구심성 수축 운동을 동시에 합니다.

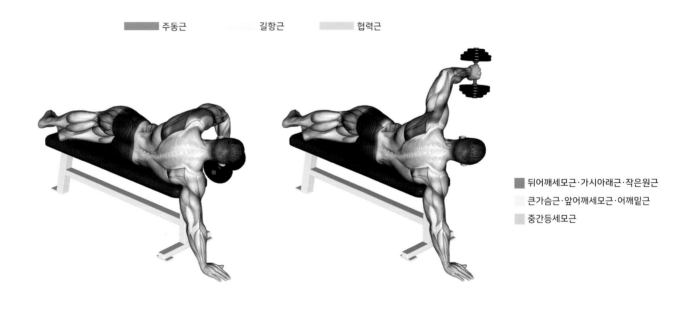

< 사이드라잉 라테랄 숄더 어브덕션*Side lying lateral shoulder abduction* >

283

2. 볼매뉴얼 적용

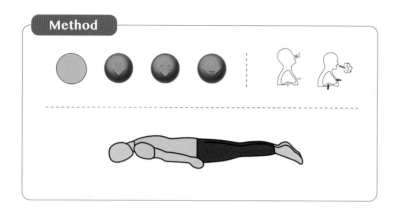

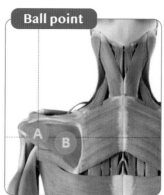

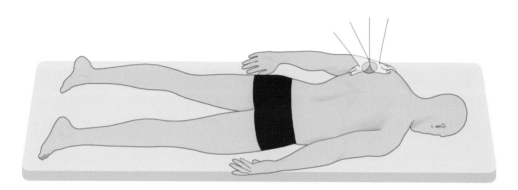

▶ 엎드린 자세

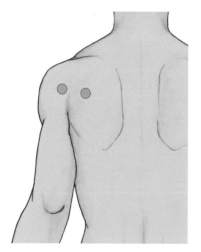

▶ 가시아래근 포인트

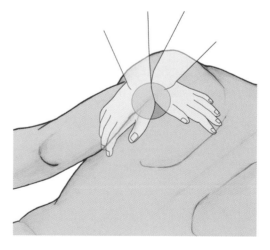

▶ 가시아래근 가로방향보다는 세로나 대각선 방향으로
압박하는 것이 효과적입니다.

❶ 포지션

(1) 트레이너	(2) 대상자

(1) 트레이너

① 팔꿈치를 곧게 펴, 기본그립 후 체중을 이용해 위쪽 가시아래근 A, B 부위를 압박해 주세요.

② 가시아래근 A, B는 어깨뼈 가시 아래 바깥쪽과 안쪽 입니다.

③ A, B 를 프레싱 · 롤링 · 디깅을 각각 10초씩 압박해 주세요.

④ 흉식호흡 들숨 이후, 날숨에 압박해 주세요.

(2) 대상자

① 엎드린 자세*Prone position* 으로 누워주세요.

② 팔은 곧게 펴, 손바닥은 바닥을 향한채 허리옆에 놓아주세요.

③ 날숨을 최대한 코를 통해 흉식호흡해 주세요.

❷ 주의사항

① 가시아래근은 기능적으로 작은원근과 동일한 작용을 하며, 구조적으로도 바로 위아래 위치해 있기 때문에 동시 자극이 가능합니다.

Real Tip

가시아래근과 작은원근은 어깨외회전의 동일한 작용을 하기때문에 기능적으로 같은 근육으로 이해할 수 있습니다. 주동근—길항근 관계에서 어깨밑근과 큰원근은 가시아래근과 작은원근 길항근 역할을 하기 때문에 어깨외회전을 위해 반대편의 2개의 길항근 이완 역시 매우 중요합니다.

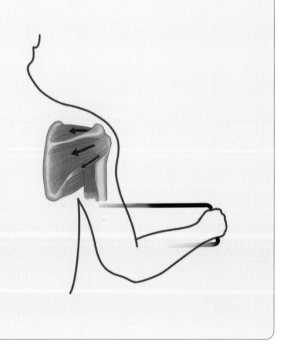

4. 가시아래근 기능해부학

❶ 시작점 – 부착점 작용

① 시작점: 어깨뼈가시아래오목

② 부착점: 위팔뼈큰결절

③ 작용: 위팔가쪽 돌림

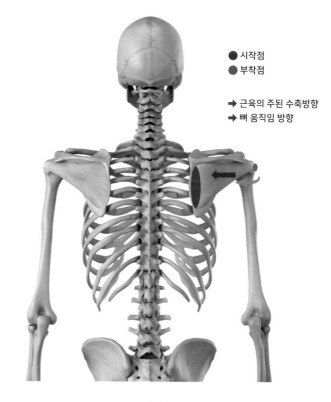

● 시작점
● 부착점

→ 근육의 주된 수축방향
→ 뼈 움직임 방향

〈 뒷면 〉

어깨밑근은 4개 회전근개 근육 중 하나로 위팔뼈 안쪽 돌림에 관여하는 근육입니다. 직접적으로 자극하기에는 구조적으로 어렵습니다. 어깨뼈와 갈비뼈 사이의 틈을 강하게 압박하면 옆면에서 부분적으로 자극할 수 있습니다.

1. 적용운동

❶ 작용 동작: 수평어깨모음 + 어깨 안쪽회전

어깨밑근의 가장 큰 작용은 어깨 안쪽회전입니다. 머신 플라이나 인클라인드 덤벨 플라이와 같은 운동은 대표적으로 가슴운동이지만 어깨 안쪽회전 동작이 동반됩니다. 어깨 안쪽회전시 어깨뼈와 오목위팔관절의 안정성을 유지하는데 어깨밑근의 역할이 매우 중요합니다. 어깨 안정성이 확보가 되어야 결국에 큰 힘을 발휘 할 수 있기 때문에 어깨밑근의 활성화 유지는 필수적인 개념입니다.

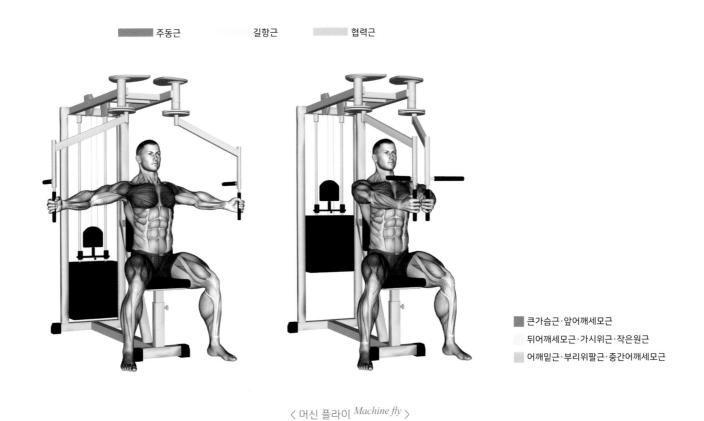

주동근 　　길항근 　　협력근

큰가슴근·앞어깨세모근
뒤어깨세모근·가시위근·작은원근
어깨밑근·부리위팔근·중간어깨세모근

⟨ 머신 플라이 *Machine fly* ⟩

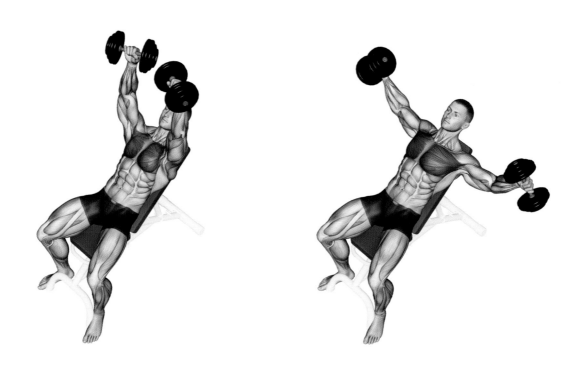

< 인클라인드 덤벨 플라이 *Inclinded dumbell flyes* >

2. 볼매뉴얼 적용

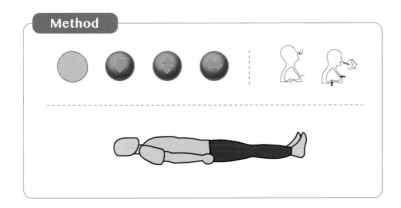

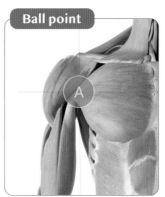

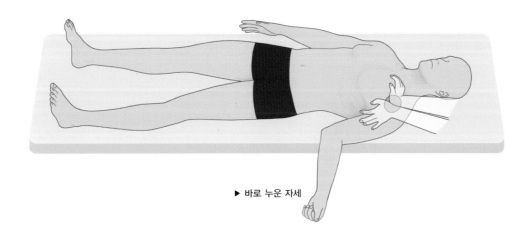

▶ 바로 누운 자세

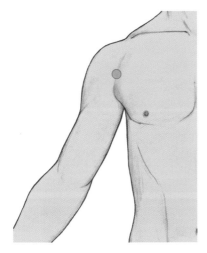

▶ 어깨밑근 포인트

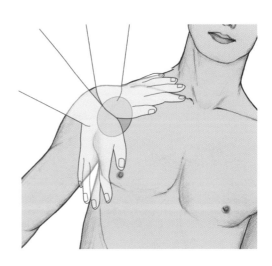

▶ 어깨밑근은 앞부분에서 수직으로 자극하는 방법과 겨드랑이를
밀착해서 감싸며 아래에서 대각선 방향으로 자극 할 수 있습니다.

❶ 포지션

(1) 트레이너	(2) 대상자

(1) 트레이너

① 팔꿈치를 곧게 펴, 기본그립 후 체중을 이용해 위쪽 어깨밑근 A 부위를 압박해 주세요.

② 어깨밑근 A는 겨드랑이 바로 앞 부위 입니다.

③ A 를 프레싱 · 롤링 · 디깅을 각각 10초씩 압박해 주세요.

④ 흉식호흡 들숨 이후, 날숨에 압박해 주세요.

(2) 대상자

① 바로누운 자세 *Supine position* 으로 누워주세요.

② 팔은 수직 외회전시켜 어깨밑근을 최대한 노출시켜 주세요.

③ 날숨을 최대한 코를 통해 흉식호흡해 주세요.

❷ 주의사항

① 회전근개 근육 중 1개인 어깨밑근은 어깨뼈 앞면 바로앞 부착된 근육입니다. 팔을 외회전해 최대한 어깨밑근을 노출시켜 강한 압박을 통해 자극합니다.

3. 어깨밑근 기능해부학

❶ 시작점 – 부착점 작용

① 시작점: 어깨뼈의 어깨밑 오목

② 부착점: 위팔뼈 작은결절

③ 작용: 팔 안쪽 돌림

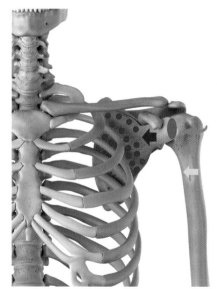

● 시작점
● 부착점

➜ 근육의 주된 수축방향
➜ 뼈 움직임 방향
➜ 관절 움직임 방향

〈 앞면 〉

290

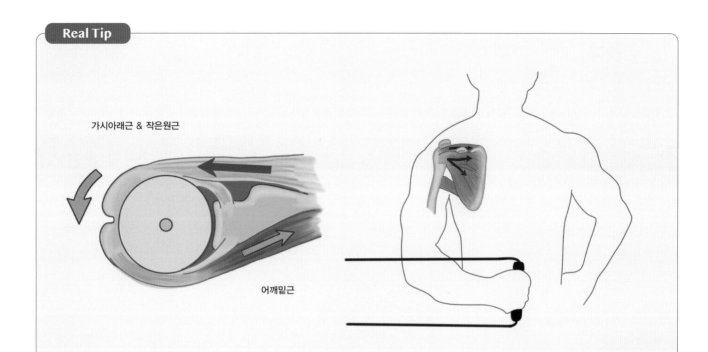

가시아래근 & 작은원근

어깨밑근

머신 플라이, 인클라인드 덤벨 플라이와 같이 어깨 내회전 움직임에서 어깨밑근은 주요 협력근으로 작용합니다. 어깨

관절의 안정성 확보와 부상방지를 위해 회전근개 근육 중 한개인 어깨밑근의 모터동원이 중요한 이유입니다.

앞톱니근은 가슴 앞부분을 발달시켜 벌크업 되는 근육은 아니지만, 큰가슴근 발달을 위해 필연적으로 수축해야 하는 협력근입니다. 앞톱니근의 안정적인 활성화는 어깨 움직임의 벌림과 모임에 효과적으로 움직이며 어깨뼈 안정화 역할을 합니다. 앞톱니근은 근육 자체 구조적 특성으로 직접적으로 발달시키기 어려운 근육 중 하나입니다. 하지만, 벤치프레스, 어깨회전, 어깨뼈 벌림, 모음 등의 움직임에 직접적으로 관여하며 어깨관절과 어깨뼈 안정성 유지에 매우 중요한 역할을 합니다. 어깨뼈 들림익상견갑*Scapular winging*과 같은 체형불균형은 위등세모근상부승모근*Upper trapezius*, 마름근능형근*Rhomboids*과 함께 앞톱니근이 핵심 근육으로 이 3개 근육의 모터 동원의 불균형으로 발생합니다.

1. 적용운동

❶ 작용 동작: 수평어깨모음 + 팔꿈치폄

바 벤치 프레스동작은 기본적으로 큰가슴근 발달운동으로 일반적으로 알려져 있습니다. 하지만 끝범위에서 바를 밀어올릴때는 큰가슴근보다는 앞톱니근의 수축이 더욱 필요합니다. 앞톱니근의 모터동원을 더욱 하려면 푸쉬업플러스 개념으로 어깨뼈 벌림*Scapular abduction* 동작이 작용되어야 합니다. 푸쉬업플러스 동작을 통해 큰가슴근과 앞톱니근의 모터동원을 극대화 시키며, 이에 따라 길항근들의 원심성 수축 역시 극대화 되어 어깨뼈를 중심으로 안정화가 이뤄집니다.

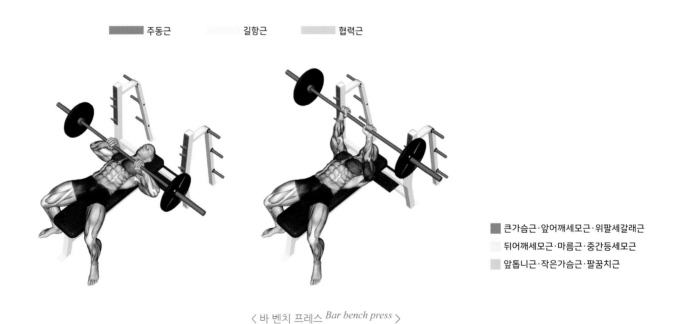

■ 주동근　□ 길항근　□ 협력근

■ 큰가슴근·앞어깨세모근·위팔세갈래근
□ 뒤어깨세모근·마름근·중간등세모근
□ 앞톱니근·작은가슴근·팔꿈치근

⟨ 바 벤치 프레스 *Bar bench press* ⟩

❷ 작용 동작: 수평어깨모음 + 팔꿈치폄

푸쉬업시 푸쉬업플러스의 중요성 전거근 사용

어깨뼈 움직임에 따라 전거근은 필수적으로 사용된다.

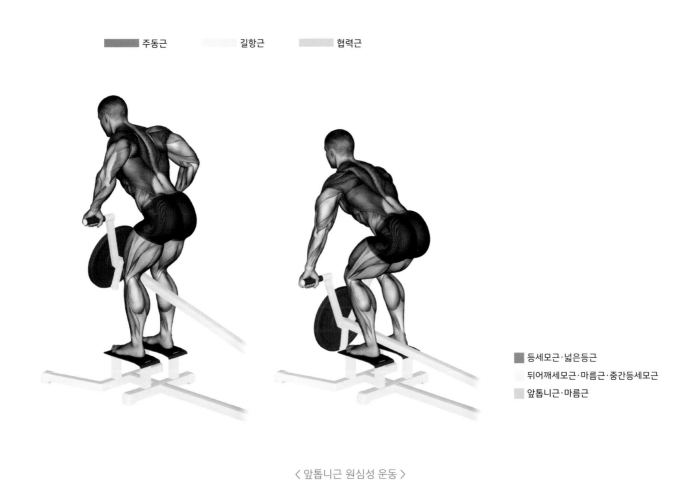

━━ 주동근   ━━ 길항근   ━━ 협력근

■ 등세모근·넓은등근
  뒤어깨세모근·마름근·중간등세모근
■ 앞톱니근·마름근

〈 앞톱니근 원심성 운동 〉

앞톱니근 원심성 운동: 등근육 구심성 수축 이후 앞톱니근의 네거티브 운동

2. 볼매뉴얼 적용

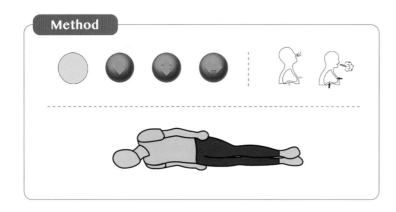

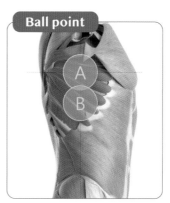

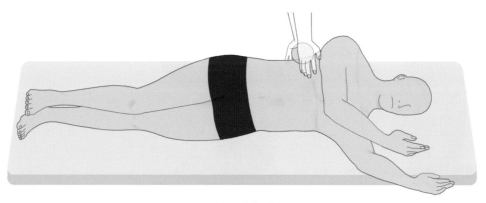

▶ 옆으로 누운 자세

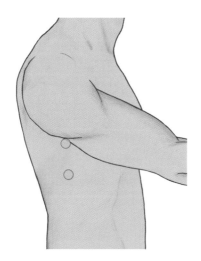

▶ 앞톱니근 포인트

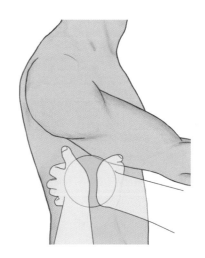

▶ 앞톱니근은 가로 방향으로 버터플라이 그립이 효과적입니다.

❶ 포지션

(1) 트레이너	(2) 대상자

① 팔꿈치를 곧게 펴, 기본그립 후 체중을 이용해 위쪽 앞톱니근 A, B 부위를 압박해 주세요.

② 앞톱니근 A, B는 겨드랑이 바로 아래부터 복부 위쪽 높이까지입니다.

③ A, B를 프레싱·롤링·디깅을 각각 10초씩 압박해 주세요.

④ 흉식호흡 들숨 이후, 날숨에 압박해 주세요.

① 옆으로 누운 자세*Side lying position* 으로 누워주세요.

② 팔은 곧게 펴, 어깨굽힘 자세로 놓아주세요.

③ 날숨을 최대한 코를 통해 흉식호흡해 주세요.

❷ 주의사항

① 앞톱니근은 갈비뼈에 바로 부착되 있는 얇은 근육입니다. 강한 압박은 갈비뼈 골절을 야기할 수 있습니다. 강한자극 보다는 볼의 압력을 대기압과 동일한 Level 0 이하로 유지해 부드럽게 압박해 주세요.

  * Level 0: 공기압조절이 가능한 펌프의 핀을 꽂아 대기압과 볼의 압력이 동일한 수준

3. 앞톱니근 기능해부학

❶ 시작점 – 부착점 작용

① 시작점: 1–9번 갈비뼈

② 부착: 어깨뼈 안쪽 가장자리

③ 작용:

• 어깨뼈 내밈 • 올림

❷ 1차 어깨뼈 위쪽돌림 근육

① 앞톱니근*Serratus anterior*

② 위등세모근*Upper trapezius*

③ 아래등세모근*Lower trapezius*

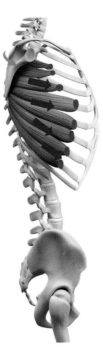

● 시작점
● 부착점

➡ 근육의 주된 수축방향
➡ 뼈 움직임 방향

⁂ 뼈뒤쪽 부착점

〈 앞톱니근 옆면 〉

V. 등 back

등은 벌크업과 바디라인의 심미성 때문에 매우 중요하게 여겨지는 부위이지만, 신체 앞면과의 근육 불균형, 특정 근육이 과발달될 경우 어깨통증이나 목통증이 발생하기 쉬운 부위입니다. 대표적으로, 마름근의 과긴장으로 등 통증이 발생할 수도 있으며, 마름근의 신경가지인 등쪽어깨신경^{견갑배신경Dorsal scapular.N} 과긴장으로 어깨올림근^{견갑거근Levator scapular} 통증까지 발생할 수 있습니다. 넓은등근 과긴장은 어깨굽힘과 허리회전 시 통증을 유발할 수 있습니다.

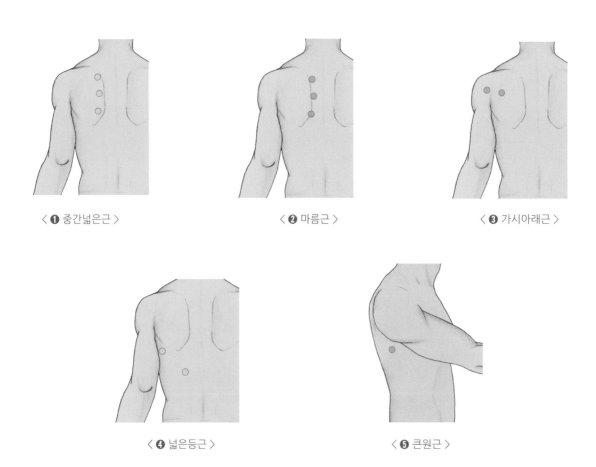

〈 ❶ 중간넓은근 〉   〈 ❷ 마름근 〉   〈 ❸ 가시아래근 〉

〈 ❹ 넓은등근 〉   〈 ❺ 큰원근 〉

1 중간등세모근 중부승모근 Middle trapezius

당기는 동작을 통해 등 운동을 할때 중간등세모근은 어깨뼈를 뒤당김^{Retraction} 작용을 합니다. 중간등세모근 아래층은 마름근, 위 뒤톱니근$^{상후거근Serratus\ posterior\ superior}$, 목널판근$^{경판상근Splenius\ cervicis}$, 가장긴근^{최장근Longissimus}, 반가시근^{반극근Semispinalis} 등이 위 치하기 때문에 볼매뉴얼 적용시 흉추와 등 뿐만 아니라, 목의 움직임까지 개선될 수 있습니다.

1. 적용운동

❶ 작용 동작: 수평어깨벌림 + 팔꿈치폄 + 어깨외회전

벤트오버 케이블레이즈, 머신로우 등의 등운동 동작은 매우 다양합니다. 이런 등운동의 공통점은 수평어깨벌림, 팔꿈치폄, 어깨 외회전이며 어깨관절 폄 동작에 따라 타겟 근육이 조금 달라질 수 있습니다. 어깨관절 폄 동작이 개입되면 위팔세갈래근과 넓은등근 의 수축정도가 증가하기 때문에 목적하는 운동효과의 효율성이 감소될 수 있습니다.

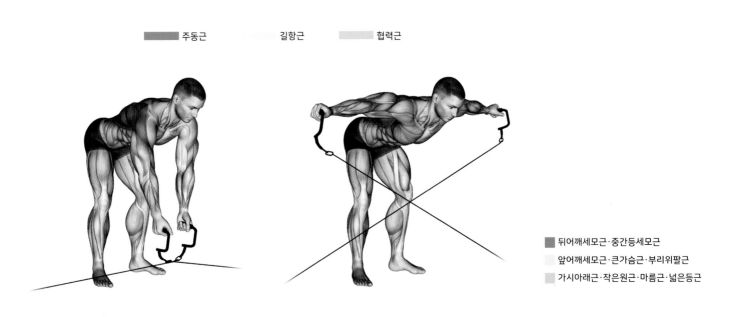

■ 주동근 　　길항근 　　■ 협력근

■ 뒤어깨세모근·중간등세모근
□ 앞어깨세모근·큰가슴근·부리위팔근
■ 가시아래근·작은원근·마름근·넓은등근

⟨ 벤트오버 케이블 레이즈 *Bentover cable raise* ⟩

2. 볼매뉴얼 적용

Method

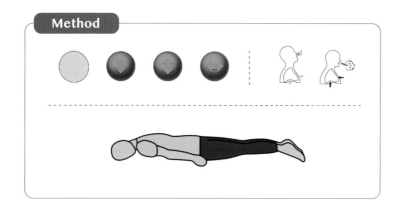

Ball point

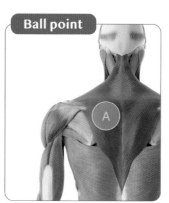

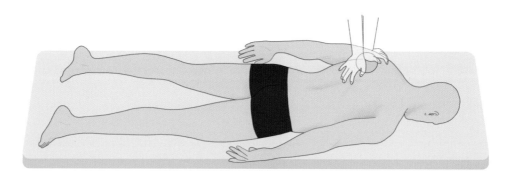

▶ 엎드린 자세

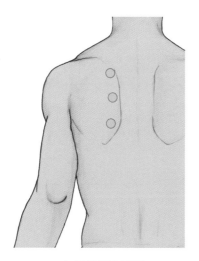

▶ 중간넓은근 포인트

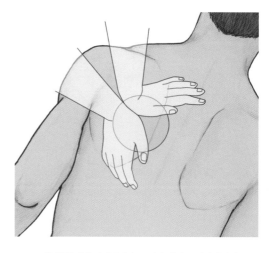

▶ 세로방향에서 버터플라이 그립이 가장 효과적입니다.

298

❶ 포지션

(1) 트레이너

① 팔꿈치를 곧게 펴, 기본그립 후 체중을 이용해 위쪽 중간등
　세모근 A 부위를 압박해 주세요.

② 중간등세모근 A는 어깨뼈 안쪽과 흉추5번 사이입니다.

③ A를 프레싱 · 롤링 · 디깅을 각각 10초씩 압박해 주세요.

④ 흉식호흡 들숨 이후, 날숨에 압박해 주세요.

(2) 대상자

① 업드려 누운 자세*Prone position* 으로 누워주세요.

② 팔은 곧게 펴, 허리옆에 위치해 주세요.

③ 날숨을 최대한 코를 통해 흉식호흡해 주세요.

❷ 주의사항

① 중간등세모근은 넓은 표면근육으로 미듐볼을 이용해 광범위하게 근육을 이완하는 것이 중요합니다.

3. 위등세모근 기능해부학

❶ 시작점 – 부착점 작용

① 시작점: 바깥뒤통수뼈 융기, 목덜미인대, 제7목뼈, 모든등
　　뼈의 가시돌기

② 부착점: 어깨뼈 가시, 봉우리, 빗장뼈 가쪽 1/3

③ 작용:

• 어깨뼈 올림(윗섬유)

• 어깨뼈 뒷당김(중간윗섬유)

• 어깨뼈 내림(아래섬유)

• 관절오목 위쪽돌림

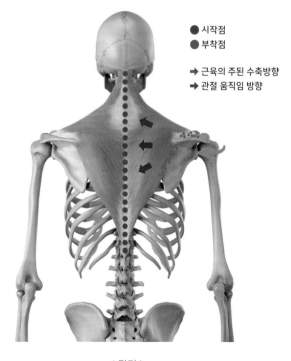

● 시작점
● 부착점

➡ 근육의 주된 수축방향
➡ 관절 움직임 방향

〈 뒷면 〉

4. 위등세모근 작용

❶ 1차 어깨뼈 뒤당김근육

 ① 마름근*Rhomboids*

 ② 중간등세모근*Middle trapezius*

① 마름근 능형근 Rhomboids

마름근은 어깨뼈를 들어올리고*Elevation*, 모으고*Adduction*, 하방회전*Downward rotation* 시키는 동작에 관여합니다. 마름근의 부착점인 어깨뼈 안쪽*Scapular medial border*를 압박해 마름근 이완과 함께 스트레칭 효과를 기대할 수 있습니다. 어깨뼈리듬 90도까지는 어깨뼈 주변 근육의 수축이 덜 관여되지만, 90도 이상팔 벌림시에는 어깨뼈 주변 근육이 주로 수축합니다. 어깨를 모음*Adduction* 할때 수축하는 마름근 이완은 가슴벌림, 어깨뼈 동작에 효과적입니다.

1. 적용운동

❶ 작용 동작: 어깨폄 + 어깨뼈 올림

중간등세모근과 함께 어깨뼈 모음 동작에는 머신리어 델토이즈플라이 동작이 더욱 적합하겠지만, 마름근의 작용 중 어깨뼈 올림, 하방회전과 같은 상하 움직임까지 고려한다면 바벨 쉬러그가 더욱 적합할 수 있습니다. 운동목적에 따라 개입되는 근육의 종류가 달라지기 때문에, 근육의 수축방향을 이해하는 것은 매우 중요합니다.

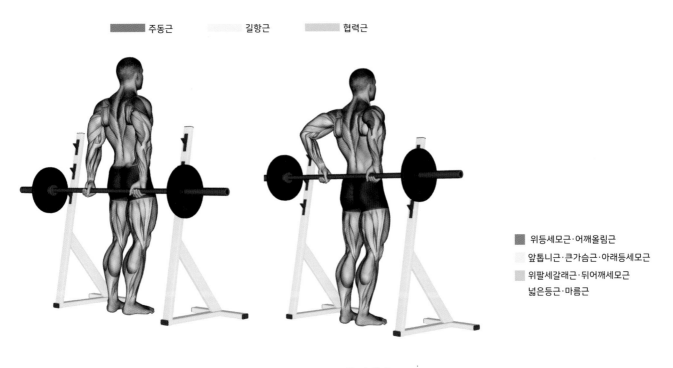

주동근   길항근   협력근

위등세모근·어깨올림근
앞톱니근·큰가슴근·아래등세모근
위팔세갈래근·뒤어깨세모근
넓은등근·마름근

⟨ 바벨 쉬러그*Barbell shrug* ⟩

301

❷ 작용 동작: 팔꿈치폄 + 어깨뼈 내림 + 어깨뼈 하방회전

바벨로우 역시 대표적인 등운동이지만 넓은등근과 척추세움근, 큰볼기근과 같은 근육들이 안정적으로 자세유지가 선행되어야 합니다. 닫힌사슬운동 동작으로 동시에 여러관절과 근육이 개입되어야 하기 때문에 스쿼과 같이 종합운동적 성격의 운동이 될 수 있지만, 특정 근육을 발달시키는 고립운동으로써의 효율성은 감소할 수 있습니다.

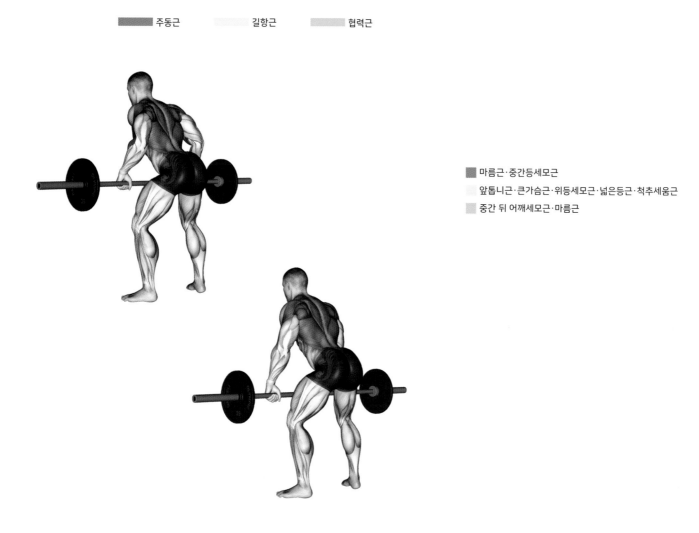

주동근　　길항근　　협력근

■ 마름근·중간등세모근
□ 앞톱니근·큰가슴근·위등세모근·넓은등근·척추세움근
▨ 중간 뒤 어깨세모근·마름근

⟨ 바벨 로우*Barbell row* ⟩

2. 볼매뉴얼 적용

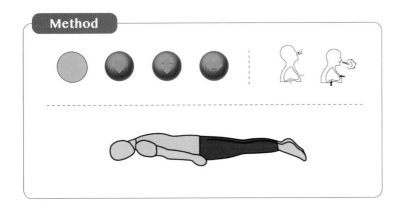

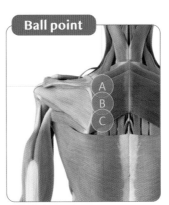

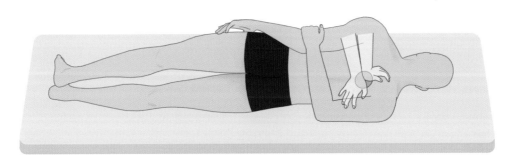

▶ 옆으로 누운 자세

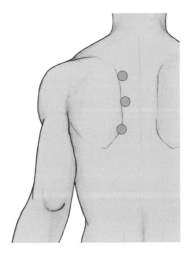

▶ 마름근 포인트

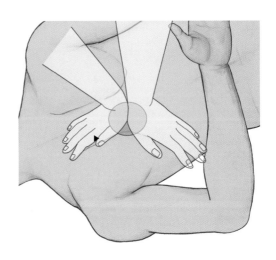

▶ 마름근 포인트는 무엇보다 공간확보가 중요합니다.
볼을 압박하면서 마름근을 자극하는 것이 엄지손가락을 이용하는 것보다
더욱 깊은 자극이 가능합니다.

❶ 포지션

(1) 트레이너	**(2) 대상자**
① 팔꿈치를 곧게 펴, 기본그립 후 체중을 이용해 마름근 A, B, C 를 압박해 주세요.	① 볼적용 팔을 허리 뒤로 위치해 주세요.
② 어깨뼈를 따라 안쪽 위, 중간, 아래 입니다.	② 어깨뼈를 돌출시키기 위해 적용팔을 뒤로 살짝 꺽고, 반대편 팔을 가슴옆으로 위치해, 상체를 기울여 주세요.
③ 두 손은 어깨뼈 안쪽*Medial border*와 평행하게 위치해 주세요.	③ 반대편 다리 무릎을 바깥으로 굽혀 상체를 더욱 기울여 주세요.

❷ 주의사항

① 볼압박을 위한 어깨뼈 공간이 충분히 확보되지 않을 경우에는 양 엄지 손가락을 이용해 근육을 이완시켜주세요.

② 꺽인 팔의 어깨통증이 발생할 경우, 손의 위치를 허리 옆에 나란히 위치해 주세요.

③ 꺽인 팔의 어깨통증 발생할 경우 가시위근이나 작은가슴근 볼매뉴얼테라피를 해주세요.

④ 어깨뼈 하각 C가 가장 많이 이완되는 부위입니다. A번부위는 위쪽 마름근으로 근육의 길이가 상대적으로 짧게때문에 길게 스트레칭 되기 힘듭니다.

3. 마름근 기능해부학

❶ 시작점 - 부착점 작용

① 시작점: 작은마름근 C7 - T1 의 가시돌기

　　　　　큰마름근 T2-T5의 가시돌기

② 부착점: 작은마름근: 어깨뼈 안쪽 가장자리 위

　　　　　큰마름근: 어깨뼈 안쪽 가장자리 아래

③ 작용:

• 어깨뼈 뒤쪽당김 • 어깨뼈 위쪽올림 • 어깨뼈 아래쪽 돌림

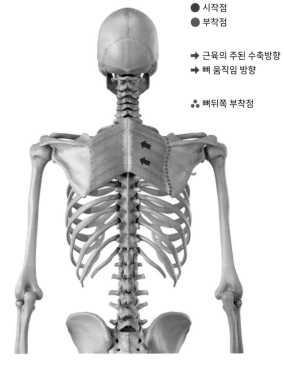

● 시작점
● 부착점

➜ 근육의 주된 수축방향
➜ 뼈 움직임 방향

⋯ 뼈뒤쪽 부착점

〈 뒷면 〉

❷ 1차 어깨뼈 아래쪽돌림근육

① 마름근*Rhomboids*

② 어깨올림근*Levator scapular*

③ 작은가슴근*Pectoralis minor*

가시아래근은 회전근개 근육 중 하나로 어깨관절 안정성 제공과 함께 어깨관절 외회전 근육으로 어깨폄 작용까지 합니다. 어깨외
회전을 반복하는 동작을 통해 가시아래근은 통증을 느낄 수 있습니다. 기능적으로는 작은원근과 동일한 작용을 하며, 근육 과긴장시
압박을 가하면 심한 통증이 발생합니다

1. 적용운동

❶ 작용 동작: 수평어깨벌림 + 팔꿈치폄 + 어깨굽힘

하이플리 래터럴 익스텐션은 상대적으로 중간등세모근의 개입을 낮추고 오목위팔관절의 뒷 근육을 더욱 특화시키는 열린사슬 동
작입니다. 뒤어깨세모근, 가시아래근, 작은원근의 동시수축으로 어깨관절의 외회전이 발생되며, 앞어깨세모근, 큰가슴근, 위팔두갈
래근에 의해 어깨굽힘이 발생되는 운동입니다.

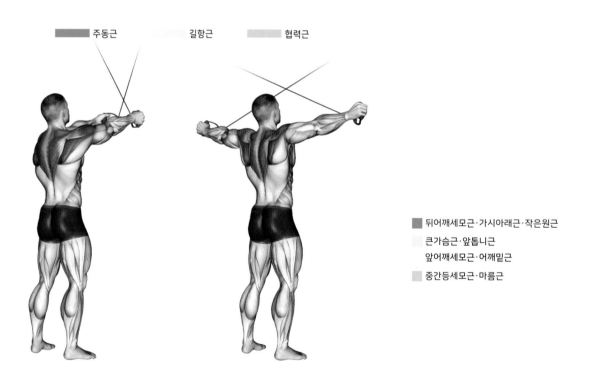

주동근   길항근   협력근

■ 뒤어깨세모근·가시아래근·작은원근
□ 큰가슴근·앞톱니근
  앞어깨세모근·어깨밑근
■ 중간등세모근·마름근

⟨ 하이폴리 래터럴 익스텐션 *High pulley lateral extensions* ⟩

2. 볼매뉴얼 적용

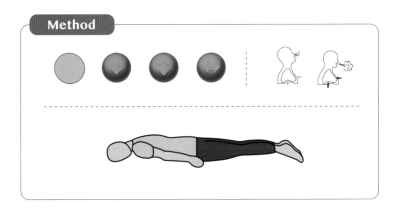

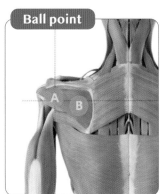

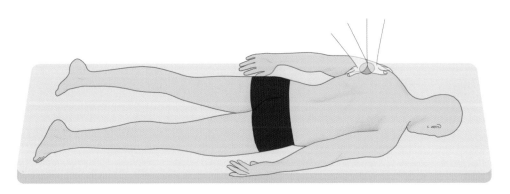

▶ 옆으로 누운 자세

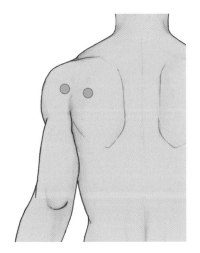

▶ 가시아래근 포인트

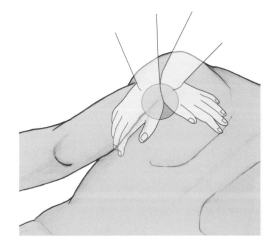

▶ 가시아래근 가로방향보다는 세로나 대각선 방향으로
　압박하는 것이 효과적입니다.

❶ 포지션

(1) 트레이너	(2) 대상자

① 팔꿈치를 곧게 펴, 기본그립 후 체중을 이용해 위쪽 가시아래근 A, B 부위를 압박해 주세요.

② 가시아래근 A, B는 어깨뼈 가시 아래 바깥쪽과 안쪽 입니다.

③ A, B 를 프레싱 · 롤링 · 디깅을 각각 10초씩 압박해 주세요.

④ 흉식호흡 들숨 이후, 날숨에 압박해 주세요.

① 엎드린 자세$^{Prone\ position}$ 으로 누워주세요.

② 팔은 곧게 펴, 손바닥은 바닥을 향한채 허리옆에 놓아주세요.

③ 날숨을 최대한 코를 통해 흉식호흡해 주세요.

❷ 주의사항

① 가시아래근은 기능적으로 작은원근과 동일한 작용을 하며, 구조적으로도 바로 위아래 위치해 있기 때문에 동시 자극이 가능합니다.

3. 가시아래근 기능해부학

❶ 시작점 – 부착점 작용

① 시작점 : 어깨뼈 가시아래오목

② 부착점 : 위팔뼈 큰결절

③ 작용 : 위팔 가쪽돌림

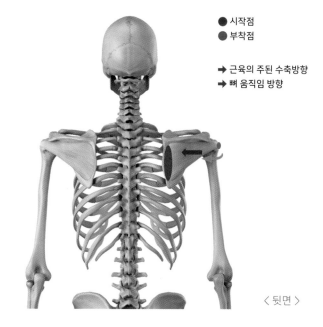

● 시작점
● 부착점

➜ 근육의 주된 수축방향
➜ 뼈 움직임 방향

〈 뒷면 〉

4 넓은등근 광배근 Latissimus dorsi

넓게 분포하는 넓은등근은 하부흉추와 상부요추의 경계부위인 중간 등$^{Middle\ back}$에도 분포합니다. 중간등에는 넓은등근 뿐만아니라, 아래뒤톱니근$^{하후거근Serratus\ posterior\ inferior}$, 가장긴근$^{최장근\ Longissimus}$, 엉덩갈비근^{장늑근Iliocostalis}등이 층을 이루는 부위로, 볼 매뉴얼테라피 자극시 등과 허리, 목 움직임 개선에도 효과적입니다. 넓은등근은 구조적으로 어깨뼈 하각과 앞톱니근을 덮기 때문에 근육 테스트를 통해 통증과 기능 저하 원인을 잘 분별해야 합니다. 넓은등근은 어깨 움직임에도 많은 관여를 하기 때문에 어깨운동 파트에서 더욱 상세히 알아보겠습니다.

1. 적용운동

❶ 작용 동작: 어깨뼈 하방회전 + 어깨모음

넓은등근 발달을 위해 다양한 방법을 통해 부위별 운동이 가능하지만, 풀업동작은 시작점과 부착점을 최대한 활용해 근육을 최대한 많이 사용하는 넓은등근을 모두 자극하는 동작입니다. 풀업동작시 팔꿈치가 등라인 뒤로 이동되는 어깨폄$^{Shoulder\ extension}$ 동작이 많을 수록 넓은등근의 수축개입이 더욱 증가해 넓은등근의 부착점인 겨드랑이 아래부위가 두꺼워 질 수 있습니다. 이에 반해, 풀업 동작시 어깨폄 동작이 발생되지 않는다면, 넓은등근은 주로 어깨모음$^{Shoulder\ adduction}$ 동작이 증가해 넓은등근의 어깨뼈 모음 작용에 더욱 초점이 맞춰져, 넓은등근의 부피와 면적이 상대적으로 감소할 수 있습니다.

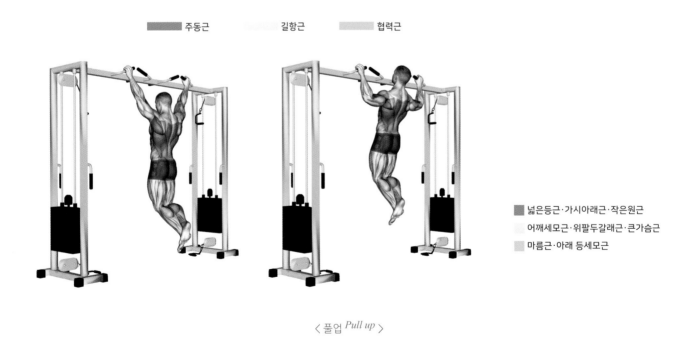

주동근　　　길항근　　　협력근

넓은등근·가시아래근·작은원근
어깨세모근·위팔두갈래근·큰가슴근
마름근·아래 등세모근

⟨ 풀업 *Pull up* ⟩

2. 볼매뉴얼 적용

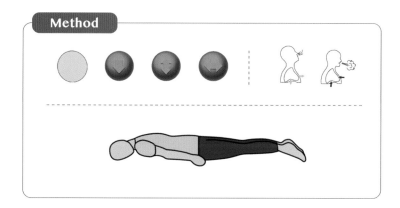

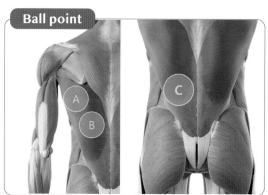

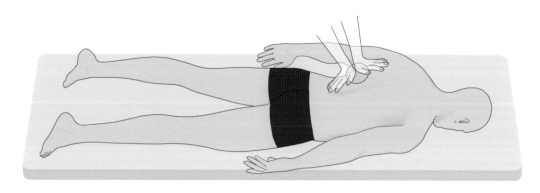

▶ 엎드린 자세

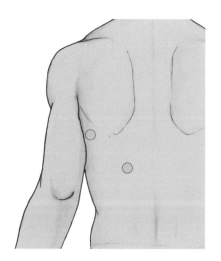

▶ 넓은등근 포인트

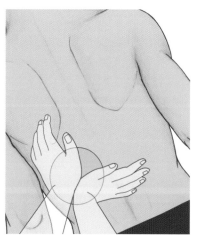

▶ 넓은등근은 표면근육으로, 뒤쪽과 옆쪽에서 자극합니다.
  가로 그립을 이용해 수직방향에서 압박해 주세요.

❶ 포지션

(1) 트레이너	(2) 대상자

① 팔꿈치를 곧게 펴, 기본그립 후 체중을 이용해 위쪽 넓은등근 A–C부위를 압박해 주세요.

② 넓은등근 A, B는 어깨뼈 아래 갈비뼈 9, 10번 부위이며, C는 허리 뒤쪽입니다.

③ A–C를 프레싱 · 롤링 · 디깅을 각각 10초씩 압박해 주세요.

④ 흉식호흡 들숨 이후, 날숨에 압박해 주세요.

① 엎드린 자세$^{Prone\ position}$ 으로 누워주세요.

② 팔은 곧게 펴, 손바닥은 바닥을 향한채 허리옆에 놓아주세요.

③ 날숨을 최대한 코를 통해 흉식호흡해 주세요.

❷ 주의사항

① 넓은등근은 몸통회전과 어깨움직임에 동시 작용하기 때문에 뒤, 옆 방향에서 이완이 필요합니다.

② 목은 볼 적용위치 방향으로 회전시켜 주세요.

3. 넓은등근 기능해부학

❶ 시작점 – 부착점 작용

① 시작점:어깨뼈 아래쪽각

T7 – L5 의 가시돌기

엉치뼈 뒤쪽

뒤쪽 엉덩뼈능선

② 부착점: 위팔뼈의 두갈래근고랑의 안쪽입술

③ 작용:

• 어깨모음 • 어깨폄 • 어깨안쪽돌림 • 어깨뼈 내림

❷ 1차 어깨 폄근육

① 넓은등근 *Latissimus dorsi*

② 큰원근 *Teres major*

③ 큰가슴근 *Pectoralis major*

④ 뒤어깨세모근 *Posterior deltoid*

⑥ 위팔세갈래근 긴갈래 *Triceps brachii long head*

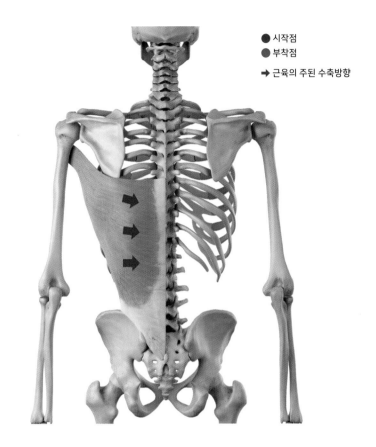

● 시작점
● 부착점
➡ 근육의 주된 수축방향

〈 뒷면 〉

「볼매뉴얼테라피」에서 큰원근은 기능적으로 어깨근육에 속하지만, 외형적·형태학·위치적으로 등근육에 포함합니다. 큰원근은 작은원근과 다르게 회전근개 근육이 아니며, 어깨모음, 어깨폄, 어깨안쪽회전 작용을 하기 때문에 어깨 움직임에도 매우 중요합니다.

1. 적용운동

❶ 작용 동작: 어깨폄 + 어깨외회전

넘벨보우 운동시 주동근으로 넓은등근과 위팔세갈래근이 작용하며, 큰원근과 뒤어깨세모근은 협력근으로 작용합니다. 상내적으로 짐워크아웃 시, 큰원근의 중요성이 덜 강조될 수 있지만, 넓은등근 수축에 있어 큰원근이 협력근으로 작용하기 때문에 안정적인 넓은등근의 발달이 가능합니다.

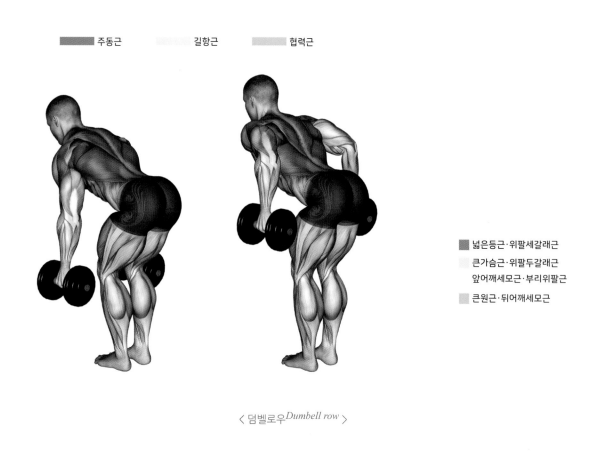

주동근　　　　길항근　　　　협력근

넓은등근·위팔세갈래근
큰가슴근·위팔두갈래근
앞어깨세모근·부리위팔근
큰원근·뒤어깨세모근

〈 덤벨로우 *Dumbell row* 〉

314

2. 볼매뉴얼 적용

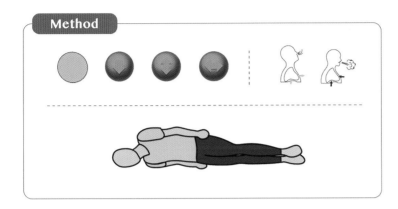

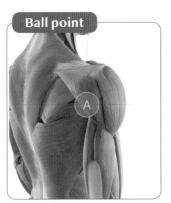

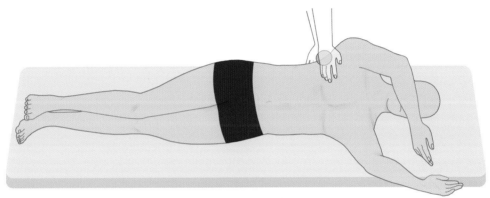

▶ 옆으로 누운 자세

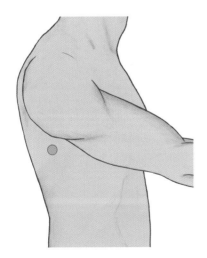

▶ 큰원근 포인트

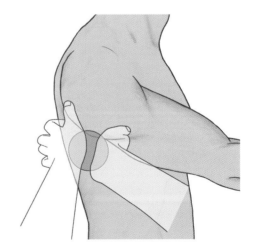

▶ 큰원근은 수직방향에서 양 옆으로 그립하여 잡는것이 효과적입니다.

❶ 포지션

(1) 트레이너	(2) 대상자
① 팔꿈치를 곧게 펴, 기본그립 후 체중을 이용해 큰원근 A 를 압박해 주세요.	① 옆으로 누워주세요.
② 큰원근은 어깨뼈 하각과 위팔뼈 안쪽에 붙습니다. 팔을 옆으로 벌린채, 어깨뼈 바깥경계 부위를 따라 촉지해주세요.	② 효과적인 흉식호흡을 위해 팔을 앞으로 뻗어 주세요.
③ 두 손은 앞뒤로 앞톱니근을 감싸주세요.	③ 날숨을 최대한 코를 통해 흉식호흡해 주세요.
④ 한손을 사용할 경우, 반대편 손으로 어깨뼈를 고정하고 압박해 주세요.	

❷ 주의사항

① 큰원근은 어깨뼈와 평행하며 위팔뼈에 부착됩니다. 큰원근의 위치를 명확하게 이해해야 합니다.

3. 큰원근 기능해부학

❶ 시작점 – 부착점 작용

① 시작점: 어깨뼈의 가쪽 가장자리 위쪽

② 부착점: 위팔뼈의 큰 결절

③ 작용:

• 어깨의 바깥쪽 돌림 • 오목위팔관절의 안정화

❷ 1차 어깨 가쪽돌림근육

① 작은원근*Teres minor*

② 가시아래근*Infraspinatus*

③ 뒤어깨세모근*Posterior deltoid*

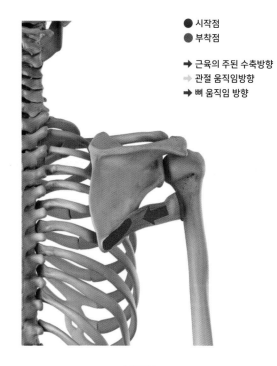

● 시작점
● 부착점

➡ 근육의 주된 수축방향
➡ 관절 움직임방향
➡ 뼈 움직임 방향

〈 뒷면 〉

복부운동을 위해서는 엉덩관절 굽힘과 허리회전이 중요합니다. 배바깥빗근^{외복사근}*External oblique*과 허리네모근^{요방형근}*Quadratus lumborum*은 허리 회전과 측면굽힘에 주로 작용하기 때문에 미리 근육활성화를 증가시키는것이 중요합니다. 엉덩관절^{고관절}*Hip joint* 굽힘에는 엉덩허리근^{장요근}*Iliopsoas major*, 배곧은근^{복직근}*Abdominis rectus*, 넙다리네갈래근^{대퇴사두근}*Quadriceps* 등이 주로 작용합니다. 서혜부^{Inguinal border} 포인트에는 엉덩허리근, 넙다리네갈래근, 넙다리빗근^{봉공근}*Sartorius* 등의 근육 힘줄이 위치해 있기 때문에 중요 자극 포인트가 됩니다.

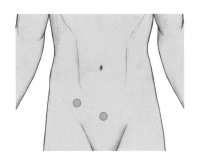

〈 ❶ 아랫근 〉

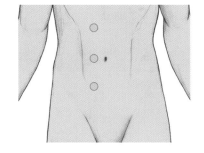

〈 ❷ 배곧은근 〉

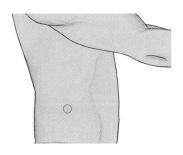

〈 ❸ 배바깥빗근 〉

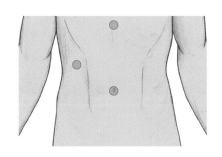

〈 ❹ 배가로근 〉

아랫배는 배바깥빗근, 배속빗근, 배가로근, 배곧은근과 같은 코르셋 복부근육과 엉덩허리근이 층을 이루며 위치해 있습니다. 하복부 근육은 하 복부운동, 몸통회전 운동 등에 관여하기 때문에 코르셋 근육을 동시에 자극하는데 매우 효과적인 부위입니다.

1. 적용운동

❶ 작용 동작: 몸통굽힘 + 엉덩관절 굽힘

몸통관절 굽힘 동작에 공통적으로 해당되는 운동에 적용해 주세요. 엉덩관절 굽힘시 엉덩허리근과 배곧은근이 주동근으로 사용되지만 협력근의 역할로 넙다리네갈래근이 작용되기 때문에 움직임 개선에 효과적입니다.

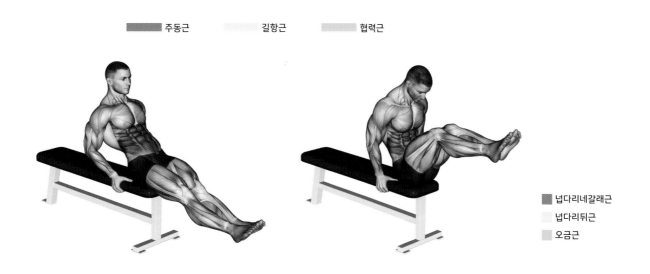

〈 앱도미널 플렉션 온 벤치 *Abdominal flexion on bench* 〉

2 볼매뉴얼 적용

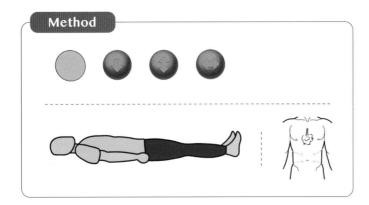

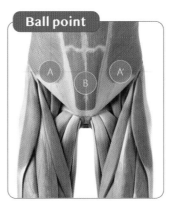

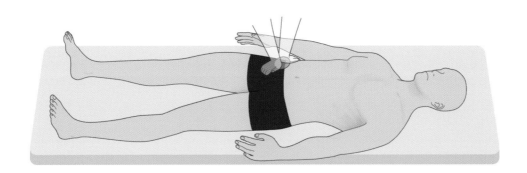

▶ 바로 누운 자세

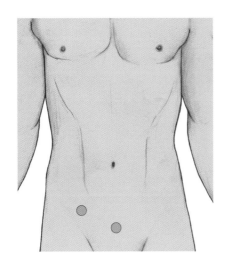

▶ 아랫배 포인트

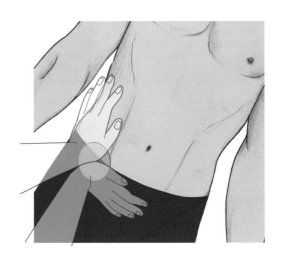

▶ 아랫배는 민감한 부위이기 때문에 가로로 양손을 위치하는 것이 좋습니다.

❶ 포지션

<table>
<tr><td align="center">**(1) 트레이너**</td><td align="center">**(2) 대상자**</td></tr>
</table>

① 팔꿈치를 곧게 펴, 기본그립 후 체중을 이용해 아랫배 A, B 를 압박해 주세요.

② 아랫배는 사타구니 경계부위를 따라 골반 위 부위입니다.

① 바로누운 자세*Supine position* 으로 누워주세요.

② 날숨을 최대한 코를 통해 복식호흡해 주세요.

❷ 주의사항

① 복식호흡과 타이밍을 맞춰 압박해주세요. 들숨 후, 날숨 시 지긋이 압박해주세요.

Real Tip

A포인트의 위앞엉덩뼈가시 위치는 넙다리빗근, 넙다리곧은근, 엉덩허리근 등과 같은 다수의 근육이 위치합니다. 볼매 뉴얼을 통해 동시다발적으로 접근이 가능하기 때문에 엉덩관절 굽힘 동작의 기능 개선에 매우 효과적인 볼포인트 입니다. 볼매뉴얼 자극시 통증을 쉽게 발생되기 때문에 부드럽고 단계적으로 자극강도를 높여야 합니다. 위앞엉덩뼈가시 포인트에는 주요 신경과 혈관이 위치하지 않습니다.

② 배곧은근 복직근 Rectus abdominis

배곧은근은 과도한 운동으로 손상당하기 어려운 근육이지만, 복부근육의 피로감이 누적되면 젖산이 축적되 근육경련, 마비등의 증상이 나타나기 때문에 복부운동시 주동근, 협력근의 충분한 휴식과 이완이 필수적입니다.

1. 적용운동

❶ 적용동작: 몸통굽힘 + 엉덩관절 굽힘

레그레이즈 운동시, 다리를 들어올리는 동작에서 배곧은근은 시작점이 두덩뼈결합이며, 부착점은 칼돌기와 갈비뼈 이기 때문에 수축방향은 아래→위방향입니다. 레그레이즈 시 90˚ 이상 굽힘 동작이 발생해야 배곧은근과 엉덩허리근의 수축이 증가합니다. 만약 90˚ 이하로 동작이 발생되면 하복부에 수축이 집중되기 때문에 엉덩허리근과 넙다리네갈래근 수축정도가 증가하여 배곧은근을 목적의 운동효과가 감소될 수 있습니다.

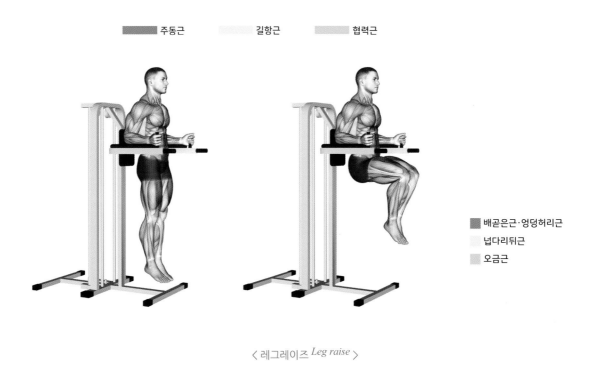

〈 레그레이즈 *Leg raise* 〉

322

2. 볼매뉴얼 적용

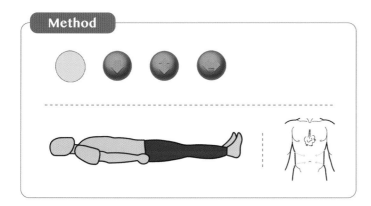

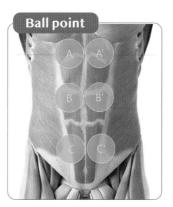

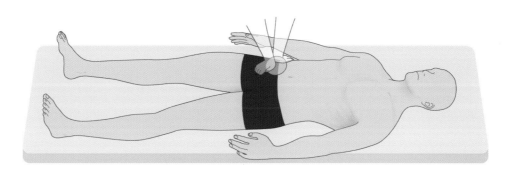

▶ 바로 누운 자세

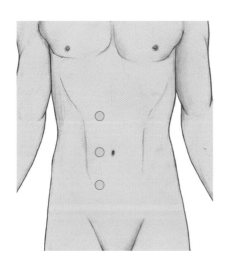

▶ 배곧은근 포인트

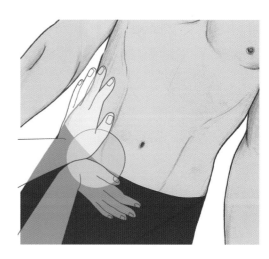

▶ 배곧은근은 좌우 포함하면 6 포인트 입니다.
  호흡과 함께 지긋이 눌러주세요.

❶ 포지션

(1) 트레이너	(2) 대상자
① 팔꿈치를 곧게 펴, 기본그립 후 체중을 이용해 배곧은근 A-C 를 압박해 주세요. ② 배곧은근 갈비뼈 8번 바로아래 상복부 입니다. ③ 두 손은 옆으로 배곧은근을 감싸주세요.	① 바로누운 자세*Supine position* 으로 누워주세요. ② 날숨을 최대한 코를 통해 복식호흡을 해주세요.

❷ 주의사항

① 갈비뼈를 압박하지 않게 주의해주세요.

② 복식호흡과 타이밍을 맞춰 압박해주세요. 들숨 후, 날숨 시 지긋이 압박해주세요.

3. 배곧은근 기능해부학

❶ 시작점 – 부착점 작용

① 시작점: 두덩뼈 결합, 두덩뼈능선

② 부착점: 칼돌기, 5-7번째 갈비연골

③ 작용:

• 배를 누름　• 골반과 척추 굽힘

• 내장보호　• 복장뼈를 골반쪽으로 당김　• 강하게 숨을 쉴 때

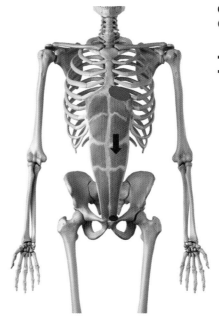

● 시작점
● 부착점

➡ 근육의 주된 수축방향
➡ 뼈 움직임 방향

〈 앞면 〉

복부 운동 4가지 전략

❶ 등척성 수축

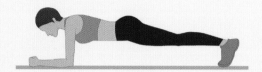

플랭크

근육길이 변화없이 척추 안정화 근육인 코르셋

근육 활성화 강화를 위한 운동

코르셋 근육

배바깥빗근, 배속빗근, 배가로근

❷ 골반고정 후 몸통굽힘

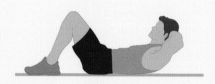

골반고정 후 몸통굽힘

엉덩관절 개입을 최소화하며 상복부를 집중적으로

수축하는 고립운동

❸ 엉덩관절과 하복부 강화

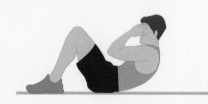

하체고정 후 몸통굽힘

하체를 고정한 후 엉덩관절 굽힘이 중요 포인트!

허리근과 넙다리네갈래근, 배곧은근 모터동원

❹ 하복부 강화

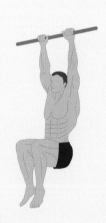

열린사슬 운동 엉덩관절 굽힘

엉덩관절 신전에 의한 엉덩허리근 주요 활성화와

척추기립근과 엉덩이 근육 이완에 효과적인 동작

복부운동은 복부 · 골반 · 하체 근육을 동원해서 동시수축을 합니다. 복부 운동 전략에 따라 근육 수축과 활성화를 부위별로 나눠 특정 근육을 발달시킬 수 있습니다. 하지만, 복부운동시 몸통 앞쪽의 근육은 활성화 정도의 차이가 있을 뿐 대부분 동시수축을 합니다.

복부운동을 대표적인 예로 들었지만, 열린사슬 운동이나 닫힌사슬 운동 등 모든 짐 워크아웃 운동은 주동근, 협력근, 안정근, 길항근, 구심성 수축, 원심성 수축 등의 모든 근육수축 개념이 동원됩니다. 각 개념별로 동작을 분석해서 이해하는 것은 효과적이고 체계적인 운동프로그램 구성에 도움되기 때문에 실제 작업환경에서 적용하기에 매우 중요한 기본 개념이됩니다.

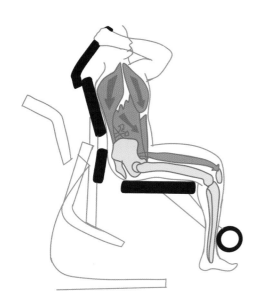 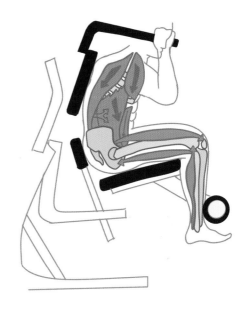

배바깥빗근은 몸통회전과 몸통굽힘을 주로 합니다. 특히, 임상적으로 배바깥빗근은 수축근육과 반대방향으로 움직임이 발생하는 대표적인 대측성^{Contralateral} 근육입니다. 즉, 오른쪽 배바깥빗근 수축시 왼쪽몸통 회전이 발생합니다. 동시 수축일 경우에는 몸통 굽힘과 폄 동작이 발생합니다. 무엇보다, 배속빗근^{내복사근}$^{Internal\ oblique}$과 마찬가지로 복부 전면에만 위치하는 근육이 아닌 허리 옆과 부분적으로 허리뒤까지 분포하는 광범위한 근육입니다.

1. 적용운동

❶ 적용 동작: 몸통굽힘 + 엉덩관절 굽힘 + 몸통회전

몸통회전 운동과 체간을 안정적으로 고정하기 위해서 배바깥빗근과 배속빗근의 활성화가 중요합니다. 척추의 안정성이 증가해 허리통증과 팔다리 근력발휘에 더욱 효과적으로 작용합니다. 근막표면전방선 개념에 의해 목 – 가슴 – 복부 – 넙다리근육이 상호 연결되어 있기 때문에 목에서의 안정성이 감소된다면 몸통굽힘 동작에 제한이 발생 할 수 있습니다.

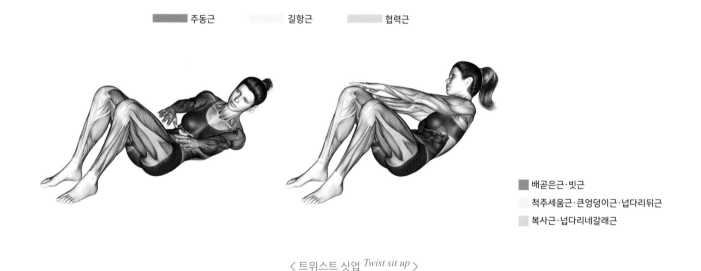

■ 주동근   길항근   협력근

■ 배곧은근·빗근
척추세움근·큰엉덩이근·넙다리뒤근
■ 복사근·넙다리네갈래근

⟨ 트위스트 싯업 *Twist sit up* ⟩

2. 볼매뉴얼 적용

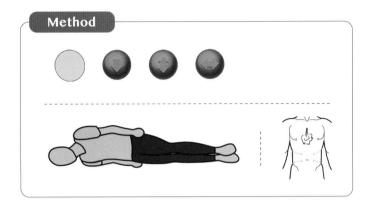

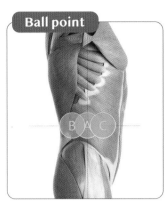

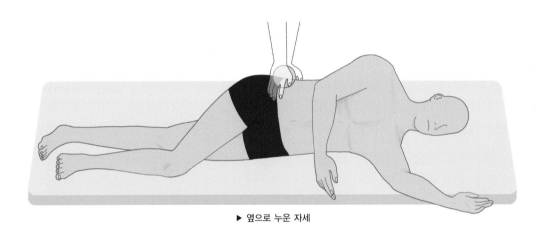

▶ 옆으로 누운 자세

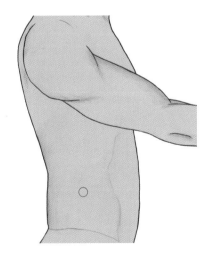

▶ 빗근 A포인트

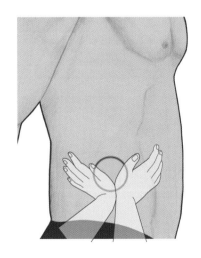

▶ 빗근 A포인트는 두 손을 이용해 양 옆으로 넓게 잡아 몸통이 흔들리지 않게 안정감을 제공해야 합니다.

❶ 포지션

(1) 트레이너	(2) 대상자
① 팔꿈치를 곧게 펴, 기본그립 후 체중을 이용해 배바깥빗근 A 를 압박해 주세요.	① 옆으로 누운 자세*Side lying position* 으로 누워주세요.
② 배바깥빗근 A는 갈비뼈 10번과 골반뼈 바깥쪽 사이입니다.	② 날숨을 최대한 코를 통해 복식호흡해 주세요.
③ 두 손은 앞뒤로 배바깥빗근을 감싸주세요.	

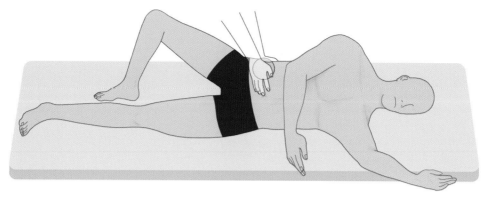

▶ 옆으로 누운 자세

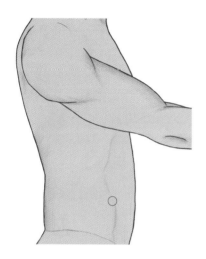

▶ 빗근 C포인트

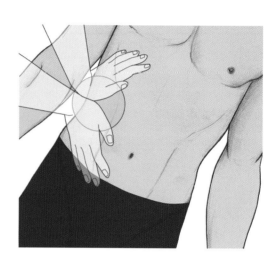

▶ 빗근 C포인트는 손의 위치를 자유롭게 위아래, 좌우로 놓을 수 있습니다.

① 포지션

(1) 트레이너	(2) 대상자
① 팔꿈치를 곧게 펴, 기본그립 후 체중을 이용해 배바깥빗근 C를 압박해 주세요.	① 옆으로 누운 자세*Side lying position* 으로 누워주세요.
② 배바깥빗근 C는 A부위 앞쪽 입니다.	② 앞 배바깥빗근 압박을 위해 몸을 뒤로 기울여 위 다리를 굽혀 몸을 지탱해 주세요.
③ 두 손은 옆으로 배곧은근을 감싸주세요.	③ 날숨을 최대한 코를 통해 복식호흡해 주세요.

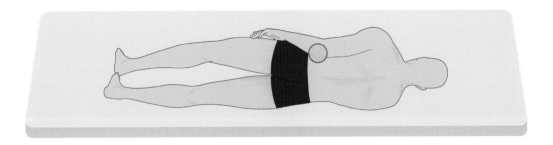

▶ 옆으로 누운 자세

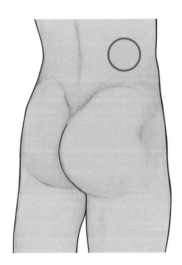

▶ 빗근 B포인트

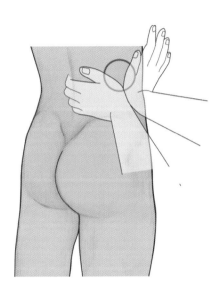

▶ 빗근 B포인트는 손의 위치를 자유롭게 위아래, 좌우로 놓을 수 있습니다.

❶ 포지션

(1) 트레이너	(2) 대상자

① 팔꿈치를 곧게 펴, 기본그립 후 체중을 이용해 배바깥빗근 B를 압박해 주세요.

② 배바깥빗근 B는 A 부위 뒤쪽입니다.

③ 두 손은 옆으로 배곧은근을 감싸주세요.

① 옆으로 누운 자세*Side lying position* 으로 누워주세요.

② 앞 배바깥빗근 압박을 위해 몸을 앞으로 기울여 위 다리를 굽혀 몸을 지탱해 주세요.

③ 날숨을 최대한 코를 통해 복식호흡해 주세요.

❷ 주의사항

① 복식호흡과 타이밍을 맞춰 압박해주세요. 들숨 후, 날숨 시 지긋이 압박해주세요.

② 대상자는 옆으로 누운자세에서 위쪽다리를 뒤쪽으로 무릎을 굽힌 후, 외회전 자세를 통해 몸을 고정해 주세요.

3. 배바깥빗근 기능해부학

❶ 시작점 – 부착점 작용

① 시작점: 앞쪽 엉덩뼈능선, 배널힘줄 *Abdominal aponeurosis*

② 부착점: 갈비뼈 5–12번

③ 작용:

· 몸쪽굽힘　· 바깥쪽굽힘

· 반대쪽 돌림　· 골반 뒤쪽 경사

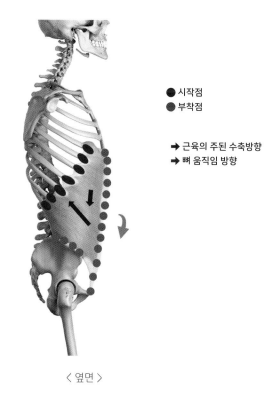

● 시작점
● 부착점

➜ 근육의 주된 수축방향
➜ 뼈 움직임 방향

〈 옆면 〉

대각선 회전 굽힘은 배바깥빗근을 제외하고 회전방향과 주요 근육들의 수축방향이 일치합니다. 배바깥빗근은 수축방향과 허리회전 방향이 반대인*Contralateral* 근육입니다. 허리 오른쪽 회전 시, 배바깥빗근과 배속빗근의 수축은 수직방향이며 오른쪽 배속빗근, 왼쪽 배바깥빗근 수축이 발생합니다.

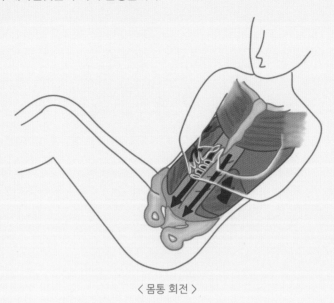

< 몸통 회전 >

④ 배가로근 복횡근 Transversus abdominis

배가로근은 갈비뼈와 내장에 압력을 가해 흉추와 골반에 안정성을 제공합니다. 배가로근의 과긴장은 신경계 반응으로 팔다리를 효율적으로 사용할 수 없으며, 운동기능이 떨어집니다. 배가로근은 배 앞부분, 허리옆, 허리뒤쪽까지 넓게 분포하고 있습니다. 허리 폄 운동을 위해 허리뒤쪽 자극은 넓은등근 일부, 배속빗근내복사근*Internal oblique*, 배바깥빗근외복사근*External oblique*까지 동시에 자극할 수 있어 허리 폄 동작에 효과적입니다. 배가로근은 대표적인 코르셋 근육으로 배의 내부압력을 유지하고 상승시키는데 중요한 역할을 합니다. 만성허리통증의 경우 배가로근의 약화가 주된 원인 중 하나입니다. 배가로근의 기능회복은 허리통증 개선과 복부의 코어 근육 강화로 팔다리의 근력효율성에 중요한 근육입니다. 복부의 상승시켜 유지한채 팔다리의 큰 힘을 내는 모든 운동에 적용되는 됩니다.배가로근은 복부근육 중 가장 깊은 근육으로 직접적인 자극이 어려움으로 배가깥빗근과 배속빗근 자극을 통해 간접적으로 자극할 수 있습니다.

1. 적용운동

❶ 적용동작: 몸통굽힘 + 무릎굽힘 + 어깨굽힘

플랭크 위드 롤링볼 동작시 등척성 수축을 통해 배가로근과 척추세움근의 활성화를 유지합니다.

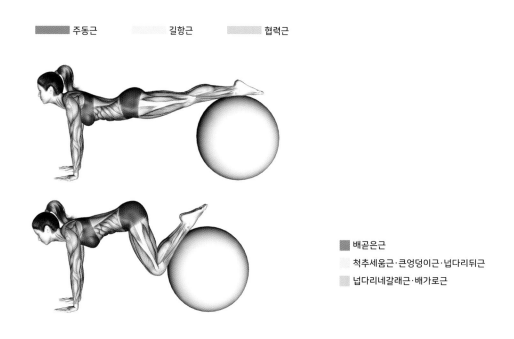

■ 주동근　　■ 길항근　　■ 협력근

■ 배곧은근
■ 척추세움근·큰엉덩이근·넙다리뒤근
■ 넙다리네갈래근·배가로근

⟨ 플랭크 위드 롤링볼*Plank with rolling ball* ⟩

2. 볼매뉴얼 적용

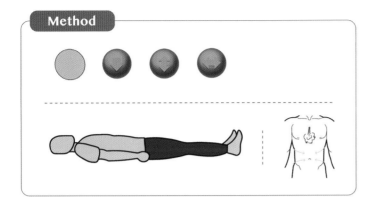

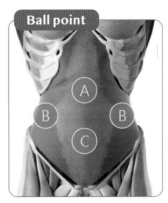

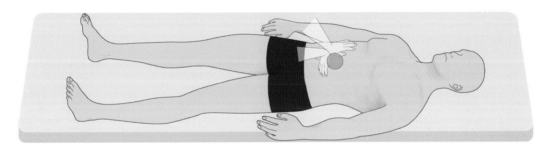

▶ 바로 누운 자세

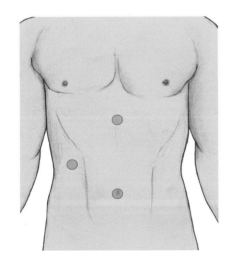

▶ 배가로근 포인트

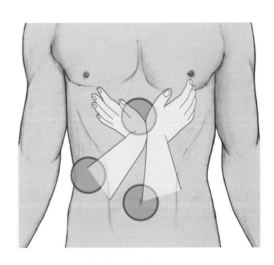

▶ 배가로근은 복식호흡과 함께 자극해 주세요.
　 깊은 자극이 필요한 부위이기 때문에 호흡과 함께 깊이 자극해 주세요.

❶ 포지션

(1) 트레이너	(2) 대상자

① 팔꿈치를 곧게 펴, 기본그립 후 체중을 이용해 배가로근 A-C 를 압박해 주세요.

② 배가로근 A는 복장뼈 아래 상복부A 부위입니다.

　배가로근 B는 배꼽 바깥쪽 복부 바깥쪽 입니다.

　배가로근 C는 배꼽 부위입니다.

③ A, B 부위는 두 손은 위아래로 배곧은근을 감싸주세요.

　C 부위는 가로방향으로 복부측면을 감싸주세요.

① 바로누운 자세$^{Supine\ position}$으로 누워주세요.

② 날숨을 최대한 코를 통해 복식호흡해 주세요.

❷ 주의사항

① 복식호흡과 타이밍을 맞춰 압박해주세요. 들숨 후, 날숨 시 지긋이 압박해주세요.

② 배가로근은 가장 깊은 복부근육임으로 지긋이 깊히 압박해 주세요.

3. 배가로근 기능해부학

❶ 시작점 – 부착점 작용

① 시작점:

- 샅고랑인대 · 등허리근막

- 엉덩뼈능선 · 갈비연골

② 부착점:

- 배널힘줄

③작용:

- 배안압력 증가 · 등허리근막 장력증가

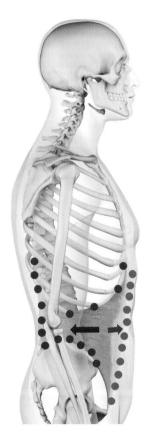

● 시작점
● 부착점

➡ 근육의 주된 수축방향
➡ 뼈 움직임 방향

〈 배가로근 옆면 〉

VII. 엉덩관절 운동

엉덩관절은 자유도 3 관절로 굽힘, 폄, 벌림, 모음, 휘돌림^{Circumduction} 등의 다양한 각도에서 움직임이 발생하는 절구관절 입니다. 움직임 방향이 다양한 만큼, 작용하는 근육도 매우 많으며 가동성과 안정성을 모두 갖어야 하는 관절이기 때문에 표면근육과 함께 속근육과 협력근의 이완이 필요합니다. 특히, 엉덩관절은 허리통증과 매우 밀접하기 때문에 엉덩관절이 안정성이 확보되어야 허리 관절에 부담을 주지 않을 수 있습니다.

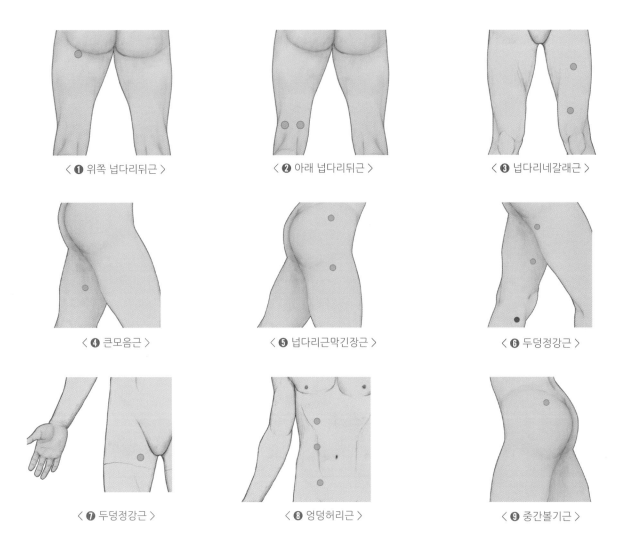

〈 ❶ 위쪽 넙다리뒤근 〉 〈 ❷ 아래 넙다리뒤근 〉 〈 ❸ 넙다리네갈래근 〉

〈 ❹ 큰모음근 〉 〈 ❺ 넙다리근막긴장근 〉 〈 ❻ 두덩정강근 〉

〈 ❼ 두덩정강근 〉 〈 ❽ 엉덩허리근 〉 〈 ❾ 중간볼기근 〉

① 위쪽 넙다리뒤근육 슬괵근 Hamstring upper part

넙다리뒤근육은 허리를 뒤로 피는 폄신전Extension 동작, 앞으로 차고 나갈 때 강력한 힘을 내는 근육입니다. 특히, 넙다리뒤근육은 엉덩관절 폄, 무릎관절 굽힘을 동시에 작용하는 2관절 근육입니다. 넙다리뒤근육은 기능이 많고 강한 근력을 내기 때문에, 다른 근육에 비해 부상 확률이 높은 근육입니다. 특히, 스포츠 선수들의 주된 부상부위 중 하나인 넙다리뒤근육은 상대적으로 넙다리네갈래근대퇴사두근Quadriceps보다 발달이 덜 되어 두 근육그룹간의 불균형이 부상원인 중 하나입니다. 넙다리네갈래근과 넙다리뒤근육의 근력비율은 8:5로 평균적으로 20%정도 높습니다. 예를들어, 넙다리뒤근육이 50kg을 들어올린다면 넙다리네갈래근은 80kg을 들어올릴수 있습니다. 물론 넙다리뒤근육이 부상의 주된 원인이 될 수 있지만, 근본적으로는 넙다리네갈래근과의 불균형이 넙다리뒤근육 부상의 주요 원인 중 하나입니다(Kong, P.W, 2010).

1. 적용운동

❶ 적용동작: 몸통폄 + 무릎폄

닫힌사슬운동의 원리에 의해 스쿼트운동 동작은 기본적으로 전신운동으로, 근력운동과 함께 유산소 운동 효과까지 기대할 수 있는, 동시다발적으로 근육과 관절이 개입되는 동작입니다. 근육발달 측면에서는 큰볼기근과 넙다리네갈래근이 가장 많이 발달 될 수 있지만, 다근육 다관절 측면에서 근신경학적으로 협응수축 능력이 향상되는 종합적인 운동입니다.

주동근　　　　　길항근　　　　　협력근

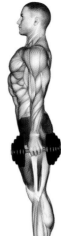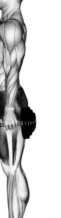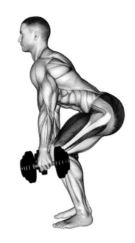

■ 넙다리뒤근·큰볼기근·척추세움근·넓은등근

　 넙다리네갈래근·엉덩허리근·배곧은근

■ 중간볼기근·큰모음근·넙다리빗근

〈 트렁크익스텐션*Trunk extension* 〉

주동근　　　　　길항근　　　　　협력근

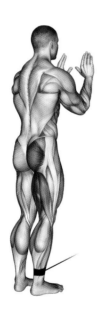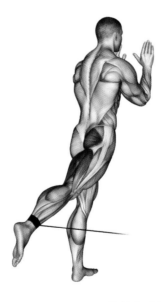

■ 넙다리뒤근·큰볼기근

　 넙다리네갈래근·엉덩허리근·배곧은근

■ 척추세움근

〈 케이블백킥*Cable back kick* 〉

340

2. 볼매뉴얼 적용

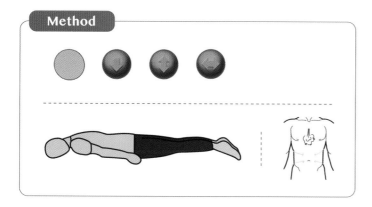

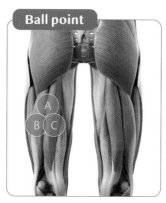

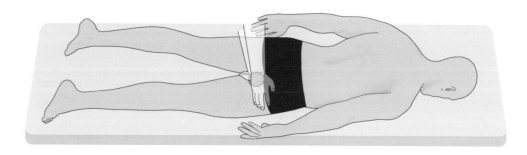

▶ 엎드린 자세

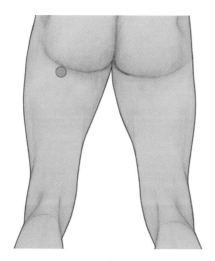

▶ 위 넙다리뒤근 포인트

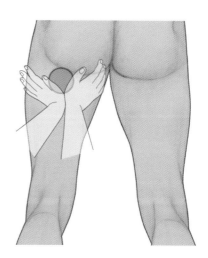

▶ A포인트는 큰볼기근과 넙다리뒤근이 접히는 부위 바로 아래부분 입니다.

❶ 포지션

(1) 트레이너	(2) 대상자

① 팔꿈치를 곧게 펴, 기본그립 후 체중을 이용해 넙다리뒤근
  A–C를 압박해 주세요.

② 넙다리뒤근 A:넙다리두갈래근과 반힘줄근 근복*Muscle belly*
  B: 넙다리두갈래근 C: 반힘줄근 부위입니다.

① 업드려 누운 자세*Prone position* 으로 누워주세요.

② 날숨을 최대한 코를 통해 복식호흡해 주세요.

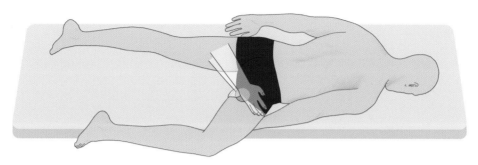

▶ 엎드린 자세

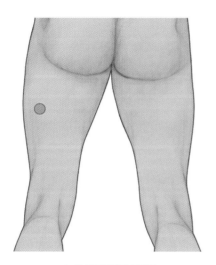

▶ 위 넙다리뒤근 포인트

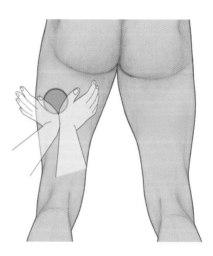

▶ B 포인트는 A포인트 바깥쪽 아래 부위입니다.

❷ 포지션

(1) 트레이너

① 팔꿈치를 곧게 펴, 기본그립 후 체중을 이용해 넙다리뒤근 A-C를 압박해 주세요.

② 넙다리뒤근 A:넙다리두갈래근과 반힘줄근 근복 *Muscle belly* B: 넙다리두갈래근 C: 반힘줄근 부위입니다

(2) 대상자

① 업드려 누운 자세 *Prone position* 으로 누워주세요.

② 날숨을 최대한 코를 통해 복식호흡해 주세요.

③ 볼적용 다리를 엉덩관절, 무릎관절을 굽혀 외회전 시켜주세요.

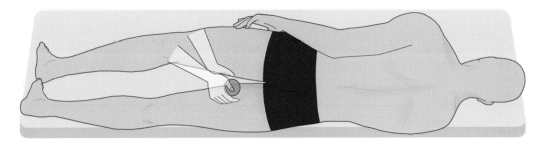

▶ 옆으로 누운 자세

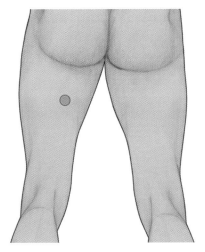

▶ 위 넙다리뒤근 포인트

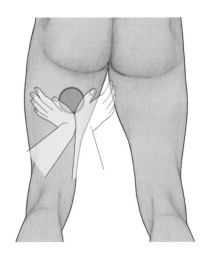

▶ C 포인트는 A포인트 안쪽쪽 아래 부위입니다.

❸ 포지션

(1) 트레이너	(2) 대상자

① 팔꿈치를 곧게 펴, 기본그립 후 체중을 이용해 넙다리뒤근 A–C를 압박해 주세요.

② 넙다리뒤근 A:넙다리두갈래근과 반힘줄근 근복*Muscle belly*

　B: 넙다리두갈래근 C: 반힘줄근 부위입니다

① 업드려 누운 자세*Prone position* 으로 누워주세요.

② 날숨을 최대한 코를 통해 복식호흡해 주세요.

③ 볼적용 다리가 노출될 수 있도록 반대편 다리 엉덩관절 굽힘 시켜 주세요.

3. 넙다리뒤근 – 반막모양근 기능해부학

❶ 시작점 – 부착점 작용

① 시작점: 궁둥뼈 결절

② 부착점: 정강이뼈 안쪽 관절융기의 뒤쪽 면

③ 작용:

• 엉덩관절폄 • 골반의 뒤쪽기울임

• 무릎관절 굽힘 • 무릎관절 안쪽돌림

❷ 1차 엉덩관절 폄근육

① 큰볼기근*Gluteus maximus*

② 반힘줄근*Semitendinosus*

③ 반막모양근*Semimembranosus*

④ 넙다리두갈래근—긴갈래*Biceps femoris-long head*

⑤ 큰모음근—폄근갈래*Abductor magnus-extensor head*

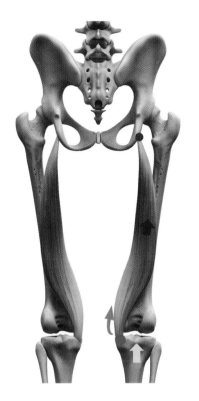

● 시작점
● 부착점
➜ 근육의 주된 수축방향
➡ 관절 움직임 방향
➜ 뼈 움직임 방향

〈 반막모양근^{반막상근}*Semimembranosus* 앞면 〉

② 아래 넙다리뒤근 슬괵근 Hamstring lower part

넙다리뒤근육 윗부분은 엉덩관절 폄 동작에 주로 관여하지만, 넙다리뒤근육 아래는 무릎 굽힘에 주로 작용하는 근육입니다. 넙다리 아래 부위는 무릎 굽힘에 직접적으로 관여하는 부위로 특히 넙다리뒤근육 안쪽은 반힘줄근반건형근*Semitendinosus*, 반막모양근반막상근*Semimembranosus*이 지나며 무릎 안쪽으로 붙습니다.

1. 적용운동

❶ 적용동작: 무릎굽힘

무릎을 굽히는 운동 중 넙다리뒤근육을 주동근으로 하는 동작에 모두 적용되며, 넙다리네갈래근과 넙다리뒤근육과의 이상적인 근력비율은 8:5로 알려져 있지만, 최대근력을 발휘하는 경우에는 10:8 까지 받아들여 지고 있습니다. 대부분의 넙다리뒤근육 부상은 넙다리뒤근육 자체의 문제도 있지만, 넙다리네갈래근과의 근력 불균형이 근본적인 경우가 많습니다.

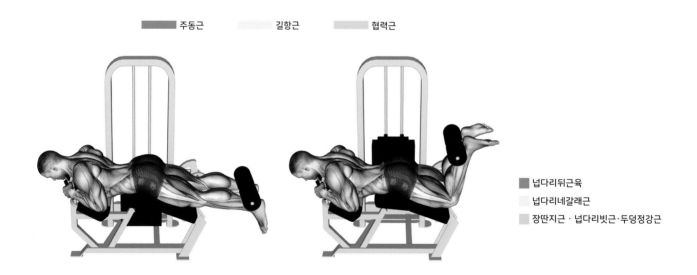

주동근 길항근 협력근

넙다리뒤근육
넙다리네갈래근
장딴지근 · 넙다리빗근·두덩정강근

⟨ 라잉 레그 컬*Lying leg curl* ⟩

346

2. 볼매뉴얼 적용

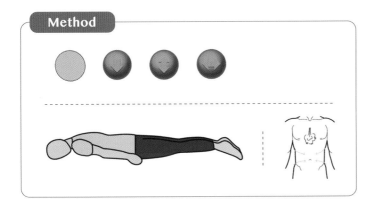

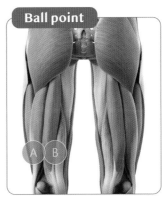

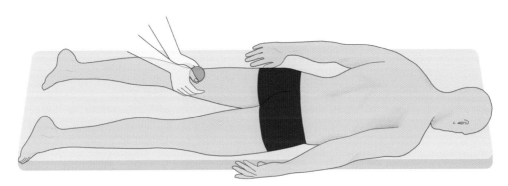

▶ 엎드린 자세

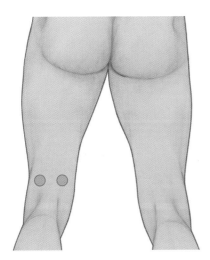

▶ 아래 넙다리뒤근

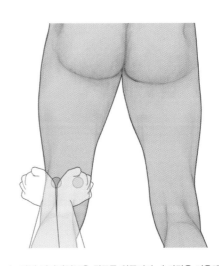

▶ 아래 넙다리뒤근은 뒷무릎 위쪽이며, 손가락을 이용해
   그립을 안정감 있게 잡으면서 양쪽 옆을 자극해야 합니다.

347

❶ 포지션

(1) 트레이너	(2) 대상자
① 팔꿈치를 곧게 펴, 기본그립 후 체중을 이용해 넙다리뒤근 A, B를 압박해 주세요. ② 넙다리뒤근 A:넙다리두갈래근, 반막모양근 B: 반힘줄근 부위입니다.	① 업드려 누운 자세^{Prone position} 으로 누워주세요. ② 날숨을 최대한 코를 통해 복식호흡해 주세요.

3. 넙다리뒤근– 반힘줄근 기능해부학

❶ 시작점 – 부착점 작용

① 시작점: 궁둥뼈 결절

② 부착점: 거위발힘줄*Pes anserine tendon* 몸쪽 앞안쪽 정강이뼈

③ 작용:

• 엉덩관절폄 • 골반의 뒤쪽기울임

• 무릎관절 굽힘 • 무릎관절 안쪽돌림

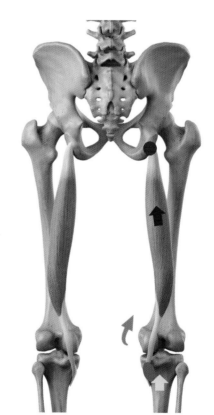

● 시작점
● 부착점
➜ 근육의 주된 수축방향
➜ 관절 움직임 방향
➜ 뼈 움직임 방향

〈 반힘줄근^{반건형근}*Semitendinosus* 뒷면〉

③ 넙다리네갈래근 대퇴사두근 Quadriceps

넙다리네갈래근은 고관절 굽힘과 무릎 폄이 주된 작용입니다. 4가지 근육으로 구성된 넙다리네갈래근은 보행, 점프, 스쿼트 동작에 중요한 근육으로 넙다리곧은근^{대퇴직근}은 도수치료시 주요 치료근육이며 넙다리네갈래근 좌상^{*Strain*}의 주된 원인이 됩니다. 넙다리네갈래근은 실질적으로 무릎뼈^{슬개골}^{*Patella*}에 붙착되어 끝나지만, 힘줄과 인대와 함께 정강이뼈에 붙어 무릎밑 부위까지 장력이 발생합니다.

1. 적용운동

❶ 적용동작: 무릎굽힘

프론스프린트 운동은 어깨뼈 주변근육들의 등척성 수축을 기본으로 엉덩관절 굽힘과 폄을 통한 넙다리네갈래근 수축운동입니다. 업드린 자세에서 넙다리네갈래근이 수축하기 때문에 일어서서 하는 동일한 동작보다 엉덩허리근과 배곧은근의 모터동원이 더욱 쉬워지는 반면 운동효과를 충분히 볼려면 무릎을 가슴 앞 끝까지 올려줘야 합니다.

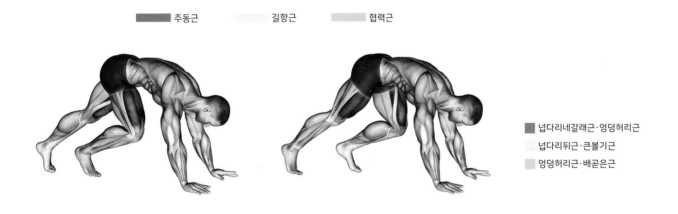

■ 주동근   ■ 길항근   ■ 협력근

■ 넙다리네갈래근·엉덩허리근
□ 넙다리뒤근·큰볼기근
■ 엉덩허리근·배곧은근

⟨ 프론 스프린트 *Prone sprint* ⟩

2. 볼매뉴얼 적용

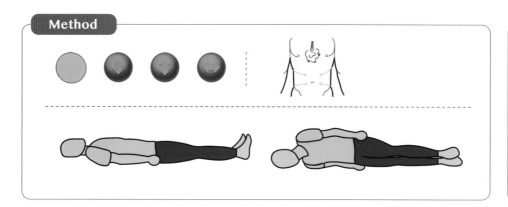

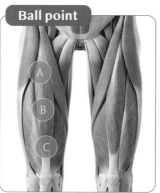

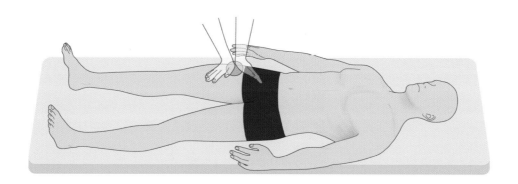

▶ 바로 누운 자세

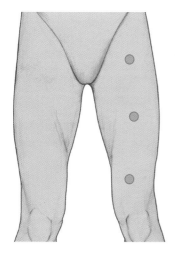

▶ 넙다리네갈래근 포인트

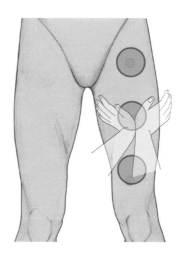

▶ 넙다리네갈래근은 하체에서 가장 큰 근육으로 볼 포인트가 9개 입니다.
다리 자세를 각 근육에 맞게 변경하면서 자극해 주세요.

❶ 포지션

<table>
<tr><td colspan="1" align="center">**(1) 트레이너**</td><td align="center">**(2) 대상자**</td></tr>
</table>

① 팔꿈치를 곧게 펴, 기본그립 후 체중을 이용해 넙다리곧은 근 A-C 를 압박해 주세요.

② 넙다리곧은근은 위앞엉덩뼈가시로부터 직선으로 아래방향 입니다.

③ 두 손은 양옆으로 넙다리곧은근을 감싸주세요.

① 바로누운 자세 *Supine position* 으로 누워주세요.

② 날숨을 최대한 코를 통해 복식호흡해 주세요.

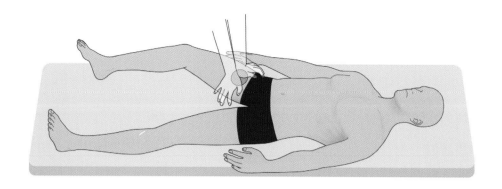

▶ 바로 누운 자세

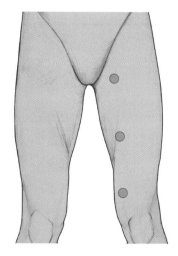

▶ 위 넙다리뒤근 포인트

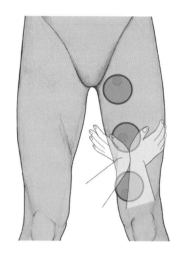

▶ C 포인트는 A포인트 안쪽 아래 부위입니다.

❷ 포지션

(1) 트레이너	(2) 대상자

① 팔꿈치를 곧게 펴, 기본그립 후 체중을 이용해 안쪽넓은근 위, 중간, 아래를 압박해 주세요.

② 안쪽넓은근은 넙다리곧은근 안쪽으로 넙다리뼈위쪽에 시작해 무릎뼈 위 안쪽에 부착됩니다.

③ 두 손은 양옆으로 넙다리네갈래근을 감싸주세요.

① 바로누운 자세 *Supine position* 으로 누워주세요.

② 무릎을 굽혀 외회전해 안쪽넓은근이 노출될 수 있게 해주세요.

③ 날숨을 최대한 코를 통해 복식호흡해 주세요.

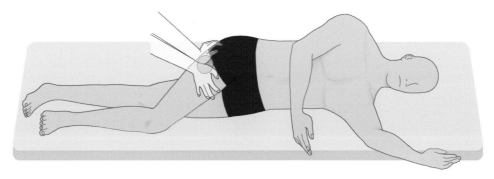

▶ 바로 누운 자세

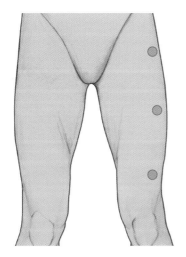

▶ 위 넙다리뒤근 포인트

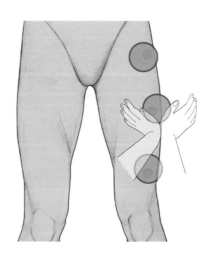

▶ C 포인트는 A포인트 안쪽 아래 부위입니다.

❸ 포지션

(1) 트레이너	(2) 대상자
① 팔꿈치를 곧게 펴, 기본그립 후 체중을 이용해 바깥쪽넓은근 위, 중간, 아래를 압박해 주세요.	① 옆으로 누운 자세*Side lying position* 으로 누워주세요.
② 바깥넓은근은 넙다리곧은근 바깥쪽으로 넙다리뼈위쪽에 시작해 무릎뼈 위 바깥쪽에 부착됩니다.	② 엉덩관절, 무릎관절을 굽혀 앞으로 위치해 주세요 .
③ 두 손은 양옆으로 넙다리네갈래근을 감싸주세요.	

3. 넙다리네갈래근 – 넙다리곧은근 기능해부학

❶ 시작점 – 부착점 작용

① 시작점: 아래앞엉덩뼈가시 *AIIS Anterior Inferior Iliac Spine*

② 부착점: 무릎뼈와 무릎인대를 경유하여 정강이뼈 거친면

③ 작용:

· 무릎관절 폄 · 종아리폄 · 엉덩관절 굽힘 · 골반 앞쪽기울기

❷ 1차 엉덩관절 굽힘근육

① 엉덩허리근 *Iliopsoas major*

② 넙다리곧은근 *Rectus femoris*

③ 넙다리빗근 *Sartorius*

④ 넙다리근막긴장근 *Tensor fascia lata*

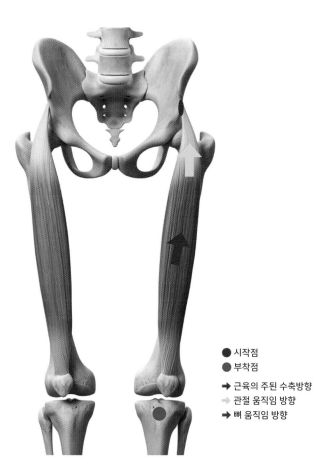

● 시작점
● 부착점
➡ 근육의 주된 수축방향
➡ 관절 움직임 방향
➡ 뼈 움직임 방향

〈 넙다리네갈래근 앞면 〉

4 큰모음근 대내전근 Adductor maximus

큰모음근은 골반과 넙적다리뼈^{대퇴}*Femur* 안쪽에 위치해 다리를 모으는 주된 작용을 합니다. 모음근은 일반적으로 큰모음근^{대내전}근*Adductor magnus*, 짧은모음근^{단내전근}*Adductor brevis*, 긴모음근^{장내전근}*Adductor longus*으로 구성되며, 그 중 큰모음근은 부착부위가 넓어 엉덩관절 모음 뿐만 아니라 엉덩관절 굽힘, 폄, 안쪽회전 작용합니다.

1. 적용운동

❶ 적용동작: 엉덩관절 모음

엉덩관절 모음의 대표적인 운동인 머신어덕터는 대표적인 3개 모음근의 수축에 의해 작용합니다. 특히, 큰 모음근은 두덩뼈와 넙다리뼈에 광범위하게 부착되어 있어 큰힘과 다양한 움직임을 발생시키는 근육입니다. 상대적으로 머신어덕터는 앉은자세에서 운동하기 때문에 다리를 최대한 벌림하더라도 시작점과 부착점간의 거리가 최대거리는 아니기 때문에, 기립자세나 몸통폄 동작과 함께 벌림 동작을 해야 모음근의 수축–이완을 극대화 시켜 작용할 수 있습니다.

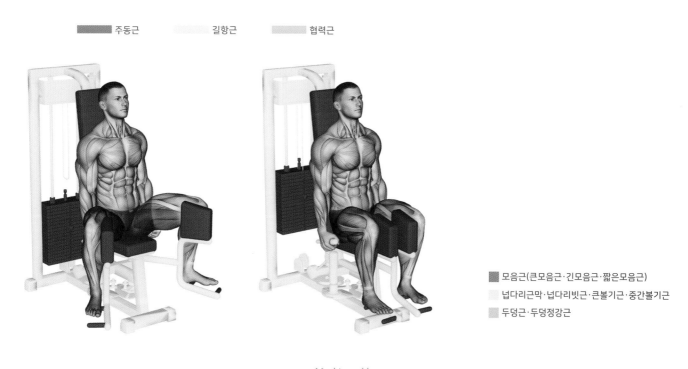

주동근   길항근   협력근

- 모음근(큰모음근·긴모음근·짧은모음근)
- 넙다리근막·넙다리빗근·큰볼기근·중간볼기근
- 두덩근·두덩정강근

⟨ 머신 어덕터 *Machine adductor* ⟩

2. 볼매뉴얼 적용

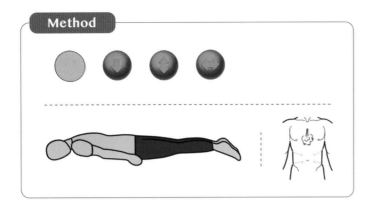

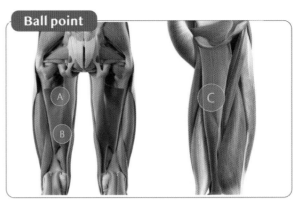

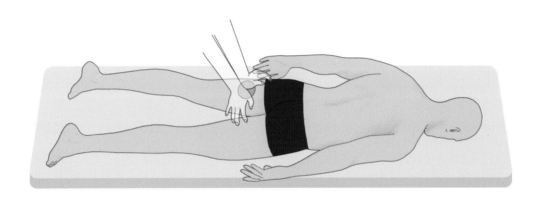

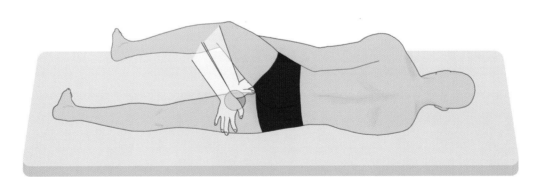

▶ 옆으로 누운 자세

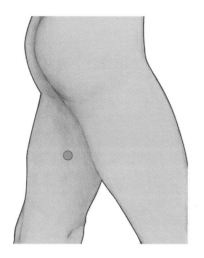

▶ 큰모음근 C포인트

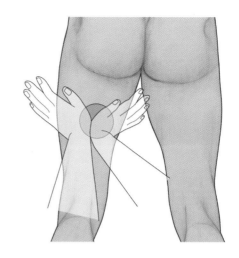

▶ 큰모음근 A, B는 넙다리뒤근 아래층에 위치해 있습니다.
  두꺼운 부위인 만큼 호흡과 함께 강하게 자극해 주세요.
  단! 통증이 발생 될 경우, 점진적으로 강도를 증가시켜 주세요.

❶ 포지션

(1) 트레이너

① 팔꿈치를 곧게 펴, 기본그립 후 체중을 이용해 큰모음근 A
   를 압박해 주세요.

② 큰모음근은 넙다리뼈 안쪽과 골반아래쪽에 붙어있으며, 넙
   다리뒤근과 층을 이루고 있습니다. 큰모음근 A, B는 넙다리
   뒤근 바로 아래층에 위치해 있습니다.

③ 두 손은 양옆으로 넙다리네뒤근을 감싸주세요.

(2) 대상자

① 엎드려 누운 자세$^{Prone\ position}$ 으로 누워주세요.

② 날숨을 최대한 코를 통해 복식호흡해 주세요.

❷ 주의사항!

① A, B부위가 잘 노출될 수 있게 업드려주세요.

② C부위가 노출될 수 있게 옆으로 누운 후, 반대편 다리는 굽혀주세요.

3. 모음근 – 큰모음근 기능해부학

❶ 시작점 – 부착점 작용

① 시작점: 두덩뼈, 궁둥뼈

② 부착점: 넙다리 거친면

③ 작용:

 • 넙다리 모음, 폄 • 골반뒤쪽 경사

❷ 1차 엉덩관절 모음근육

① 두덩근 *Pectineus*

② 긴모음근 *Adductor longus*

③ 두덩정강근 *Gracilis*

④ 짧은모음근 *Abductor brevis*

⑤ 큰모음근 *Adductor magnus*

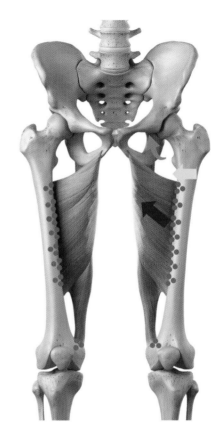

● 시작점
● 부착점

➡ 근육의 주된 수축방향
➡ 관절 움직임 방향
➡ 뼈 움직임 방향
⁂ 뼈뒤쪽 부착점

〈 큰모음근 앞면 〉

5 넙다리근막긴장근 대퇴근막장근 Tensor fascia latae

넙다리근막긴장은 특이하게도 근육의 부착점이 근육이 아니라 엉덩정강근막띠^{장경인대}*Iliotibial band*라는 근막에 부착되 엉덩정강근막띠와 결합하는 구조를 띄고 있습니다. 이러한 결합조직과 함께, 가쪽넓은근과 유착이 심해지면 가쪽넓은근의 부피 증가를 방해하며, 커팅시에 근육아웃라인이 잘 보이지 않게 됩니다. 또한, 골반과 무릎의 통증을 유발할 수 있으며, 장기적으로 골반틀어짐 체형의 원인이 되기도 합니다.

1. 적용운동

❶ 작용 동작: 엉덩관절 벌림

사이드라잉 레그 레이즈는 중간볼기근이 주동근으로 작용하며 넙다리근막긴장근은 대략15cm로 협력근 작용을 합니다. 몸통굽힘이나 폄 동작이 발생되면 복부근육이나 큰볼기근의 수축 개입이 증가하기 때문에 몸통의 굽힘과 폄을 주의하는것이 중요합니다.

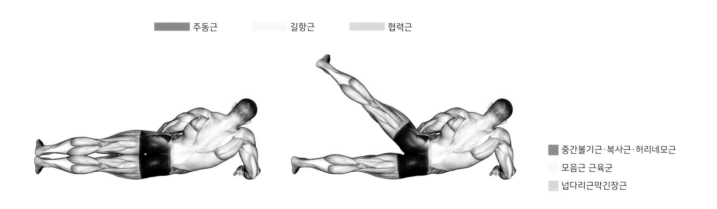

주동근   길항근   협력근

중간볼기근·복사근·허리네모근
모음근 근육군
넙다리근막긴장근

⟨ 사이드 라잉 레그 레이즈 *Side lying leg raise* ⟩

2. 볼매뉴얼 적용

Method

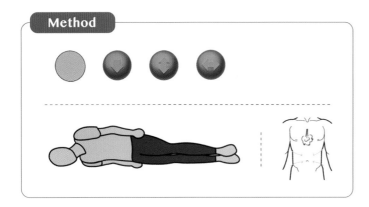

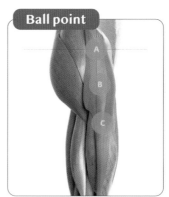

Ball point

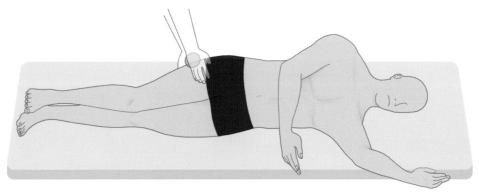

옆으로 누운 자세

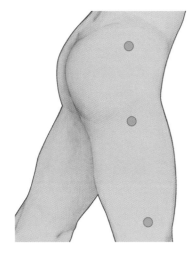

넙다리근막긴장근과 장경골근막띠를 포함해 자극해 주세요.

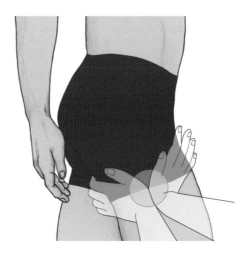

A는 넙다리근막 긴장근, B, C는 장경골근막띠 입니다.
또한, BC는 가쪽넓은근을 중복해서 자극하는 위치입니다.

❶ 포지션

(1) 트레이너	(2) 대상자
① 팔꿈치를 곧게 펴, 기본그립 후 체중을 이용해 넙다리근막긴장근 A-C를 압박해 주세요.	① 옆으로 누운 자세^{Side lying position} 으로 누워주세요.

① 팔꿈치를 곧게 펴, 기본그립 후 체중을 이용해 넙다리근막

    긴장근 A-C를 압박해 주세요.

② 넙다리근막긴장근은 넙다리바깥쪽 중앙에 위치합니다.

③ 두 손은 양옆으로 넙다리네근막긴장근을 감싸주세요.

① 옆으로 누운 자세^{Side lying position} 으로 누워주세요.

② 날숨을 최대한 코를 통해 복식호흡해 주세요.

❷ 주의사항!

① 넙다리근막긴장근은 가쪽넓은근 바로 위에 위치하며, 가쪽넓은근은 넙다리네갈래근 대각면과 넙다리네갈래근 바깥쪽 앞, 뒤까지 범위가 넓습니다.

② 해부학적으로 넙다리근막긴장근과 엉덩정강근막띠는 구별되나, 볼매뉴얼에서는 루틴하게 동시에 볼을 적용합니다.

3. 넙다리근막긴장근 기능해부학

❶ 시작점 – 부착점 작용

① 시작점: 위앞엉덩뼈가시^{Anterior Superior Iliac Spine}

② 부착점: 엉덩정강근막띠^{Iliotibial band}

③ 작용:

• 엉덩관절 굽힘 • 내측회전 모음

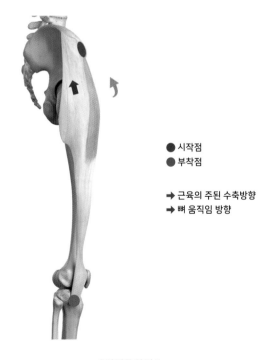

● 시작점
● 부착점

➔ 근육의 주된 수축방향
➔ 뼈 움직임 방향

〈 바깥쪽옆면 〉

거위발건 근육 중 하나인 두덩정강근은 모음근 중 가장 표면에 있으며 보행시 중간디딤기$^{Mid\ stance}$의 무릎 굽힘 상태에서 무릎굽힘과 안쪽회전 작용에 강력하게 무릎관절의 안정근 역할을 합니다. 또한 엉덩관절 굽힘과 모음에는 협력근으로 작용 합니다.

1. 적용운동

❶ 작용동작: 무릎폄 + 엉덩관절 모음

케이블어덕터는 머신어덕터와 나르게 일어서서 하는 동작으로 모음근의 수축과 이완을 최내치로 활용할 수 있는 동작입니나. 특히, 긴모음근과 큰모음근의 원심성 수축을 잘 활용할 수 있는 동작이며, 케이블어덕터는 두덩정강근과 함께 무릎 주변 근육들의 이상적인 모터동원을 통해 무릎 안정성을 제공할 수 있는 운동입니다.

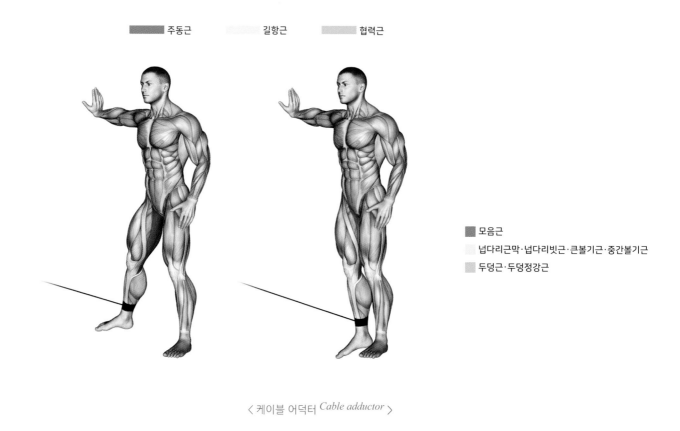

■ 주동근　　■ 길항근　　■ 협력근

■ 모음근
□ 넙다리근막·넙다리빗근·큰볼기근·중간볼기근
■ 두덩근·두덩정강근

⟨ 케이블 어덕터 *Cable adductor* ⟩

2. 볼매뉴얼 적용

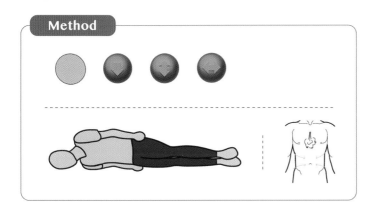

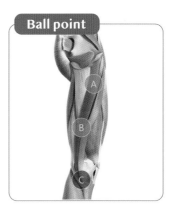

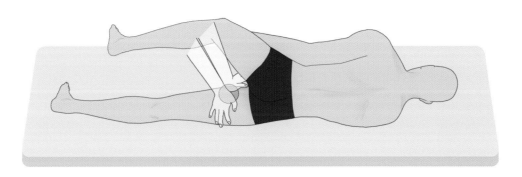

▶ 옆으로 누운 자세

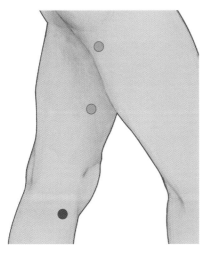

▶ 두덩정강근 포인트

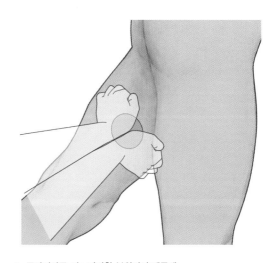

▶ 두덩정강근 A는 민감한 부위이기 때문에,
경우에 따라서는 B, C위주로 자극해도 좋습니다.
C부위는 힘줄 부위기 때문에 써클링 위주로 자극해 주세요.

❶ 포지션

<table>
<tr><td align="center">(1) 트레이너</td><td align="center">(2) 대상자</td></tr>
</table>

(1) 트레이너

① 팔꿈치를 곧게 펴, 기본그립 후 체중을 이용해 두덩정강근 A,B를 압박해 주세요.

② 두덩정강근은 넙다리근육 중 가장 안쪽 중앙에 위차한 근육입니다. 근육의 부착점은 무릎안쪽 정강이뼈입니다.

③ 두 손은 양옆으로 넙다리근을 감싸주세요.

(2) 대상자

① 옆으로 누운 자세*Side lying position* 으로 누워주세요.

② 날숨을 최대한 코를 통해 복식호흡해 주세요.

❷ 주의사항

① A, B부위는 근육부위 임으로 핑크볼로 압박해주세요.

② C부위는 힘줄이 모이는 부위로 블루볼로 압박해 주세요.

3. 두덩정강근 기능해부학

❶ 시작점 – 부착점 작용

① 시작점: 두덩뼈

② 부착점: 몸쪽 정강이뼈 앞, 안쪽에 있는 거위발 힘줄

③ 작용:

• 엉덩관절 모음 • 엉덩관절 굽힘

• 무릎관절굽힘 • 무릎관절 안쪽돌림

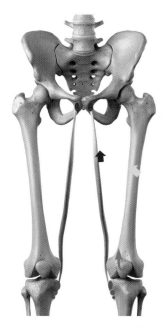

● 시작점
● 부착점

➜ 근육의 주된 수축방향
➜ 뼈 움직임 방향
➙ 관절 움직임 방향

〈 앞면 〉

두덩근 치골근 Pectineus

두덩근은 모음근 중 전면부중 에서 가장 앞쪽에 위치해 있으며 엉덩관절 굽힘, 안쪽회전, 모음 작용 뿐만 아니라 골반의 안정성에도 중요한 역할을 합니다. 특히, 엉덩관절의 굽힘시 45도 까지 두덩근의 수축이 주로 발생합니다. 또한 보행시, 엉덩허리근, 넙다리곧은근, 넙다리빗근과 함께 엉덩관절 굽힘을 협력합니다.

1. 적용운동

❶ 작용동작: 몸통굽힘 + 몸통회전

트렁크 트위스트 플렉션은 배바깥빗근, 배속빗근, 배곧은근, 배가로근 등의 복부 코어근육들을 동시 수축시키는 동작입니다. 두덩근은 협력근 작용을 통해 엉덩허리근과 넙다리네갈래근의 수축을 돕는 작용을 합니다.

주동근　　길항근　　협력근

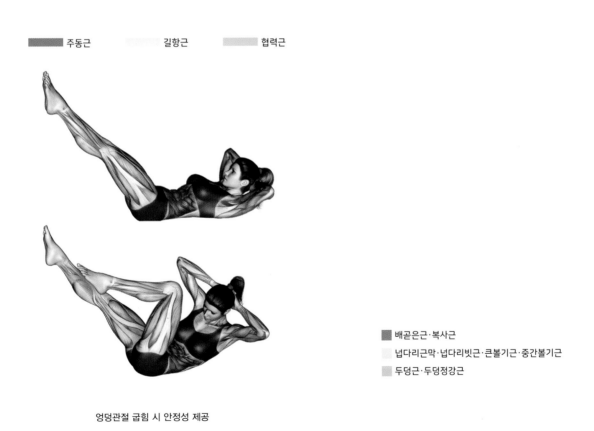

■ 배곧은근·복사근
□ 넙다리근막·넙다리빗근·큰볼기근·중간볼기근
■ 두덩근·두덩정강근

엉덩관절 굽힘 시 안정성 제공

⟨ 트렁크 트위스트플렉션 *Trunk twist flexion* ⟩

2. 볼매뉴얼 적용

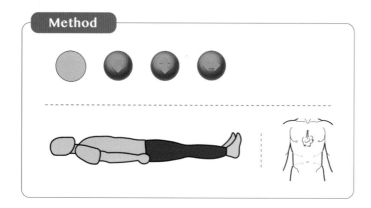

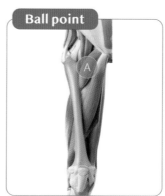

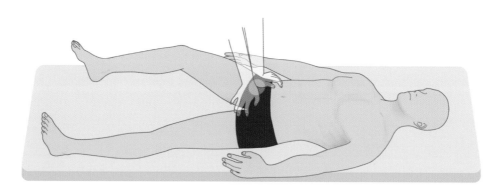

▶ 바로 누운 자세

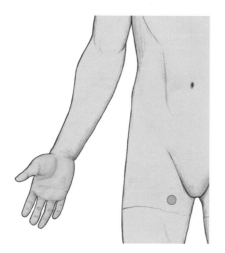

▶ 두덩근 포인트

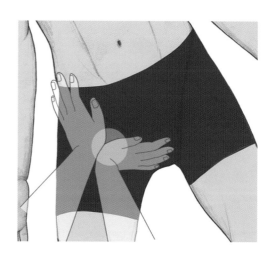

▶ 두덩근은 민감한 부위이기 때문에 엉덩관절 외회전 이후에
두덩근을 최대한 노출시킨 후 자극해 주세요.

❶ 포지션

(1) 트레이너	(2) 대상자
① 팔꿈치를 곧게 펴, 기본그립 후 체중을 이용해 두덩근 A를 압박해 주세요.	① 바로 누운 자세^{Supine position} 으로 누워주세요.
② 두덩근은 엉덩허리근^{장요근Iliopsoas major}과 긴모음근^{장내전근Adductor longus} 사이에 위차합니다.	② 날숨을 최대한 코를 통해 복식호흡해 주세요.
③ 두 손은 양옆으로 허벅지 안쪽을 감싸주세요.	③ 두덩근이 잘 노출될 수 있게 무릎을 굽힌 후 다리를 외회전 해주세요.

❷ 주의사항

① 다리를 많이 굽히면 통증이 증가할 수 있습니다. 통증정도에 따라 굽힘 정도를 조절해 주세요.

3. 두덩근 기능해부학

❶ 시작점 – 부착점 작용

① 시작점: 두덩뼈

② 부착점: 넙다리 안쪽 뒤쪽

③ 작용:

• 넙다리 굽힘, 모음 • 엉덩관절 안쪽회전

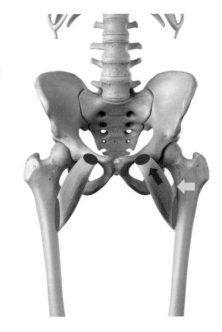

● 시작점
● 부착점

➜ 근육의 주된 수축방향
➜ 뼈 움직임 방향
➜ 관절 움직임 방향

〈 앞면 〉

⑧ 엉덩허리근 ^{장요근} Iliopsoas major

엉덩허리근은 요추에서 넙적다리 작은돌기^{소천자Lesser trochanter}에 연결되어 엉덩관절 굴곡^{고관절 굽힘}에 매우 중요한 근육입니다. 허리통증과 기능부전시 엉덩허리근의 과긴장을 우선순위로 의심해 볼 수 있으며, 엉덩허리근 옆에는 두덩근^{치골근Pectineus}이 위치해 고관절 굽힘과 모음에 효과적입니다.

1. 적용운동

❶ 작용동작: 엉덩관절 굽힘

니업은 하복부와 엉덩허리근, 넙다리곧은근의 동시수축에 의해 동작이 발생합니다. 3분할로 운동시 무릎의 높이를 상, 중, 하로 나누면 엉덩허리근 수축개입 정도에 차별을 둬 세밀하게 근육발달을 할 수 있습니다.

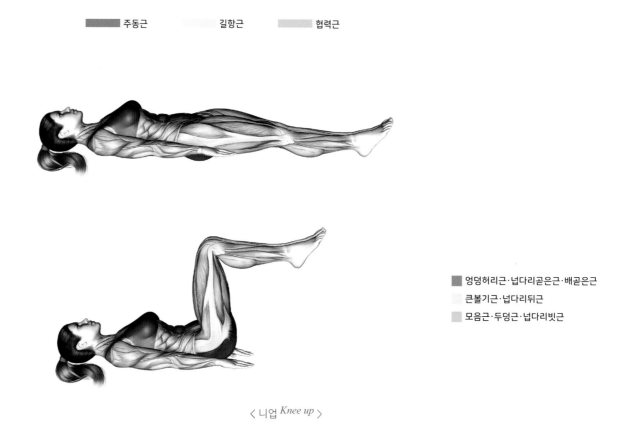

■ 주동근　　□ 길항근　　■ 협력근

■ 엉덩허리근·넙다리곧은근·배곧은근
□ 큰볼기근·넙다리뒤근
■ 모음근·두덩근·넙다리빗근

⟨ 니업 *Knee up* ⟩

2. 볼매뉴얼 적용

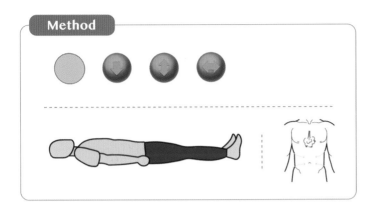

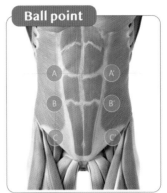

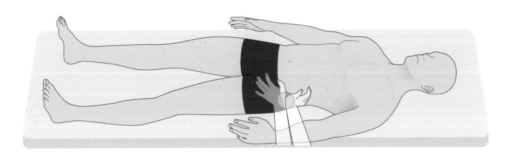

▶ 바로 누운 자세

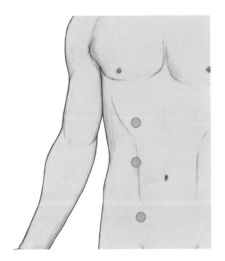

▶ 엉덩허리근 A, B, C 포인트

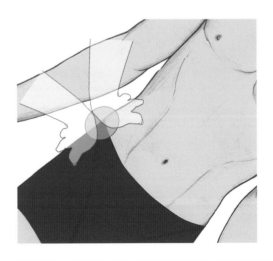

▶ 엉덩허리근은 속근육이기 때문에 호흡과 함께 강하게 자극해야 합니다.

❶ 포지션

(1) 트레이너	(2) 대상자

① 팔꿈치를 곧게 펴, 기본그립 후 체중을 이용해 엉덩허리근 A-C를 압박해 주세요.

② 엉덩허리근^{장요근*Iliopsoas major*}은 복부 바깥쪽 45˚ 부위입니다.

③ 두 손은 양옆으로 복부를 감싸주세요.

① 바로 누운 자세^{*Supine position*} 으로 누워주세요.

② 날숨을 최대한 코를 통해 복식호흡해 주세요.

❷ 주의사항

① 강한자극은 통증을 유발할 수 있습니다. 복식호흡 날숨과 함께 압박해 주세요.

3. 엉덩허리근 기능해부학

❶ 시작점 – 부착점 작용

① 시작점: L1-5 가로돌기바닥, T12와 허리뼈 L1-5몸통. 각 허리뼈의 척추사이원반

② 부착점: 넙다리뼈의 작은돌기

③ 작용:
- 엉덩관절 굽힘 ·넓적다리 굽히고, 가쪽돌림

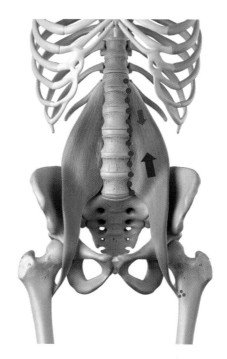

● 시작점
● 부착점

→ 근육의 주된 수축방향
→ 보조적 근육 수축방향

⋅⋅ 뼈뒤쪽 부착점

〈 앞면 〉

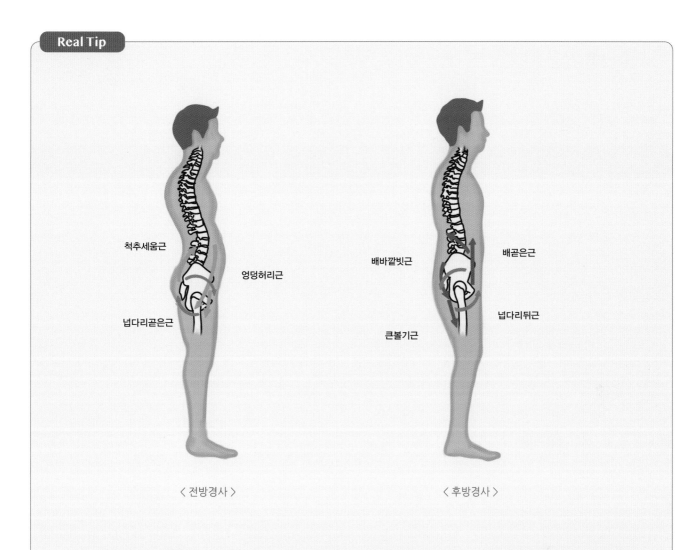

척추세움근

엉덩허리근

넙다리곧은근

배바깥빗근

배곧은근

넙다리뒤근

큰볼기근

〈 전방경사 〉   〈 후방경사 〉

골반 전반경사는 엉덩허리근의 단축의 특징을 나타냅니다. 엉덩허리근 단축으로 인해 복부의 파워형성의 효율성이 감소되며 허리힘 역시 감소됩니다. 역시 골반 전방경사로 척추세움근과 넙다리네갈래근 인해 근육 수축–이완의 활주거리가 감소되 큰 파워생성과 올바른 근육 벌크업에도 주요 장애요소가 발생합니다.

중간볼기근은 엉덩관절 벌림의 주동근이며, 앞쪽은 엉덩관절 굽힘과 안쪽회전, 뒤쪽은 엉덩관절 폄과 바깥쪽 회전작용을 합니다. 엉덩관절 벌림 시, 앞, 중간, 뒤 중간볼기근이 동시에 작용합니다. 중간볼기근은 같은 방향의 넙다리근막긴장근, 반대방향의 허리네모근요방형근*Quadratus lumborum*과 함께 앞면 이마면*Frontal plane* 의 안정성 유지에 중요한 역할을 합니다. 앞쪽과 뒤쪽이 같이 수축하면 고관절 벌림과 골반의 안정성을 제공합니다. 중간볼기근의 기능부전은 한쪽으로 기울어진 트렌델렌버그 증상을 보이지만, 트렌델렌버그는 매우 심한 정도이며, 일반인 수준에서는 한발 서기와 계단오를때 불안정감 등을 실질적인 기능부전 증상이라 할수 있습니다. 스쿼트 동작시 골반 안정성을 제공하며, 중간볼기근이 약하면 스쿼트 동작 후 일어날 때 안정감이 부족해 큰볼기근과 넙다리뒤근육, 척추세움근에 부담을 가합니다.

1. 적용운동

❶ 작용 동작: 엉덩관절 벌림

사이드라잉 레그 레이즈는 중간볼기근이 주동근으로 작용하며 넙다리근막긴장근은 대략15cm로 협력근 작용을 합니다. 몸통굽힘이나 폄 동작이 발생되면 복부근육이나 큰볼기근의 수축 개입이 증가하기 때문에 몸통의 굽힘과 폄을 주의하는것이 중요합니다.

■ 주동근　　□ 길항근　　■ 협력근

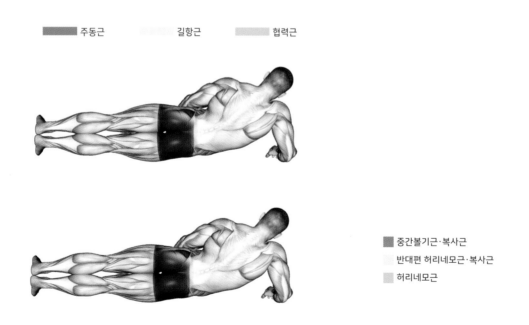

■ 중간볼기근·복사근
□ 반대편 허리네모근·복사근
■ 허리네모근

⟨ 사이드 라잉 레그 레이즈 *Side lying leg raise* ⟩

2. 볼매뉴얼 적용

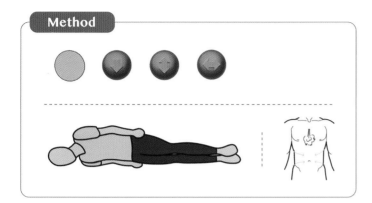

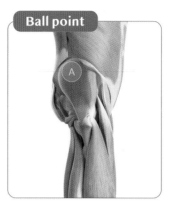

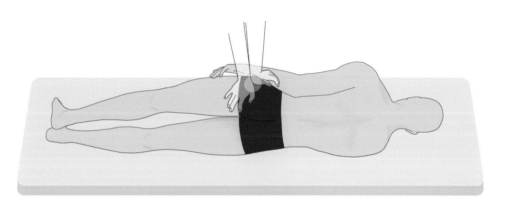

▶ 옆으로 누운 자세

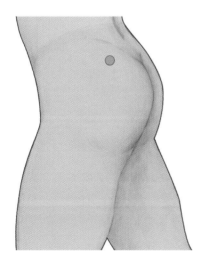

▶ 중간볼기근 포인트

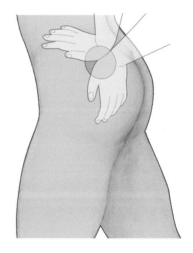

▶ 중간볼기근을 효과적으로 자극하기 위해서는 수직으로 압박해야 합니다.

❶ 포지션

(1) 트레이너	(2) 대상자
① 팔꿈치를 곧게 펴, 기본그립 후 체중을 이용해 중간볼기근 A를 압박해 주세요.	① 옆으로 누운 자세^{Side lying position} 으로 누워주세요.
② 중간볼기근은 골반 바깥쪽 약간 뒤쪽입니다. 넙다리뼈 따라 위, 뒤 부위입니다. 큰볼기근^{대둔근Gluteus maximus}과 넙다리근막긴장근 사이와 중간볼기근 중앙부위입니다.	② 날숨을 최대한 코를 통해 복식호흡해 주세요.

❷ 주의사항

① 중간볼기근은 골반 측면 뒤쪽입니다. 정확한 압박포인트를 주위해주세요.

② 대상자는 옆으로 누운 자세후, 앞으로 살짝 기울여 업드려주세요. 누르는 압박에 의해 자세유지가 어려울 수 있습니다. 다리를 이용해 자세유지에 주의해 주세요.

3. 중간볼기근 기능해부학

❶ 시작점 – 부착점 작용

① 시작점: 엉덩뼈 바깥

② 부착점: 넙다리뼈 큰돌기

③ 작용:

• 넙다리 벌림, 폄, 굽힘, 가쪽돌림, 안쪽돌림

• 골반 내림

• 골반 앞쪽, 뒤쪽 기움

• 골반 반대쪽 돌림

❷ 1차 엉덩관절 벌림근육

① 중간볼기근 *Gluteus medius*

② 작은볼기근 *Gluteus minimus*

③ 넙다리근막긴장근 *Tensor fascia lata*

● 시작점
● 부착점

➡ 근육의 주된 수축방향
➡ 보조적 근육 수축방향
➡ 관절 움직임 방향

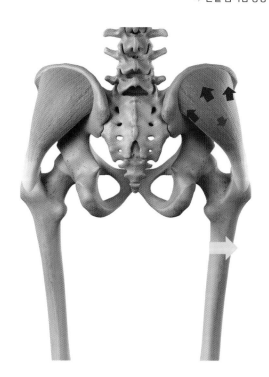

〈 뒷면 〉

375

VIII. 허리 운동

허리운동은 몸통 폄과 회전 작용을 대표적인 움직임입니다. 몸통 폄을 위해서 넓은등근, 뭇갈래근의 활성화와 몸통 회전을 위한 넓은등근, 배가로근을 활성화 하는 것은 허리운동의 효율성과 부상방지를 위해 중요한 근육입니다.

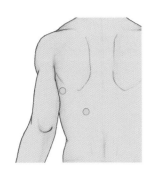

〈 ❶ 넓은등근 〉

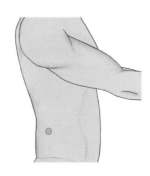

〈 ❷ 허리네모근 〉

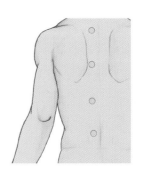

〈 ❸ 척추세움근 〉

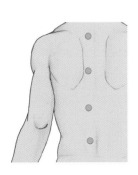

〈 ❹ 뭇갈래근 〉

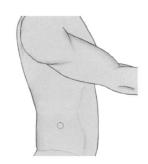

〈 ❺ 빗근 〉

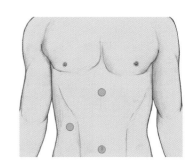

〈 ❻ 배가로근 〉

넓은등근 광배근 Latissimus dorsi

넓은등근은 척추의 극돌기에 시작해 겨드랑이 밑 위팔뼈 상단에 부착되는 근육으로 허리와 등의 표면근육으로 허리 폄, 회전, 측면굽힘 등의 주된 작용을 합니다. 또한, 넓은등근은 허리근육의 작용과 함께 어깨폄, 어깨수평벌림, 어깨 내회전, 어깨모음과 같은 팔과 어깨 움직임에 많이 관여하는 근육입니다. 렛풀다운 시, 넓은등근의 발달은 역삼각형 허리를 만들지만, 몸통회전에 매우 중요한 근육입니다. 특히, 골프나 야구 스윙시 허리회전과 어깨관절을 동시에 사용하는 동작에서 넓은등근의 과사용과 과긴장으로 염좌*Strain* 통증을 느낄 수 있습니다.

넓게 분포하는 넓은등근은 하부흉추와 상부요추의 경계부위인 중간 등*Middle back*에도 분포합니다. 중간등에는 넓은등근 뿐만아니라, 아래뒤톱니근, 최장근, 엉덩갈비근장늑근*Iliocostalis*등이 층을 이루는 부위로, 볼매뉴얼 자극시 등과 허리, 목 움직임 개선에도 효과적입니다. 넓은등근은 구조적으로 어깨뼈 하각과 앞톱니근을 덮기 때문에 근육 테스트를 통해 통증과 기능 저하 원인을 잘 분별해야 합니다. 넓은등근은 어깨 움직임에도 많은 관여를 하기 때문에 어깨운동 파트에서 더욱 상세히 알아보겠습니다.

1. 적용운동

❶ 작용 동작: 몸통회전

넓은등근은 팔을 높이 들어 아래방향으로 끌어당기는 동작과 팔을 뒤로 당기는 동작에 모두 관여되는 근육이지만, 허리와 몸통을 고정하는 안정근의 역할도 합니다. 바벨 트렁크 트위스트의 경우, 복부근육들의 모터동원도 증가하지만, 반대작용을 하는 길항근인 반대편 넓은등근의 수축과 이완이 중요합니다.

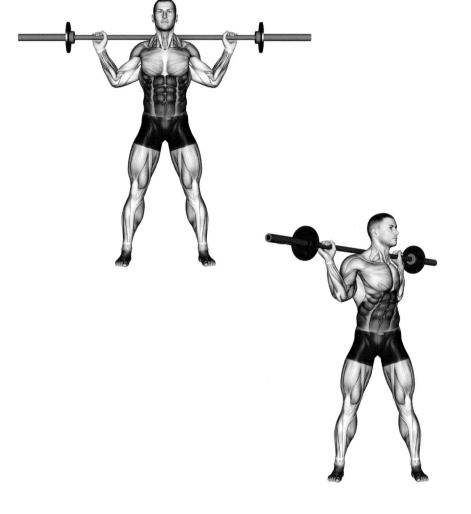

빗근·넓은등근
반대편 빗근·반대편 넓은등근
배곧은근·넓은등근

〈 바벨 트렁크 트위스트 *Barbell trunk twist* 〉

2. 볼매뉴얼 적용

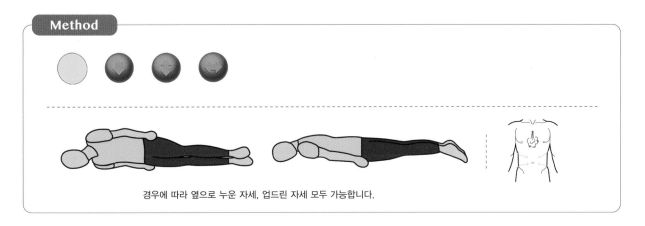

경우에 따라 옆으로 누운 자세, 업드린 자세 모두 가능합니다.

Ball point

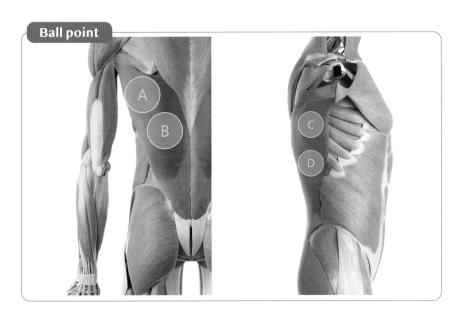

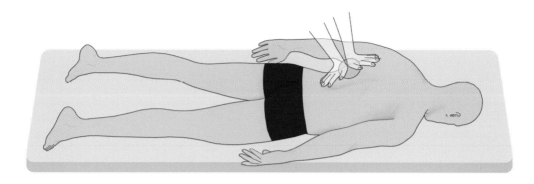

▶ 옆으로 누운 자세

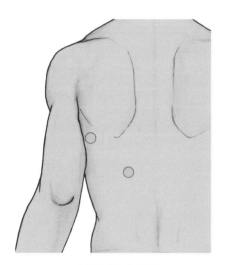

▶ 넓은등근 A, B 포인트

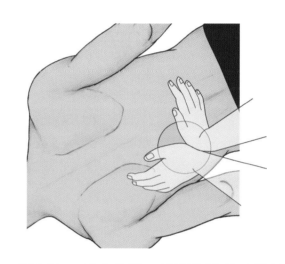

▶ 허리네모근 A, B포인트는 상대적으로 몸통 펌 동작에 더욱 관여합니다.

❶ 포지션

(1) 트레이너	(2) 대상자

① 팔꿈치를 곧게 펴, 기본그립 후 체중을 이용해 위쪽 넓은등근 A–D 부위를 압박해 주세요.

② 넓은등근 A, B는 어깨뼈 아래 갈비뼈 9, 10번 부위이며, C, D는 겨드랑이 바로 아래 2 부위 입니다.

③ A–D를 프레싱 · 롤링 · 디깅을 각각 10초씩 압박해 주세요.

④ 흉식호흡 들숨 이후, 날숨에 압박해 주세요.

① 엎드린 자세*Prone position* 으로 누워주세요.

② 팔은 곧게 펴, 손바닥은 바닥을 향한채 허리옆에 놓아주세요.

③ 날숨을 최대한 코를 통해 흉식호흡해 주세요.

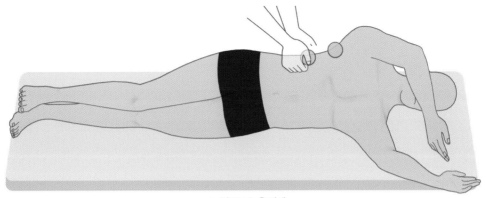

▶ 옆으로 누운 자세

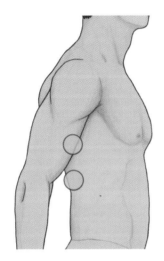

▶ 넓은등근 C, D 포인트

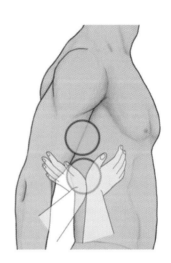

▶ 허리네모근 C, D포인트는 상대적으로 어깨 움직임 동작에 더욱 관여합니다.

❷ 포지션

(1) 트레이너	(2) 대상자

① 팔꿈치를 곧게 펴, 기본그립 후 체중을 이용해 위쪽 넓은등 근 C, D 부위를 압박해 주세요. 옆면을 따라 압박해 주세요.

② 넓은등근 C, D는 겨드랑이 바로 아래 두 부위 입니다.

③ C–D를 프레싱 · 롤링 · 디깅을 각각 10초씩 압박해 주세요.

④ 흉식호흡 들숨 이후, 날숨에 압박해 주세요.

① 옆으로 누운 자세 *Side lying* 으로 누워주세요.

② 겨드랑이가 노출 될 수 있게 어깨굽힘해 주세요.

③ 날숨을 최대한 코를 통해 흉식호흡해 주세요.

❷ 주의사항

① 넓은등근은 몸통회전과 어깨움직임에 동시 작용하기 때문에 뒤, 옆 방향에서 이완이 필요합니다.

② 목은 볼 적용위치 방향으로 회전시켜 주세요.

③ 넓은등근 옆면은 갈비뼈와 가깝게 위치해 있습니다. 너무 강한 자극은 골절위험이 있습니다. 부드럽게 자극해 주세요.

④ 앞톱니근과 위치를 잘 구별해 주세요.

3. 넓은등근 기능해부학

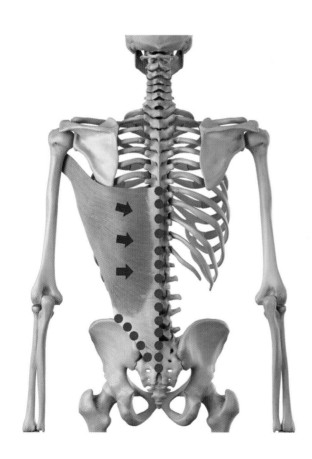

< 뒷면 >

❶ 시작점 – 부착점 작용

① 시작점: 어깨뼈의 아래쪽각, T7 - L5의 가시돌기

　　　　엉치뼈 뒤쪽, 뒤쪽 엉덩뼈 능선

② 부착점: 위팔뼈의 두갈래근 고랑의 안쪽입술

③ 작용:

•어깨모음 •어깨폄 •어깨안쪽 돌림 •어깨뼈 내림

허리네모근 복부근육 중 가장 깊은 근육으로 보통 허리근육으로 여겨집니다. 양쪽 허리네모근이 동시 수축하면 허리폄 적용을 하고, 한쪽만 수축하면 측면 굽힘과 한쪽 골반 올림 작용을 합니다. 오랫동안 앉아있으면 허리네모근의 과수축으로 허리통증을 유발할 수 있습니다. 또한, 허리네모근의 과사용은 엉덩이근육 약화와 척추측만증의 원인이 되기도 합니다. 허리네모근은 호흡시 갈비뼈 12번을 하방시키는 작용과 측면으로 골반을 들어올리거나 굽히는 작용을 주로 하며 척추 안정성에 매우 중요한 근육입니다. 무엇보다, 허리네모근은 큰 파워와 척추 안정성 유지에 중요한 역할을 하기 때문에 강력한 운동을 소화하기 위해서는 허리네모근의 중요성을 간과해서는 안됩니다.

1. 적용운동

❶ 작용 운동: 허리 가쪽굽힘

래터럴 트렁크 벤딩시 주동근으로써 허리네모근은 수축, 길항근으로써는 이완이 발생됩니다. 요추와 골반의 안정성을 제공하는 허리네모근은 래터럴 트렁크 벤딩을 통해 근육을 최대치로 스트레칭 할 수 있습니다. 래터럴 트렁크 벤딩시 같은방향의 허리네모근은 수축하는 동시에, 반대편 허리네모근은 스트레칭이 됩니다. 래터럴 레그 레이즈경우 다리를 들어올리는 방향의 허리네모근은 강력하게 수축하지만, 반대편 허리네모근은 등척성 수축으로 안정근 역할을 하기 때문에, 양방향 허리네모근을 동시에 이완시켜주는 것이 필수적입니다.

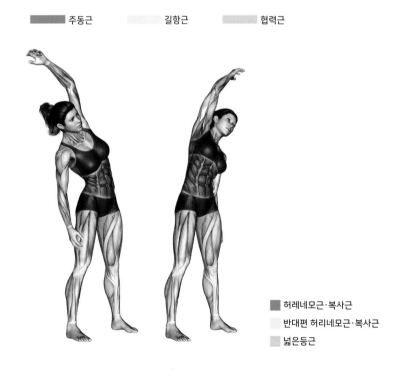

주동근　　　길항근　　　협력근

■ 허레네모근·복사근
□ 반대편 허리네모근·복사근
▨ 넓은등근

〈 래터럴 트렁크 벤딩 *Lateral trunk bending* 〉

2. 볼매뉴얼 적용

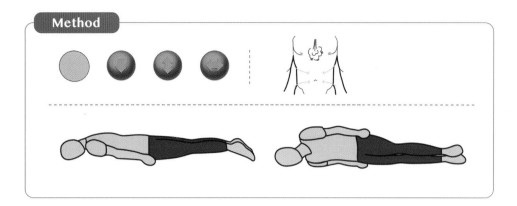

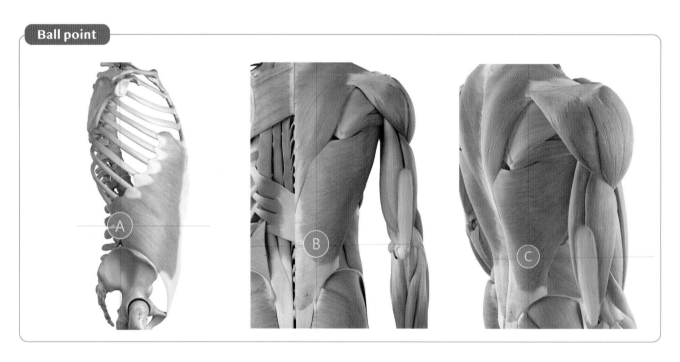

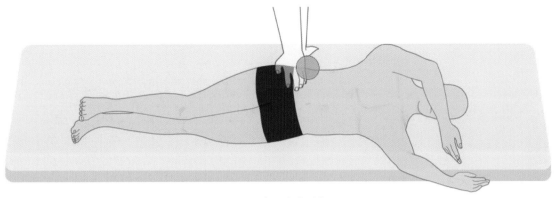

▶ 옆으로 누운 자세

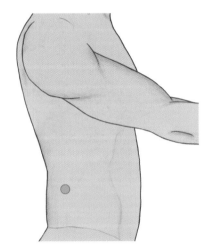

▶ 허리네모근 A 포인트

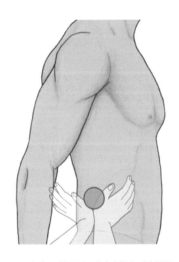

▶ 허리네모근 A 포인트는 넓은등근, 배바깥빗근, 배속빗근, 배가로근을 모두 자극하는 포인트 입니다.

❶ 포지션

(1) 트레이너	(2) 대상자
① 팔꿈치를 곧게 펴, 기본그립 후 체중을 이용해 허리네모근 A 를 압박해 주세요.	① 옆으로 누운 자세 *Side lying position* 으로 누워주세요.
② 허리네모근 A는 갈비뼈 12번과 골반뼈 바깥쪽 사이입니다.	② 날숨을 최대한 코를 통해 복식호흡해 주세요.
③ 두 손은 앞뒤로 배바깥빗근을 감싸주세요.	

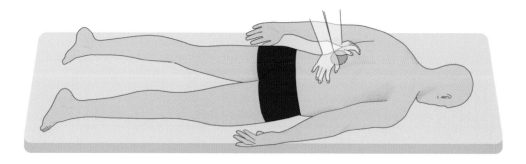

▶ 엎드린 자세

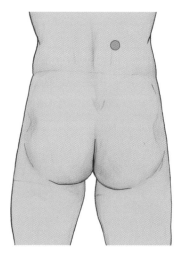

▶ 허리네모근 B 포인트

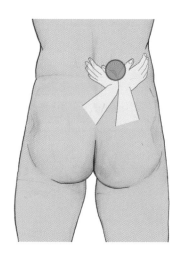

▶ 허리네모근 B포인트는 뭇갈래근과 빗근 사이에 위치합니다.

❷ 포지션

(1) 트레이너	(2) 대상자

① 팔꿈치를 곧게 펴, 기본그립 후 체중을 이용해 뒤 허리네모근 C 를 압박해 주세요.

② 허리네모근 C는 뒷면입니다.

③ 두 손은 옆으로 넓은등근을 감싸주세요.

① 엎드린 자세^{Prone position}으로 누워주세요.

② 특히, 날숨호흡과 함께 압박해 주세요.

③ 날숨을 최대한 코를 통해 복식호흡해 주세요.

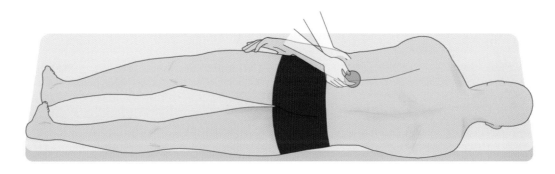

▶ 옆으로 누운 자세

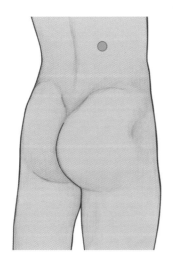

▶ 허리네모근 C포인트

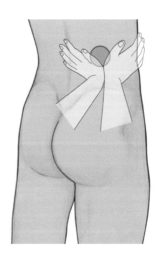

▶ 허리네모근 C포인트는 척추의 가로돌기^{Transverse process} 바깥쪽에 붙어 있습니다. 뭇갈래근 바깥쪽을 자극해 주세요.

❸ 포지션

(1) 트레이너	(2) 대상자
① 팔꿈치를 곧게 펴, 기본그립 후 체중을 이용해 허리네모근 B 를 압박해 주세요.	① 옆으로 누운 자세^{Side lying position} 으로 누워주세요.
② 허리네모근 B는 대각선 뒤 방향입니다.	② 뒤쪽 허리네모근 압박을 위해 몸을 앞으로 기울여 위 다리 를 굽혀 몸을 지탱해 주세요.
③ 두 손은 옆으로 넓은등근을 감싸주세요.	③ 날숨을 최대한 코를 통해 복식호흡해 주세요.

❷ 주의사항

① 복식호흡과 타이밍을 맞춰 압박해주세요. 들숨 후, 날숨 시 지긋이 압박해주세요.

② 대상자는 옆으로 누운자세에서 위쪽다리를 뒤쪽으로 무릎을 굽힌 후, 외회전 자세를 통해 몸을 고정해 주세요.

3. 허리네모근 기능해부학

❶ 시작점 – 부착점 작용

① 시작점: 뒤쪽 엉덩뼈능선

② 부착점: 갈비뼈 12번, 허리척추뼈 1–4번 가로돌기

③ 작용:

　•양쪽(허리폄)　•한쪽(몸통바깥쪽 굽힘)　•12번 갈비뼈 내림

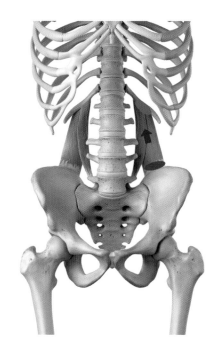

● 시작점
● 부착점
➜ 근육의 주된 수축방향
➜ 뼈 움직임 방향

〈 앞면 〉

③ 척추세움근 척추기립근 Erector spinae

척추기립근은 가시근*Spinalis*, 최장근*Longissimus*, 엉덩갈비근*Iliocostalis* 가 결합된 근육으로 허리폄 작용을 합니다. 척추기립근은 엉치뼈*천골Sacrum* 부터 목부위까지 연결되 있기 때문에 척추기립근의 활성화는 허리굽힘*전굴* 향상에 효과적입니다.

1. 적용 운동

❶ 작용 동작: 몸통폄 + 엉덩관절폄

룸바 익스텐션 동작은 척추세움근, 큰볼기근, 넙다리뒤근육의 동시수축에 의한 대표적인 폄근육 운동입니다. 몸통 익스텐션 동작 시 흉추와 경추까지 폄 동작이 발생되면 척추세움근을 최대한 수축시키는 동작으로 길항근인 배곧은근이 이완되며, 요추에서만 폄 동작이 발생되면 길항근인 엉덩허리근의 이완이 발생됩니다.

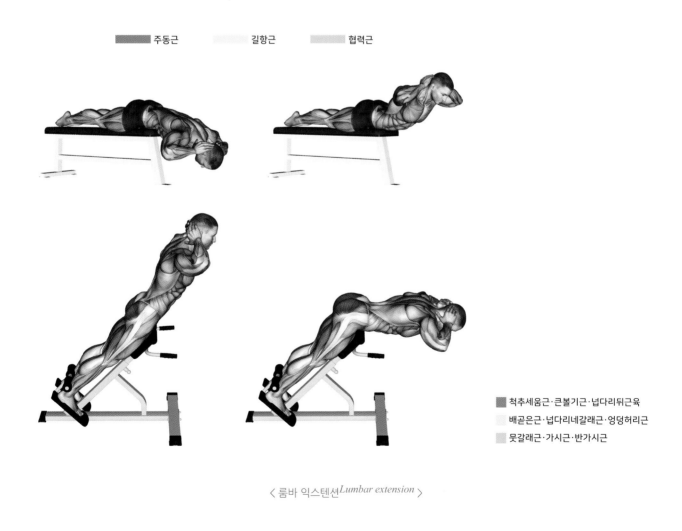

| 주동근 | 길항근 | 협력근 |

■ 척추세움근·큰볼기근·넙다리뒤근육
□ 배곧은근·넙다리네갈래근·엉덩허리근
▨ 뭇갈래근·가시근·반가시근

⟨ 룸바 익스텐션*Lumbar extension* ⟩

2. 볼매뉴얼 적용

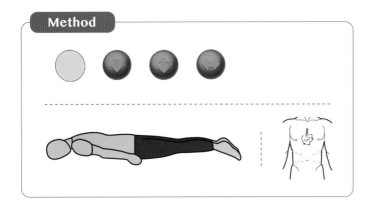

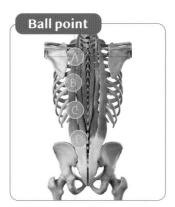

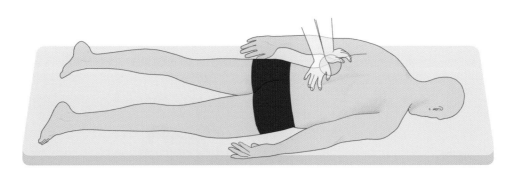

▶ 엎드린 자세

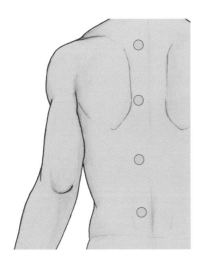

▶ 척추세움근 포인트

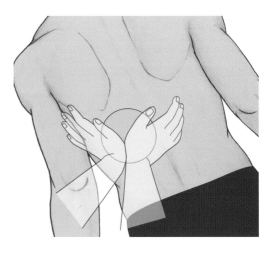

▶ 어깨뼈 안쪽과 척추세움근 결을 따라 압박해 주세요.
척추세움근은 상대적으로 겉근육이기 때문에
미듐볼을 이용해 자극해 주세요.

390

❶ 포지션

(1) 트레이너	(2) 대상자
① 팔꿈치를 곧게 펴, 기본그립 후 체중을 이용해 위쪽 척추세움근 A-D 부위를 압박해 주세요.	① 엎드린 자세*Prone position* 으로 누워주세요.
② A-D를 프레싱 · 롤링 · 디깅을 각각 10초씩 압박해 주세요.	② 팔은 곧게 펴, 손바닥은 바닥을 향한채 허리옆에 놓아주세요.
③ 흉식호흡 들숨 이후, 날숨에 압박해 주세요.	③ 날숨을 최대한 코를 통해 복식호흡을 해주세요.

❷ 주의사항

① 척추세움근은 뭇갈래근^{다열근}*Multifidus* 과 볼적용 위치가 동일합니다. 미듐볼과 미니볼을 잘 구별해 주세요.

3. 척추세움근 기능해부학

❶ 시작점 – 부착점 작용

① 시작점: 골반

② 부착점: 척추, 갈비우리, 관자뼈의 꼭지돌기*Mastoid process*

③ 작용:

• 머리, 목 • 몸통폄 • 가쪽굽힘

회전움직임시 척추기립근, 넓은등근 수축에 맞춰 반대편 큰볼기근과 넙다리두갈래근이 동시 모터동원이 발생됩니다.

짐워크아웃시 회전 움직임 개선을 위해서는 X축 방향으로 상체와 하체는 반대 방향으로 운동프로그램을 구성해야 회전

움직임 개선에 더욱 효과적입니다.

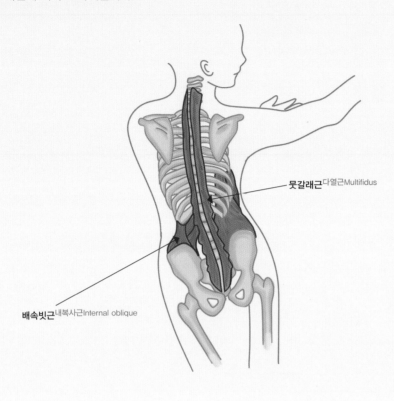

뭇갈래근^{다열근Multifidus}

배속빗근^{내복사근Internal oblique}

뭇갈래근은 요추, 흉추, 경추까지 분포하는 근육으로 척추 가로돌기와 가시돌기에 부착되 척추를 옆뒤에서 감싸는 척추 안정화 근육입니다. 허리통증과 직접적으로 관련성이 높으며, 양쪽 동시수축은 허리 폄, 한쪽 수축은 허리 측면 굽힘, 허리회전에 관여합니다. 허리통증 시, 뭇갈래근의 활성화가 감소하며, 배바깥빗근외복사근*External oblique*과 배속빗근내복사근*Internal oblique* 역시 활성정도가 감소됩니다. 뭇갈래근은 속근육으로 직접적인 자극이 어려우므로 척추세움근척추기립근*Erector spinae* 압박을 통해서 간접적으로 자극할 수 있습니다.

1. 적용운동

❶ 작용 동작: 엉덩관절 폄 + 몸통폄

힙익스텐션시 뭇갈래근은 척추안정화 근육으로 허리를 움직임시 주동근으로 작용하는 것보다는 안정근으로써 그 역할이 더욱 큰 근육입니다. 허리를 강력하게 고정하고 무거운 무게운동을 할 경우, 척추의 안정화는 무엇보다 중요한 역할을 합니다. 척추안정화는 허리부상과 관련성이 있지만, 몸통에서 발생하는 근력이 팔다리 고정과 근력발생에 더욱 효과적인 역할을 합니다.

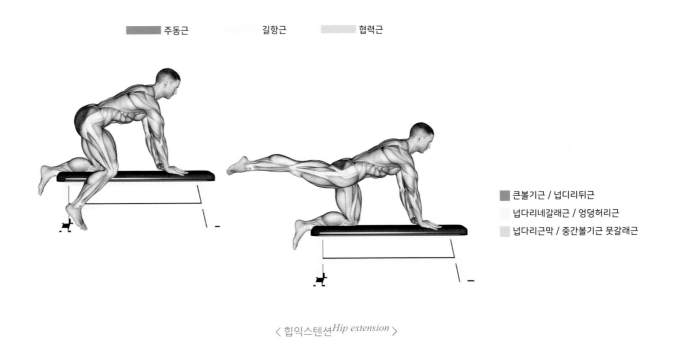

주동근   길항근   협력근

큰볼기근 / 넙디리뒤근
넙다리네갈래근 / 엉덩허리근
넙다리근막 / 중간볼기근 뭇갈래근

⟨ 힙익스텐션*Hip extension* ⟩

2. 볼매뉴얼 적용

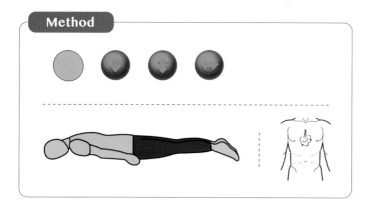

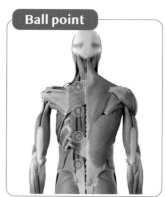

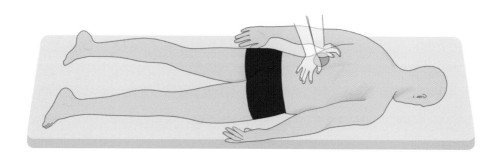

▶ 엎드린 자세

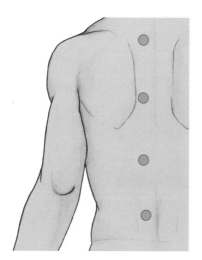

▶ 뭇갈래근 포인트

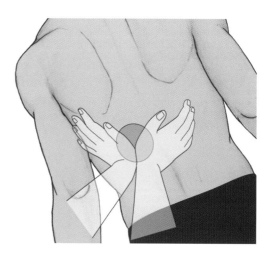

▶ 뭇갈래근을 척추관절에 굴곡이 발생 할 정도로 강하게 압박해 주세요.
단! 호흡과 함께 자극해 주세요.

❶ 포지션

(1) 트레이너

① 팔꿈치를 곧게 펴, 기본그립 후 체중을 이용해 위쪽 뭇갈래
   근 A–D 부위를 압박해 주세요.

② A–D를 프레싱 · 롤링 · 디깅을 각각 10초씩 압박해 주세요.

③ 흉식호흡 들숨 이후, 날숨에 압박해 주세요.

(2) 대상자

① 엎드린 자세*Prone position* 으로 누워주세요.

② 팔은 곧게 펴, 손바닥은 바닥을 향한채 허리옆에 놓아주
   세요.

③ 날숨을 최대한 코를 통해 흉식호흡해 주세요.

❷ 주의사항

① 뭇갈래근*다열근Multifidus*과 척추세움근 볼적용 위치가 동일합니다. 미듐볼과 미니볼을 잘 구별해 주세요.

3. 뭇갈래근 기능해부학

❶ 시작점 – 부착점 작용

① 시작점: 골반, 척추 가로돌기

② 부착점: 척추 가시돌기와 머리

③ 작용:

• 몸통, 목, 머리폄 • 가쪽굽힘, 목, 몸통 반대쪽 돌림

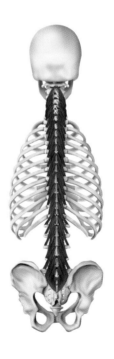

● 시작점
● 부착점

➜ 근육의 주된 수축방향
➜ 뼈 움직임 방향
⇨ 관절 움직임 방향

⁂ 뼈뒤쪽 부착점

〈 뒷면 〉

배바깥빗근과 배속빗근은 층을 이뤄 위치해 있으며, 허리회전과 측면굽힘, 앞뒤 굽힘등의 작용을 합니다. 특히 배속빗근은 척추 안정화와 밀접한 관계이 있습니다. 호흡의 보조근육으로 횡경막과 주동-길항근 관계를 맺고 있으며, 날숨시 흉강*Chest cavity* 부피를 감소시키는 역할을 합니다. 들숨시에는 횡경막이 수축하면서 흉강의 아래부분을 잡아내려 흉강의 공간이 공기로 채워질 수 있게 도 와줍니다. 내복사근 수축은 복부의 내장을 압박해 횡경막으로 밀어올려 공기가 채워진폐의 부피를 줄여 날숨을 할 수 있게 합니다.

1. 적용운동

❶ 작용 동작: 엉덩관질 굽힘 + 몸통 폄

시팅트렁크 로테이션은 배바깥빗근과 배속빗근을 동시에 모터동원하는 운동입니다. 주동근으로써 한쪽 빗근이 수축하면 반대편 빗근은 동시에 이완합니다. 중요한 점은 같은 방향의 배바깥빗근과 배속빗근은 동시수축이 아닌 배바깥빗근 수축, 배속빗근 이완이 라는 점입니다.

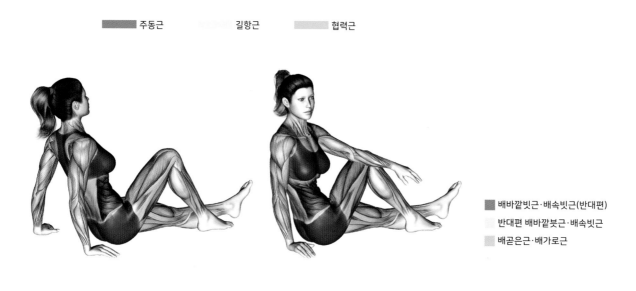

■ 주동근   길항근   협력근

■ 배바깥빗근·배속빗근(반대편)
□ 반대편 배바깥붓근·배속빗근
▨ 배골은근·배가로근

⟨ 시팅트렁크 로테이션*Sitting trunk rotation* ⟩

2. 볼매뉴얼 적용

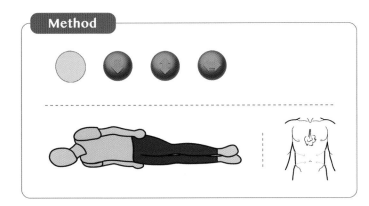

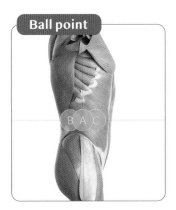

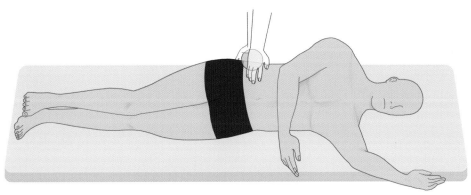

▶ 옆으로 누운 자세

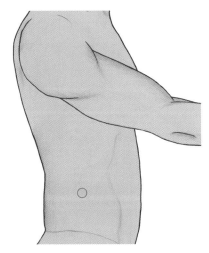

▶ 빗근 A포인트

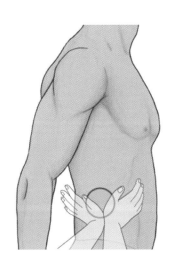

▶ 빗근 A포인트는 두 손을 이용해 양 옆으로 넓게 잡아
몸통이 흔들리지 않게 안정감을 제공해야 합니다.

397

❶ 포지션

(1) 트레이너	**(2) 대상자**
① 팔꿈치를 곧게 펴, 기본그립 후 체중을 이용해 배바깥빗근 A 를 압박해 주세요.	① 옆으로 누운 자세*Side lying position* 으로 누워주세요.
② 배바깥빗근 A는 갈비뼈 10번과 골반뼈 바깥쪽 사이입니다.	② 날숨을 최대한 코를 통해 복식호흡해 주세요.
③ A를 프레싱 · 롤링 · 디깅을 각각 10초씩 압박해 주세요.	
④ 두 손은 앞뒤로 배바깥빗근을 감싸주세요.	

❷ 주의사항

① 복식호흡과 타이밍을 맞춰 압박해주세요. 들숨 후, 날숨 시 지긋이 압박해주세요.

② 대상자는 옆으로 누운자세에서 위쪽다리를 뒤쪽으로 무릎을 굽힌 후, 외회전 자세를 통해 몸을 고정해 주세요.

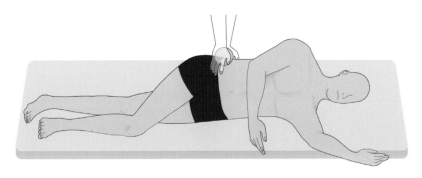

▶ 옆으로 누운 자세

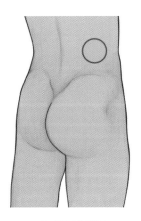

▶ 빗근 B포인트

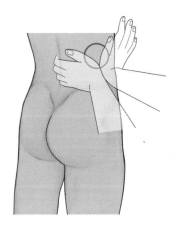

❸ 포지션

(1) 트레이너	(2) 대상자

① 팔꿈치를 곧게 펴, 기본그립 후 체중을 이용해 뒤쪽배바깥
  빗근 B 를 압박해 주세요.

② 뒤쪽 배바깥빗근 B는 갈비뼈 10번과 골반뼈 바깥쪽 사이입
  니다.

③ B를 프레싱 · 롤링 · 디깅을 각각 10초씩 압박해 주세요.

④ 두 손은 앞뒤로 배바깥빗근을 감싸주세요.

① 옆으로 누운 자세*Side lying position* 으로 누워주세요.

② 날숨을 최대한 코를 통해 복식호흡해 주세요.

❹ 주의사항

빗근 C포인트는 넓은등근, 허리네모근, 엉덩허리근을 중복해서 자극할 수 있습니다. 손을 이용해 안정적으로 잡아 주세요.

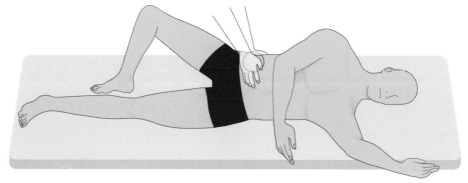

▶ 옆으로 누운 자세

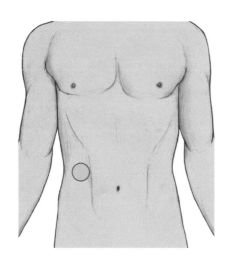

▶ 빗근 C포인트

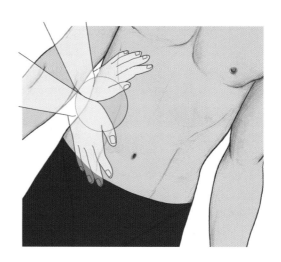

▶ 빗근 C포인트는 손의 위치를 자유롭게 위아래, 좌우로 놓을 수 있습니다.

❸ 포지션

(1) 트레이너	(2) 대상자
① 팔꿈치를 곧게 펴, 기본그립 후 체중을 이용해 앞 배바깥빗근 C 를 압박해 주세요.	① 옆으로 누운 자세*Side lying position* 으로 누워주세요.
② 앞쪽 배바깥빗근 B는 A 부위 뒤쪽입니다.	② 앞 허리네모근 압박을 위해 몸을 뒤로 기울여 위 다리를 굽혀 몸을 지탱해 주세요.
③ 두 손은 옆으로 배곧은근을 감싸주세요.	③ 날숨을 최대한 코를 통해 복식호흡해 주세요.

3. 배바깥빗근 기능해부학

❶ 시작점 – 부착점 작용

① 시작점: 앞쪽 엉덩뼈능선, 두덩뼈, 배널힘줄 *Abdominal aponeurosis*

② 부착점: 갈비뼈 5-12번

③ 작용:

• 몸통굽힘 • 바깥쪽굽힘 • 반대쪽 돌림 • 골반 뒤쪽 경사

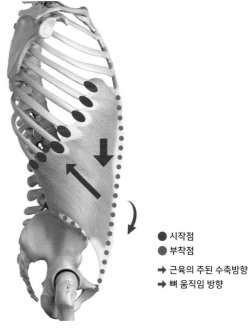

● 시작점
● 부착점
➜ 근육의 주된 수축방향
➜ 뼈 움직임 방향

〈 배바깥빗근 옆면 〉

4. 배속빗근 기능해부학

❶ 시작점 – 부착점 작용

① 시작점: 샅고랑인대, 엉덩뼈능선, 등허리근막

② 부착점: 갈비뼈 10-12번, 배널힘줄

③ • 양쪽작용: 몸통굽힘, 골반 뒤쪽기울임, 배안압력과 가슴
 안 압력증가, 등허리근막 장력증가

 • 한쪽작용: 몸통의 바깥쪽굽힘, 몸통 같은쪽 돌림

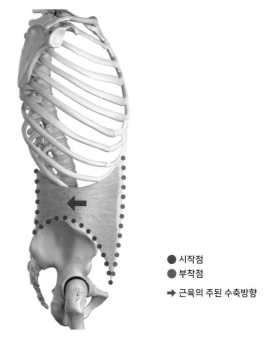

● 시작점
● 부착점
➜ 근육의 주된 수축방향

〈 배속빗근 옆면 〉

6 배가로근 복횡근 Transversus abdominis

배가로근은 갈비뼈와 내장에 압력을 가해 흉추와 골반에 안정성을 제공합니다. 배가로근의 과긴장은 신경계 반응으로 팔다리를 효율적으로 사용할 수 없으며, 운동기능이 떨어집니다. 배가로근은 배 앞부분, 허리옆, 허리뒤쪽까지 넓게 분포하고 있습니다. 허리 폄 운동을 위해 허리뒤쪽 자극은 넓은등근 일부, 배속빗근^{내복사근}*Internal oblique*, 배바깥빗근^{외복사근}*External oblique*까지 동시에 자극할 수 있어 허리 폄 동작에 효과적입니다.

1. 적용운동

❶ 작용 동작: 등척성 수축

배가로근은 방향성을 같은 겉근육이 아닌 비방향성의 속근육으로 수축방향보다는 등척성 수축에 의해 모터동원이 되는 근육입니다.

2. 볼매뉴얼 적용

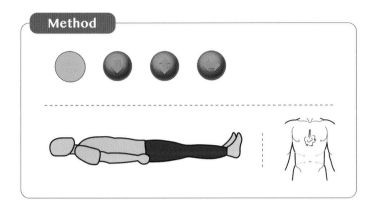

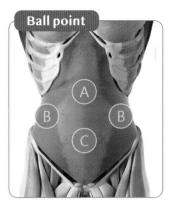

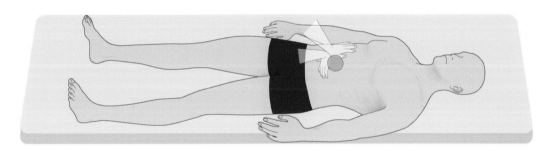

▶ 바로 누운 자세

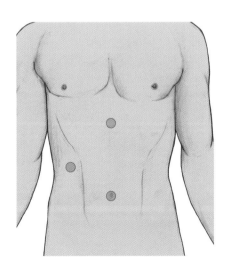

▶ 배가로근 포인트

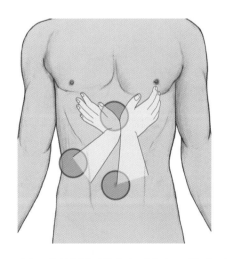

▶ 배가로근은 복식호흡과 함께 자극해 주세요. 깊은 자극이
필요한 부위이기 때문에 호흡과 함께 깊이 자극해 주세요.

❶ 포지션

(1) 트레이너	(2) 대상자

(1) 트레이너

① 팔꿈치를 곧게 펴, 기본그립 후 체중을 이용해 배가로근 A–C 를 압박해 주세요.

② 배가로근 A는 복장뼈 아래 상복부A 부위입니다.

　배가로근 B는 배꼽 바깥쪽 복부 바깥쪽 입니다.

　배가로근 C는 배꼽 부위입니다.

③ A, B 부위는 두 손은 위아래로 배곧은근을 감싸주세요.

　C 부위는 가로방향으로 복부측면을 감싸주세요.

(2) 대상자

① 바로누운 자세*Supine postion*으로 누워주세요.

② 특히, 날숨과 함께 심호흡 타이밍과 맞춰 압박해 주세요.

③ 날숨을 최대한 코를 통해 복식호흡해 주세요.

❷ 주의사항

① 복식호흡과 타이밍을 맞춰 압박해주세요. 들숨 후, 날숨 시 지긋이 압박해주세요.

② 배곧은근은 가장 깊은 복부근육임으로 지긋이 깊히 압박해 주세요.

3. 배가로근 기능해부학

❶ 시작점 – 부착점 작용

① 시작점: 샅고랑인대, 등허리근막, 엉덩뼈능선, 갈비연골

② 부착점: 배널힘줄

③ 작용:

• 배안압력 증가　• 등허리근막 장력증가

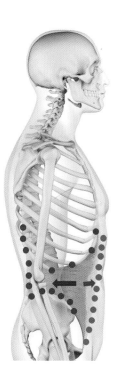

● 시작점
● 부착점

➜ 근육의 주된 수축방향
➜ 보조적 근육 수축방향

〈 옆면 〉

X. 무릎운동Knee.exer

무릎관절은 하체운동 중 필수적으로 체중지지가 되는 관절입니다. 넙다리네갈래근 벌크업시 무릎 굽힘과 폄 동작을 반복하면서 작용하지만, 강력한 근력 발달에 앞서 무릎 관절의 손상 방지와 안정성 확보가 우선시 되어야 합니다. 특히, 장딴지근은 무릎과 발목 움직임에 직접적으로 작용하기 때문에 무릎 안정성과 함께 매우 중요한 근육입니다.

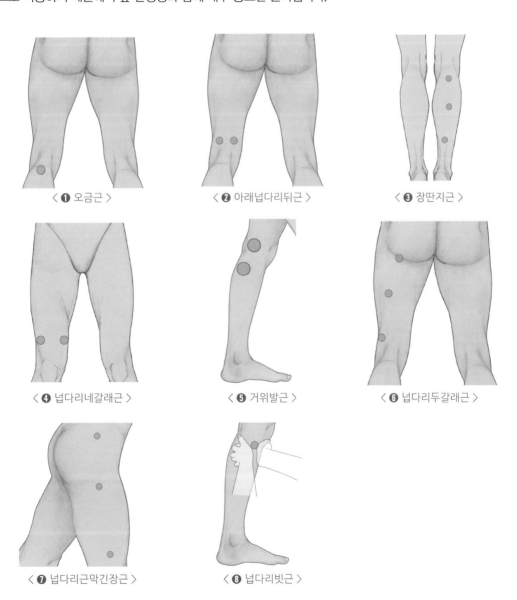

〈 ❶ 오금근 〉　　　　〈 ❷ 아래넙다리뒤근 〉　　　　〈 ❸ 장딴지근 〉

〈 ❹ 넙다리네갈래근 〉　　　　〈 ❺ 거위발근 〉　　　　〈 ❻ 넙다리두갈래근 〉

〈 ❼ 넙다리근막긴장근 〉　　　　〈 ❽ 넙다리빗근 〉

① 오금근 슬와근 Popliteus

오금근은 보행시 무릎이 완전폄^{Extension}(Locking) 되지 않게 예방하는 근육으로 무릎관절의 정강이뼈와 넙다리뼈 사이에서 회전시키는 작용을 하며 무릎 안정성에 관여하는 근육입니다. 또한, 무릎을 굽히면서 정강이뼈와 넙다리뼈 사이에 위치한 반달연골^{Meniscus}의 충동방지와 넙다리뼈$^{대퇴 Femur}$가 앞으로 밀리는 것을 예방하는데 도움을 줍니다.

1. 적용운동

❶ 작용 동작: 무릎굽힘

라잉 레그컬은 대표적인 넙다리뒤근 운동으로 열린사슬운동 원리에 의해 넙다리뒤근을 타겟으로 하는 운동입니다. 약화된 넙다리뒤근은 무릎의 과다폄을 발생시키며, 오금근은 과다폄을 방지하기위해 과긴장하게 되기 때문에 무릎굽힘 기능저하 뿐만아니라 통증까지 발전할 수 있습니다.

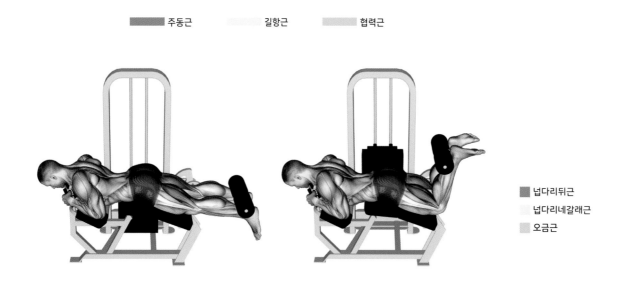

주동근　　길항근　　협력근

넙다리뒤근
넙다리네갈래근
오금근

〈 라잉 레그 컬$Lying\ leg\ curl$ 〉

2. 볼매뉴얼 적용

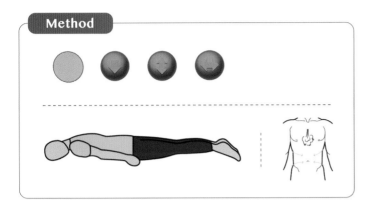

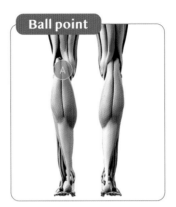

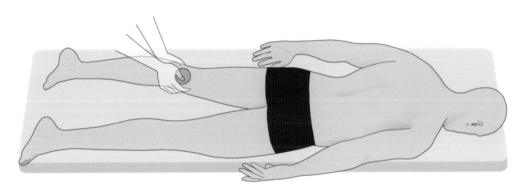

▶ 엎드린 자세

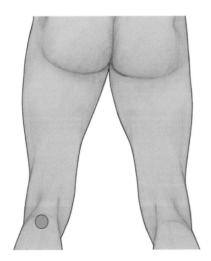

▶ 오금근 포인트

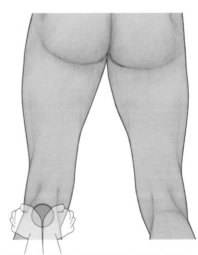

▶ 오금근 자극시 작은 움직임을 통해 자극해 주세요.
   손가락을 이용해 무릎을 감싸 안정감을 제공해 주세요.

❶ 포지션

(1) 트레이너	**(2) 대상자**

① 팔꿈치를 곧게 펴, 기본그립 후 체중을 이용해 오금와 A 를 압박해 주세요.

② A 오금와는 뒤쪽 무릎주름 바로 아래 입니다.

③ A를 프레싱 · 롤링 · 디깅을 각각 10초씩 압박해 주세요.

④ 복식호흡 들숨 이후, 날숨에 압박해 주세요.

① 엎드린자세*Prone position* 으로 누워주세요.

② 팔은 곧게 펴 허리옆에 놓아주세요.

③ 날숨을 최대한 코를 통해 복식호습흡 주세요.

❷ 주의사항

① 통증이 심할 경우, 대상자는 갑자기 무릎굽힘을 할 수 있습니다.

② 무릎앞쪽 무릎뼈 통증이 발생할 수 있습니다. 무릎뼈 위 아래 넙다리네갈래근을 이완시키고, 무릎뼈를 위아래, 좌우로 부드럽게 미는 관절가동술을 해주세요.

3. 오금근 기능해부학

❶ 시작점 – 부착점 작용

① 시작점: 먼쪽 넙다리뼈 뒤가쪽

② 부착점: 정강이뼈 몸쪽 뒤안쪽

③ 작용:

• 무릎안쪽돌림 • 무릎굽힘

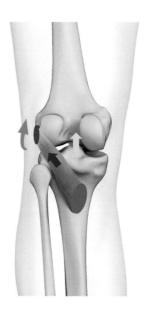

● 시작점
● 부착점

➜ 근육의 주된 수축방향
➜ 뼈 움직임 방향
➜ 관절 움직임 방향

〈 무릎뒷면 〉

넙다리뒤근육은 무릎을 굽히고, 고관절 신전에 동시 작용하는 대표적인 2관절 근육입니다. 넙다리 아래 부위는 무릎 굽힘에 직접적으로 관여하는 부위로 특히 넙다리뒤근육 안쪽은 반힘줄근^{반건형근}*Semitendinosus*, 반막모양근^{반막상근}*Semimembranosus*이 지나며 무릎 안쪽으로 붙습니다.

1. 적용운동

❶ 작용 동작: 무릎굽힘 + 엉덩관절폄 + 몸통폄

브릿지 액서사이즈는 대표적인 몸통폄 운동으로 넙다리뒤근육, 큰볼기근, 척추세움근을 활성화 시키는 운동입니다. 두 무릎을 붙여서 하는 것보다는 30°정도 다리벌림을 통해 하는것이 넙다리두갈래근과 큰볼기근을 더욱 활성화 시킬 수 있습니다.

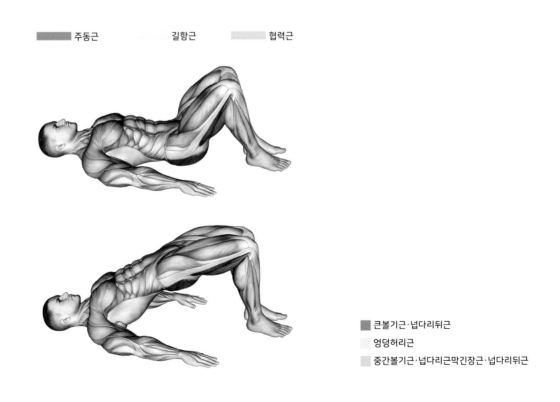

　　　주동근　　　　길항근　　　　협력근

■ 큰볼기근·넙다리뒤근
□ 엉덩허리근
▨ 중간볼기근·넙다리근막긴장근·넙다리뒤근

〈 브릿지 엑서사이즈 *Bridge exercise* 〉

2. 볼매뉴얼 적용

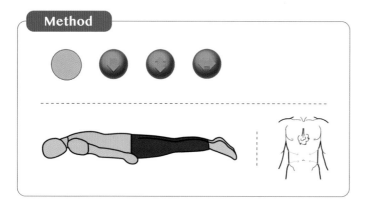

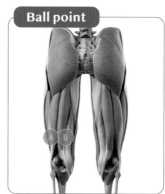

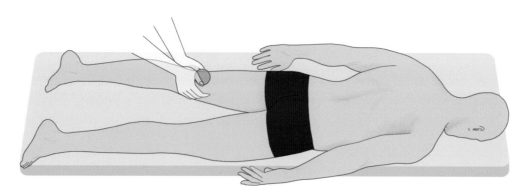

▶ 엎드린 자세

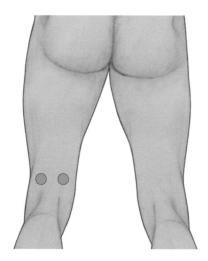

▶ 아래 넙다리뒤근 포인트

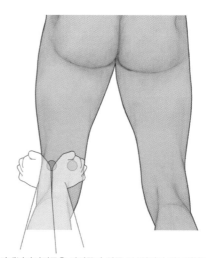

▶ 아래넙다리뒤근은 바깥쪽과 안쪽 2부위에서 자극해야 합니다.
또한, 근복Muscle velly가 많은 부위로 통증이 유발 될 수 있습니다.

❶ 포지션

(1) 트레이너	(2) 대상자
① 팔꿈치를 곧게 펴, 기본그립 후 체중을 이용해 넙다리뒤근 A, B를 압박해 주세요.	① 업드려 누운 자세$^{Prone\ position}$ 으로 누워주세요.
② 넙다리뒤근 A:넙다리두갈래근, 반막모양근　B: 반힘줄근 부위입니다	② 날숨을 최대한 코를 통해 복식호흡해 주세요.
③ A, B를 프레싱 · 롤링 · 디깅을 각각 10초씩 압박해 주세요.	

3. 넙다리뒤근– 넙다리두갈래근 기능해부학

❶ 시작점 – 부착점 작용

① 시작점: 궁둥뼈 결절(긴갈래), 거친선$^{Linea\ aspera}$

② 부착점: 종아리뼈의 머리

③ 작용:

- 엉덩관절 폄 · 골반의 뒤쪽기울임
- 무릎관절 굽힘 · 무릎관절 바깥쪽돌림

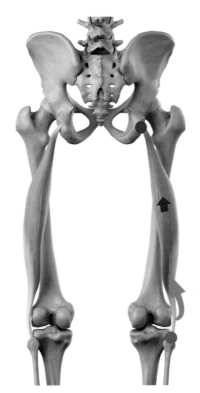

● 시작점
● 부착점
➡ 근육의 주된 수축방향
➡ 관절 움직임 방향
➡ 뼈 움직임 방향
⁂ 뼈뒤쪽 부착점

〈 반힘줄근^{반건형근Semitendinosus} 뒷면 〉

③ 장딴지근 비복근 Gastrocnemius

장딴지근은 무릎 뒤 넙다리뼈 하단에 시작해 아킬레스힘줄에 부착되며, 무릎 – 목말밑관절$^{Subtalar\ joint}$ 까지 연결된 2관절 근육입니다. 무릎굽힘과 발바닥 굽힘의 주된 작용을 하며, 가자미근^{Soleus}와 층을 이뤄 종아리근육$^{Calf\ muscle}$을 이룹니다. 발목의 발등굽힘 ^{Dorsiflexion}과 발바닥 굽힘$^{Plantar\ flexion}$ 시, 앞정강이근과 주동근—길항근 관계를 형성하기 때문에 장딴지근과 앞정강이근은 항상 짝을 이뤄 접근해야합니다.

1. 적용운동

❶ 작용 동작: 발바닥 굽힘

장딴지근은 가자미근과 층을 이루지만, 가자미근 아래에는 뒤정강이근, 긴엄지굽힘근, 긴발가락굽힘근과 층을 이루고 있습니다. 무조건적인 강한 자극이 깊이 침투하는것이 아니고, 90초이상 동일한 힘으로 한부위를 자극하는 것이 더욱 효과적입니다. 장딴지근은 제2의 심장과 펌프로 불리며 다리에 몰린 혈액을 상체로 올려주는데 중요한 역할을 합니다.

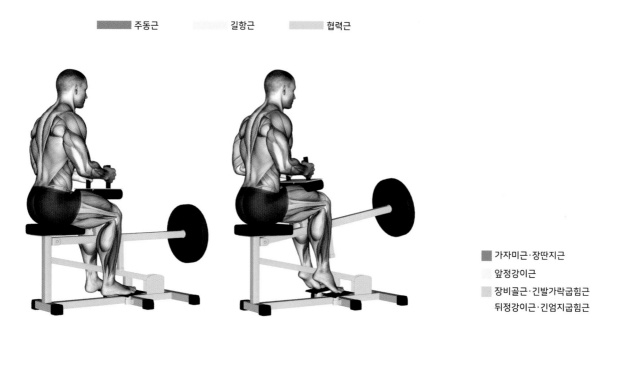

주동근　　길항근　　협력근

가자미근·장딴지근
앞정강이근
장비골근·긴발가락굽힘근
뒤정강이근·긴엄지굽힘근

⟨ 시티드 레그 레이즈 *Seated leg raise* ⟩

2. 볼매뉴얼 적용

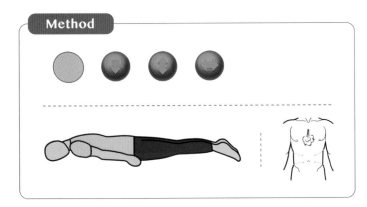

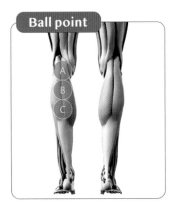

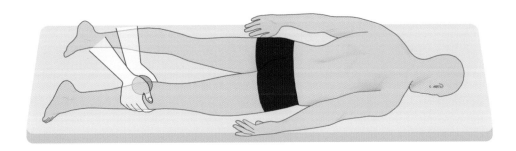

▶ 엎드린 자세

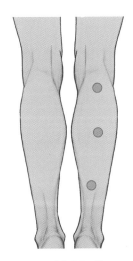

▶ 장딴지근 포인트

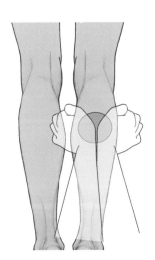

▶ 장딴지근은 근복Muscle belly가 있어 통증이 발생하는 부위입니다.

❶ 포지션

(1) 트레이너	(2) 대상자

① 팔꿈치를 곧게 펴, 기본그립 후 체중을 이용해 장딴지근 A–C를 압박해 주세요.

② 장딴지근은 뒤쪽 무릎 주름 바로 아래부터 아킬레스건 위쪽까지 입니다.

③ A–C를 프레싱 · 롤링 · 디깅을 각각 10초씩 압박해 주세요.

① 업드려 누운 자세*Prone position* 으로 누워주세요.

② 날숨을 최대한 코를 통해 복식호흡해 주세요.

❷ 주의사항

① 근복*Muscle belly*와 아킬레스건 방향에 가까울 수록 통증이 심할 수 있습니다. 압력 조절에 유의하세요.

3. 장딴지근 기능해부학

❶ 시작점 – 부착점 작용

① 시작점: 안쪽, 바깥쪽 넙다리뼈의 관절융기

② 부착점: 아킬레스힘줄을 경유하여 발꿈치뼈

③ 작용:

• 발바닥 굽힘 • 무릎굽힘

❷ 무릎 굽힘근육

① 반막모양근*Semimembranosus*

② 반힘줄근*Semitendinosus*

③ 넙다리두갈래근—긴갈래 짧은갈래*Biceps femoris long/short head*

④ 두덩정강근 넙다리빗근 *Gracilis and sartorius*

⑤ 장딴지근과 장딴지빗근 *Gastronnemius and plantaris*

⑥ 오금근*Popliteus*

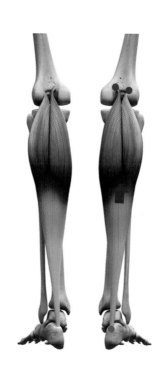

● 시작점
● 부착점

➡ 근육의 주된 수축방향
➡ 뼈 움직임 방향
➡ 관절 움직임 방향
♣ 뼈뒤쪽 부착점

〈 뒷면 〉

④ 넙다리네갈래근 대퇴사두근 Quadriceps

1) 아래 넙다리네갈래근 대퇴사두근*Quadriceps*

스쿼트나 레그프레스, 레그 익스텐션과 같은 무릎폄 운동시 아래넙다리네갈래근은 더욱 모터동원이 됩니다. 무릎폄 시, 무릎통증이 발생할 경우 안쪽넓은근 내측광근*Vastus medialis*과 가쪽넓은근 외측광근*Vastus lateralis*의 아래부위를 자극하면 근육활성화를 촉진해 모터동원에 의한 근활성화 증가로 인해 근파워 증가를 기대할 수 있습니다.

1. 적용운동

❶ 작용 동작: 무릎폄

무릎폄은 4개의 넙다리네갈래근 단일작용으로 발생됩니다. 넙다리네갈래근은 무릎뼈에 붙지만 무릎뼈*Patella*를 경유해 정강이뼈 위쪽에 붙어 무릎폄 작용이 발생할 수 있습니다.

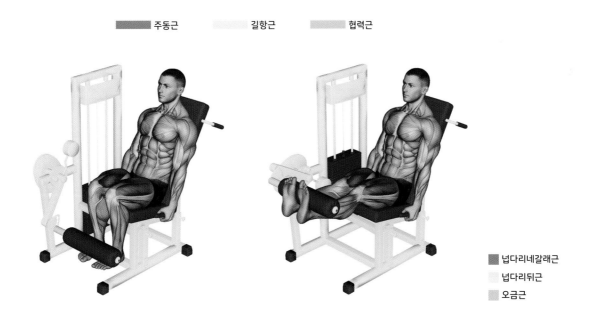

주동근　　길항근　　협력근

넙다리네갈래근
넙다리뒤근
오금근

⟨ 시티드 레그 익스텐션 머신*Sitting leg extension machine* ⟩

2. 볼매뉴얼 적용

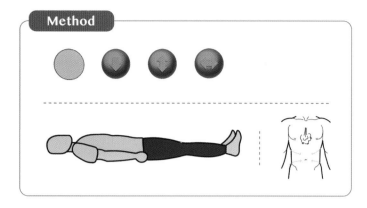

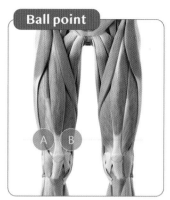

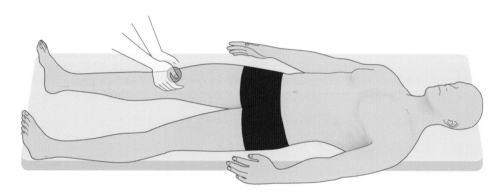

▶ 바로 누운 자세

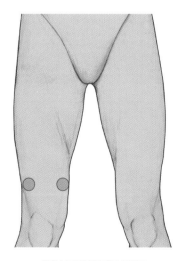

▶ 아래 넙다리네갈래근 포인트

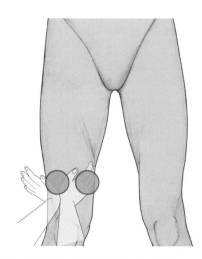

▶ 두 손으로 넙다리 아래부위를 감싸 자극해 주세요.
무릎 통증이 있을 경우 압박에 의한 통증이 발생 할 수 있습니다.

❶ 포지션

(1) 트레이너	(2) 대상자

① 팔꿈치를 곧게 펴, 기본그립 후 체중을 이용해 넙다리곧은
근 A-C 를 압박해 주세요.

② 넙다리곧은근은 위앞엉덩뼈가시로부터 직선으로 아래방향
입니다.

③ 두 손은 양옆으로 넙다리곧은근을 감싸주세요.

④ A-C를 프레싱 · 롤링 · 디깅을 각각 10초씩 압박해 주세요.

① 바로누운 자세*Supine position* 으로 누워주세요.

② 날숨을 최대한 코를 통해 복식호흡해 주세요.

3. 넙다리곧은근 기능해부학

❶ 시작점 – 부착점 작용

① 시작점: 아래앞엉덩뼈가시*AIIS anterior inferior iliac spine*

② 부착점: 무릎뼈와 무릎인대를 경유하여 정강뼈 거친면

③ 작용:

• 무릎관절 폄 • 종아리폄

• 엉덩관절 굽힘 • 골반 앞쪽 기울기

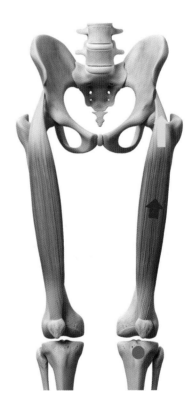

● 시작점

● 부착점

➜ 근육의 주된 수축방향

➜ 뼈 움직임 방향

〈 앞면 〉

2) 중간넓은근중간광근Vastus intermedius

넙다리네갈래근의 4개 근육의 시작점은 조금씩 다르지만, 부착점은 무릎뼈에 붙는 특징을 보입니다. 넙다리네갈래근의 끝은 무릎 위 무릎뼈지만, 무릎뼈인대와 결합해 정강이뼈 위에 부착되기 때문에 무릎폄 동작이 가능합니다. 중간넓은근은 무릎 폄 동작을 하며 넙다리네갈래근 중 가장 깊은 층에 위치해 넙다리곧은근 밑층에 위치합니다. 중간넙다리근은 넙다리네갈래 중 속근육에 속하며 중간부위에 위치하기 때문에 스트레칭 하기 가장 어려운 근육입니다.

일반적으로 가쪽넓은근외측광근Vastus lateralis과 안쪽넓은근내측광근Vastus medialis의 근력 비율은 1:1입니다.

1. 적용운동

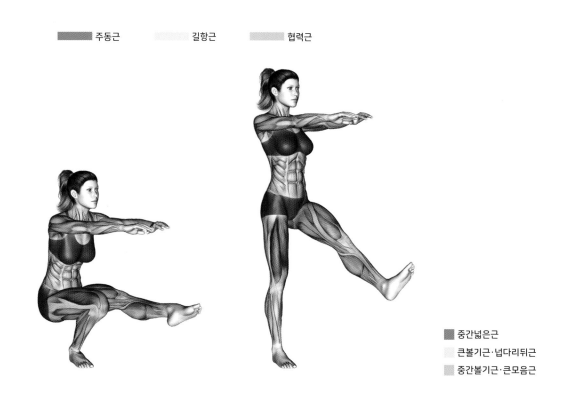

| 주동근 | 길항근 | 협력근 |

■ 중간넓은근
□ 큰볼기근·넙다리뒤근
▨ 중간볼기근·큰모음근

⟨ 원 레그 익스텐션 *One leg extension* ⟩

418

2. 볼매뉴얼 적용

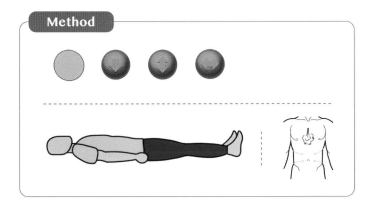

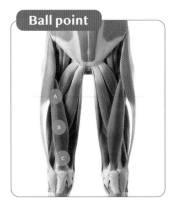

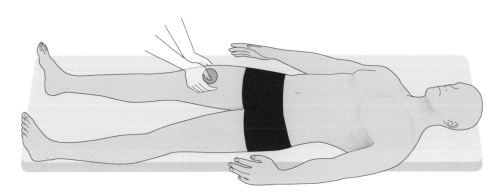

▶ 바로 누운 자세

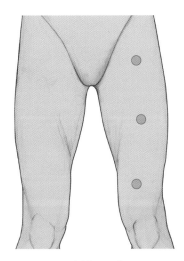

▶ 중간넓은근 포인트

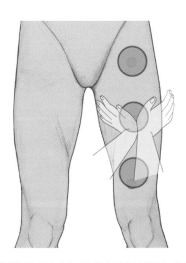

▶ 중간넓은근은 넙다리뼈 바로 위에 길게 붙어있기 때문에
강하게 자극하기 때문에 통증이 유발 될 수 있습니다.

419

❶ 포지션

(1) 트레이너	(2) 대상자
① 팔꿈치를 곧게 펴, 기본그립 후 체중을 이용해 넙다리곧은근 A–C 를 압박해 주세요. ② 넙다리곧은근은 위앞엉덩뼈가시로부터 직선으로 아래방향 입니다. ③ 두 손은 양옆으로 넙다리곧은근을 감싸주세요.	① 바로누운 자세*Supine position* 으로 누워주세요. ② 날숨을 최대한 코를 통해 복식호흡해 주세요.

3. 넙다리네갈래근 – 중간넓은근 기능해부학

❶ 시작점 – 부착점 작용

① 시작점: 넙다리의 몸통안쪽과 거친선

② 부착점:무릎뼈와 무릎인대를 경유하는 정강뼈 거친면

③ 작용:

• 무릎관절 폄

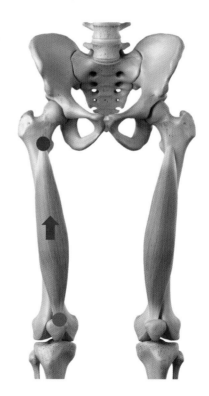

● 시작점
● 부착점
➜ 근육의 주된 수축방향
⇒ 관절 움직임 방향
➜ 뼈 움직임 방향
⁛ 뼈뒤쪽 부착점

〈 중간넓은근^{중간광근}*Vastus intermedius* 앞면 〉

3) 안쪽넓은근 ^{내측광근}*Vastus medialis*

넙다리네갈래근의 하나인 안쪽넓은근의 주요기능은 무릎뼈의 위치를 유지하는 것으로, 안쪽넓은근 약화시 무릎통증이 발생합니다. 무릎통증 방지를 위해서는 안쪽넓은근 강화와 함께 가쪽넓은근 강화도 균형을 맞춰야 무릎뼈와 무릎회전에 대한 통증을 예방할 수 있으며, 엉덩관절 및 무릎관절 굽힘과 폄시 넙다리뒤근육과의 모터동원 비율에도 효과적일 수 있습니다.

1. 적용운동

❶ 작용 동작: 발목 굽힘 + 무릎폄 + 엉덩관절폄

무릎폄 동작시, 원레그 스탠딩 동작에서 굽힘 동작 다리(왼다리)는 닫힌사슬 운동을 하게 됩니다. 닫힌사슬 운동시 왼다리의 안쪽넓은근은 도움 협동근 *Helping synergist* 개념으로 무릎관절의 회전을 예방하는 안정근의 역할을 하게 됩니다. 안쪽넓은근과 가쪽넓은근^{외측광근}*Vastus lateralis*의 불균형이 발생되면 무릎기능 장애, 통증, 부상으로 발전 할 수 있습니다.

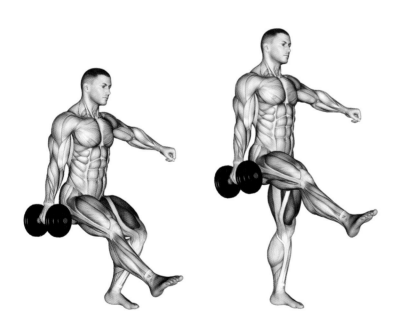

〈 니 익스텐션 위드 덤벨*Knee extension with Dumb-bell* 〉

2. 볼매뉴얼 적용

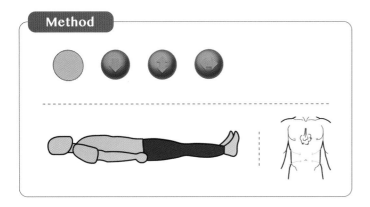

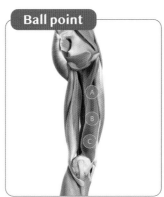

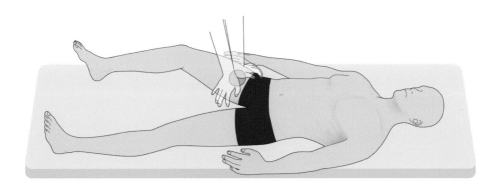

▶ 바로 누운 자세

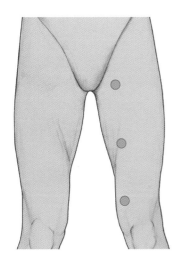

▶ 안쪽넓은근 포인트

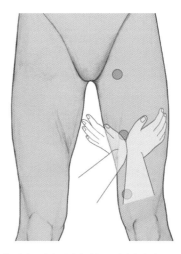

▶ 안쪽넓은근은 사타구니와 가까워질수록 민감하기 때문에 조심스럽게 접근해야 합니다. 또한, 혈관, 신경이 다수 분포해 있어 통증이 발생할 수 있습니다.

❶ 포지션

(1) 트레이너	(2) 대상자

① 팔꿈치를 곧게 펴, 기본그립 후 체중을 이용해 안쪽넓은근 A–C를 압박해 주세요.

② 안쪽넓은근은 넙다리곧은근 안쪽으로 넙다리뼈위쪽에 시작해 무릎뼈 위 안쪽에 부착됩니다.

③ 두 손은 양옆으로 넙다리네갈래근을 감싸주세요.

④ A–C를 프레싱 · 롤링 · 디깅을 각각 10초씩 압박해 주세요.

① 바로누운 자세^{Supine position} 으로 누워주세요.

② 무릎을 굽혀 외회전해 안쪽넓은근이 노출될 수 있게 해주세요.

③ 날숨을 최대한 코를 통해 복식호흡해 주세요.

3. 넙다리네갈래근 – 안쪽넓은근 기능해부학

❶ 시작점 – 부착점 작용

① 시작점: 넙다리의 거친선*Linea aspera*

② 부착점: 무릎뼈와 무릎인대를 경유하여 정강뼈 거친면

③ 작용:

• 무릎 폄

❷ 무릎 폄근육

① 넙다리곧은근*Rectus femoris*

② 가쪽넓은근*Vastus lateralis*

③ 안쪽넓은근*Vastus medialis*

④ 중간넓은근*Vastus intermedius*

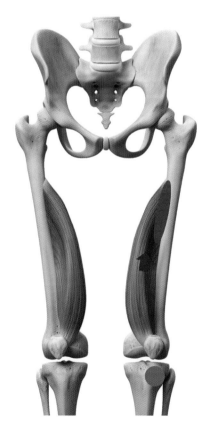

● 시작점
● 부착점
➜ 근육의 주된 수축방향
➜ 관절 움직임 방향
➜ 뼈 움직임 방향

〈 앞면 〉

423

4) 가쪽넓은근^{외측광근}*Vastus lateralis*

가쪽넓은근은 넙다리네갈래근 근육 중 가장 큰 부피를 가지고 있으며 무릎폄 작용을 합니다. 무엇보다, 가쪽넓은근은 해부학적으로 대각선 방향으로 위치한다고 오해하기 쉽지만, 실질적으로는 바깥쪽 영역이 생각보다 넓으며, 엉덩정강근막띠^{장경인대}*Iliotibial band*과 겹쳐있습니다. 또한, 넙다리두갈레근^{Biceps femoris}의 표면에 위치하고 있으며, 앞서 안쪽넓은근 설명한 바와 같이, 무릎폄 동작시, 안쪽넓은근과 가쪽넓은근^{외측광근}*Vastus lateralis*은 무릎 좌우 회전의 안정성에 상호 주동근 – 길항근 관계를 맺고 있기 때문에 가쪽넓은근은 상대적으로 안쪽넓은근의 도움협력근 역할을 합니다.

1. 적용운동

❶ 작용 동작: 무릎폄 + 엉덩관절폄

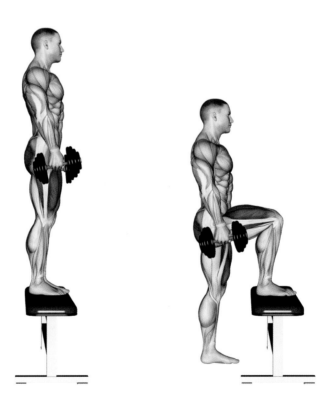

〈 원 레그 익스텐션 위드 덤벨 *One leg extension with Dumb-bell* 〉

2. 볼매뉴얼 적용

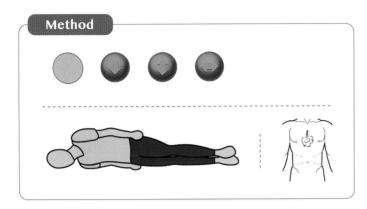

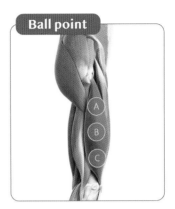

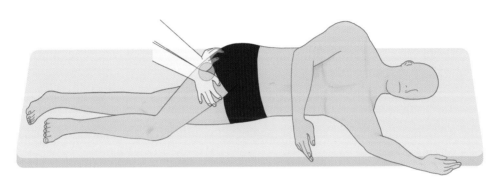

▶ 옆으로 누운 자세

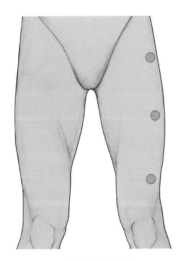

▶ 가쪽넓은근 포인트

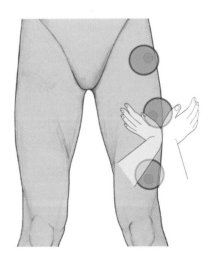

▶ 가쪽넓은근은 앞, 옆, 뒤쪽에 모두 위치하는 넓은 근육입니다.
  가장 효과적인 포인트는 옆쪽입니다. 넙다리근막긴장근과 넙다
  리뒤근육 자극시 부분적으로 중복될 수 있습니다.

❶ 포지션

(1) 트레이너	(2) 대상자

(1) 트레이너

① 팔꿈치를 곧게 펴, 기본그립 후 체중을 이용해 바깥쪽넓은근 A–C를 압박해 주세요.

② 바깥넓은근은 넙다리곧은근 바깥쪽으로 넙다리뼈위쪽에 시작해 무릎뼈 위 바깥쪽에 부착됩니다.

③ 두 손은 양옆으로 넙다리네갈래근을 감싸주세요.

④ A–C를 프레싱 · 롤링 · 디깅을 각각 10초씩 압박해 주세요.

(2) 대상자

① 옆으로 누운 자세*Side lying position* 으로 누워주세요.

② 엉덩관절, 무릎관절을 굽혀 앞으로 위치해 주세요 .

③ 날숨을 최대한 코를 통해 복식호흡해 주세요.

3. 넙다리네갈래근 – 가쪽넓은근 기능해부학

❶ 시작점 – 부착점 작용

① 시작점: 넙다리의 몸통안쪽과 거친선

② 부착점: 무릎뼈와 무릎인대를 경유하는 정강이뼈 거친면

③ 작용: 무릎관절 폄

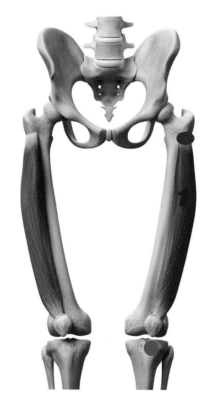

● 시작점
● 부착점
➔ 근육의 주된 수축방향
⇨ 관절 움직임 방향
➔ 뼈 움직임 방향
⁂ 뼈뒤쪽 부착점

〈 앞면 〉

거위발힘줄은 두덩정강근^{박근}*Gracilis*, 넙다리빗근^{봉공근}*Sartorius*, 반힘줄근^{반건형근}*Semitendinosus*이 무릎 내측의 동일한 부위에 부착되어 거위발처럼 생겼다고 해서 불려지는 명칭입니다. 무릎을 굽히는 동작에 모두 적용되지만, 거위발힘줄 근육들은 서서하는 모든 동작에 직간접적으로 관여되기 때문에 운동동작에 따라 주동근, 협력근, 안정근으로 사용됩니다. 주동근으로 사용될 경우에는 무릎굽힘, 협력근은 무릎굽힘과 회전, 서서 상체운동을 할 경우 안정근으로 작용합니다. 거위발 건의 3개 근육의 과사용과 근육 긴장으로 무릎의 기능이 저하되고 만성통증 까지 발생 할 수 있습니다. 무릎을 굽히는 동작과 무릎의 안정성에 관여하기 때문에 무릎의 기능 향상을 위해서 매우 중요한 포인트입니다. 무릎굽힘의 대표적인 운동인 라잉레그 컬 운동시 넙다리뒤근은 주동근으로 사용되며 협력근으로 거위발힘줄 근육들은 사용됩니다.

1. 적용운동

❶ 작용 동작: 무릎굽힘

라잉 레그컬 시, 무릎굽힘에는 넙다리뒤근육이 주동근으로 작용하지만, 거위발힘줄은 무릎굽힘의 협력근으로 작용하는 동시에 무릎의 가쪽회전을 방지하는 역할을 통해 무릎관절의 안정성을 제공합니다.

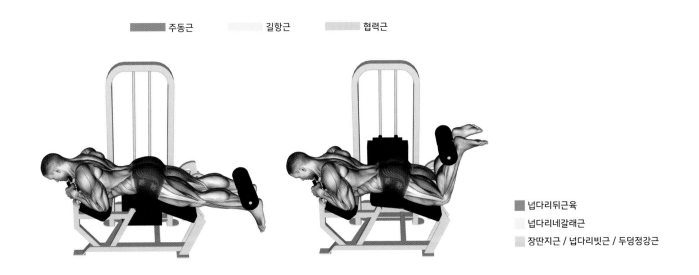

＜ 라잉 레그 컬*Lying leg curl* ＞

2. 볼매뉴얼 적용

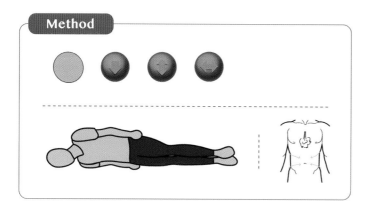

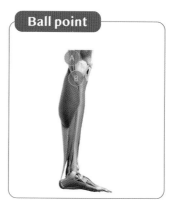

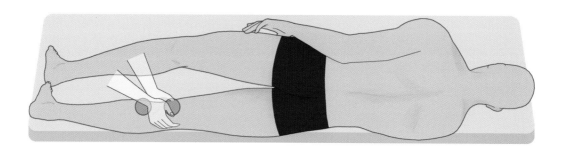

▶ 옆으로 누운 자세

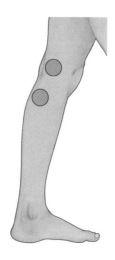

▶ 거위발건 포인트

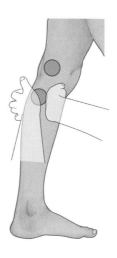

▶ A부위는 거위발건 근육부위, B는 힘줄부위입니다.
　A부위는 프레싱, 롤링 B부위는 써클링을 사용해 주세요.

❶ 포지션

<table>
<tr><td align="center">(1) 트레이너</td><td align="center">(2) 대상자</td></tr>
</table>

① 팔꿈치를 곧게 펴, 기본그립 후 체중을 이용해 거위발힘줄 A, B를 압박해 주세요.

② 거위발힘줄은 무릎 위를 경유해 무릎 안쪽 정강이뼈 위쪽에 부착됩니다.

③ 두 무릎을 이용해 대상자의 무릎을 고정해 주세요.

④ A, B를 프레싱 · 롤링 · 디깅을 각각 10초씩 압박해 주세요.

① 옆으로 누운 자세 *Side lying position* 으로 누워주세요.

② 날숨을 최대한 코를 통해 복식호흡해 주세요.

3. 거위발 힘줄근 기능해부학

3.1 반힘줄근^{반건형근}*Semitendinosus*

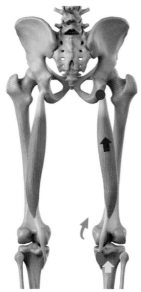

● 시작점
● 부착점
➜ 근육의 주된 수축방향
➜ 뼈 움직임 방향

〈 뒷면 〉

❶ 시작점 – 부착점 작용

① 시작점: 궁둥뼈 결절

② 부착점: 거위발힘줄*Pes anserine tendon* 몸쪽 앞안쪽 정강이뼈

③ 작용:

• 엉덩관절폄 • 골반의 뒤쪽기울임

• 무릎관절 굽힘 • 무릎관절 안쪽돌림

3.2 두덩정강근^{박근}*Gracilis*

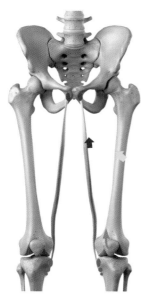

● 시작점
● 부착점
➜ 근육의 주된 수축방향
➜ 관절 움직임 방향
➜ 뼈 움직임 방향

〈 앞면 〉

❶ 시작점 – 부착점 작용

① 시작점: 두덩뼈

② 부착점: 몸쪽 정강이뼈 앞, 안쪽에 있는 거위발 힘줄

③ 작용:

• 엉덩관절 모음 • 엉덩관절 굽힘

• 무릎관절굽힘 • 무릎관절 안쪽돌림

3.3 넙다리빗근^{봉공근}*Sartorius*

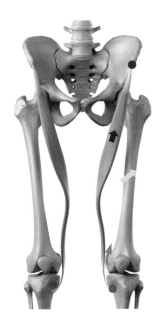

● 시작점
● 부착점

➡ 근육의 주된 수축방향
➡ 관절 움직임 방향

〈 앞면 〉

❶ 시작점 – 부착점 작용

① 시작점: 위앞엉덩뼈가시*Anterior superior iliac spine*

② 부착점: 정강이뼈의 몸쪽 앞안쪽에 있는 거위발 힘줄

③ 작용:

• 엉덩관절 굽힘 • 벌림 외측 회전 • 무릎 굽힘

6 넙다리두갈래근 대퇴이두근 Biceps femoris

일반적으로 넙다리두갈래근은 반건양근과 함께 스포츠선수의 주된 부상부위로 앞으로 전력질주를 할 때 부상확률이 높습니다. 넙다리두갈래근의 긴머리는 엉덩관절 폄 자세 유지시 무릎굽힘에서 낮은 근활성화를 유지합니다(능동불충분). 넙다리뒤근육 윗부분은 엉덩관절 폄 동작에 주로 관여하지만, 넙다리뒤근육 아래는 무릎 굽힘에 주로 작용하는 근육입니다. 넙다리 아래 부위는 무릎 굽힘에 직접적으로 관여하는 부위로 특히 넙다리뒤근육 안쪽은 반힘줄근반건형근Semitendinosus, 반막모양근반막상근Semimembranosus이 지나며 무릎 안쪽으로 붙습니다.

1. 적용운동

❶ 작용 동작: 무릎굽힘

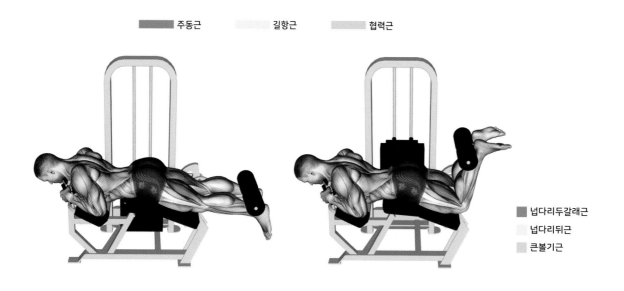

주동근　　　길항근　　　협력근

넙다리두갈래근
넙다리뒤근
큰볼기근

〈 라잉레그컬Lying leg curl 〉

432

2. 볼매뉴얼 적용

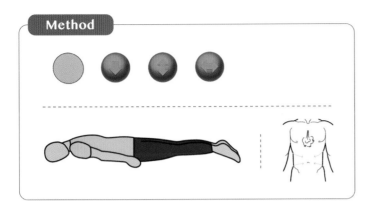

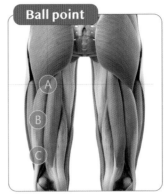

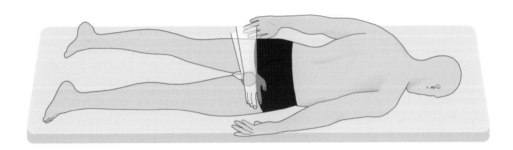

▶ 엎드린 자세

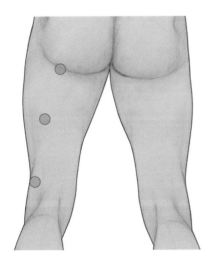

▶ 넙다리두갈래근 포인트

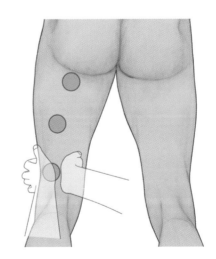

▶ 넙다리두갈래근은 넙다리뒤근 바깥쪽에 위치합니다.
근복Muscle velly가 많은 부위로 통증이 유발 될 수 있습니다.

433

❶ 포지션

<table>
<tr><th colspan="1">(1) 트레이너</th><th>(2) 대상자</th></tr>
</table>

(1) 트레이너

① 팔꿈치를 곧게 펴, 기본그립 후 체중을 이용해 넙다리뒤근
　A-C를 압박해 주세요.

② A-C를 프레싱 · 롤링 · 디깅을 각각 10초씩 압박해 주세요.

(2) 대상자

① 엎드린 자세*Prone position* 으로 누워주세요.

② 날숨을 최대한 코를 통해 복식호흡해 주세요.

3. 넙다리뒤근 – 넙다리두갈래근 기능해부학

❶ 시작점 – 부착점 작용

① 시작점: 궁둥뼈 결절(긴갈래), 거친선*Linea aspera*

② 부착점: 종아리뼈의 머리

③ 작용:

• 엉덩관절 폄 • 골반의 뒤쪽기울임

• 무릎관절 굽힘 • 무릎관절 바깥쪽돌림

④ 신경지배: 궁둥신경

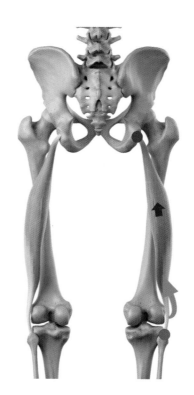

● 시작점
● 부착점
➜ 근육의 주된 수축방향
➜ 관절 움직임 방향
➜ 뼈 움직임 방향

< 뒷면 >

7 넙다리근막긴장근 대퇴큰막장근 Tensor fascia lata

넙다리근막긴장근은 큰볼기근과 함께 가쪽넓은근의 표면에 위치해 있기 때문 가쪽넓은근 근비대를 위해서는 넙다리근막긴장근과 큰볼기근 모터동원이 선행되어야 합니다. 넙다리근막긴장근은 큰볼기근을 도와 엉덩관절 폄 작용의 안정성을 제공하며 가장 기본적인 기능은 말타기, 허들넘기, 수상스키와 같은 엉덩관절 벌림 작용을 합니다. 무엇보다 넙다리근막긴장근은 엉덩관절과 무릎관절의 동적안정성 제공 역할을 하기 때문에 부상방지를 위해 넙다리근막긴장근의 모터동원 재구성은 중요합니다.

1. 적용 운동

❶ 작용 동작: 무릎굽힘

넙다리근막긴장근은 엉덩정강근막띠장경인대*Iliotibialband*과 구별되는 조직으로 무릎굽힘 30°이상 부터 협력근으로 작용하지만, 무릎폄시에는 이와 반대로 무릎관절을 안정화시키는 역할을 합니다.

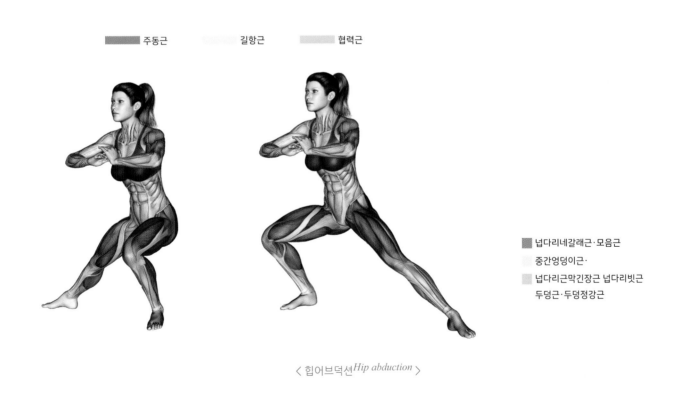

주동근　　　길항근　　　협력근

넙다리네갈래근·모음근
중간엉덩이근·
넙다리근막긴장근 넙다리빗근
두덩근·두덩정강근

⟨ 힙어브덕션*Hip abduction* ⟩

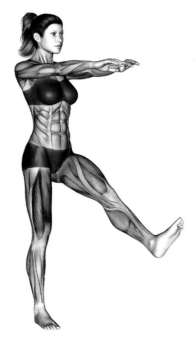

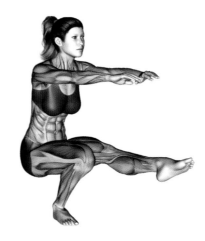

■ 엉덩허리근·넙다리곧은근
□ 큰볼기근·넙다리뒤근
■ 넙다리근막긴장근·넙다리빗근

〈 싱글렉 플렉션 *Single leg flexion* 〉

2. 볼매뉴얼 적용

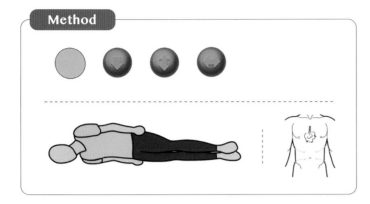

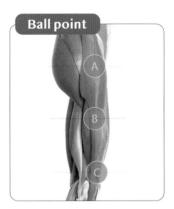

Method

Ball point

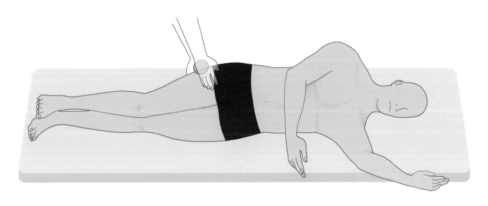

▶ 엎드린 자세

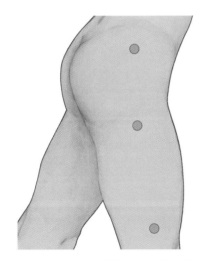

▶ 넙다리근막긴장근과 장경골근막띠를 포함해 자극해 주세요.

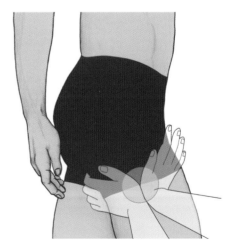

▶ A는 넙다리근막 긴장근, B, C는 장경골근막띠 입니다.
　 또한, BC는 가쪽넓은근을 중복해서 자극하는 위치입니다.

❶ 포지션

(1) 트레이너	(2) 대상자
① 팔꿈치를 곧게 펴, 기본그립 후 체중을 이용해 넙다리근막긴장근 A-C를 압박해 주세요. ② 넙다리근막긴장근은 넙다리바깥쪽 중앙에 위치합니다. ③ 두 손은 양옆으로 넙다리네근막긴장근을 감싸주세요. ④ A-C를 프레싱 · 롤링 · 디깅을 각각 10초씩 압박해 주세요.	① 옆으로 누운 자세_Side lying position_ 으로 누워주세요. ② 날숨을 최대한 코를 통해 복식호흡해 주세요.

❷ 주의사항!

① 넙다리근막긴장근은 가쪽넓은근 바로 위에 위치하며, 가쪽넓은근은 넙다리네갈래근 대각면과 넙다리네갈래근 바깥쪽 앞, 뒤까지 범위가 넓습니다.

② 해부학적으로 넙다리근막긴장근과 엉덩정강근막띠는 구별되나, 볼매뉴얼에서는 루틴하게 동시에 볼을 적용합니다.

3. 넙다리근막긴장근 기능해부학

❶ 시작점 – 부착점 작용

① 시작점: 위앞엉덩뼈가시_Anterior Superior Iiliac Spine_

② 부착점: 엉덩정강근막띠_Iliotibial band_

③ 작용:

• 엉덩관절 굽힘 • 내측회전 모음

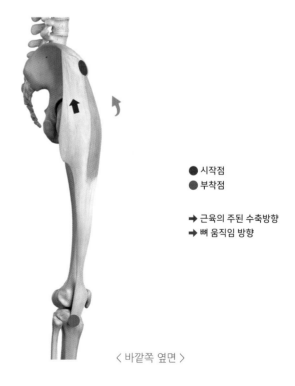

● 시작점
● 부착점

➜ 근육의 주된 수축방향
➜ 뼈 움직임 방향

〈 바깥쪽 옆면 〉

넙다리빗근은 신체에서 가장 긴 근육으로, 넙다리빗근의 표면근육으로 제기차기 근육으로 알려져 있습니다. 넙다리빗근은 거위발건염 근육 중 하나로 주동근보다는 협력근의 역할의 근육으로 고관절의 외회전과 무릎굽힘의 주된 작용을 합니다.

1. 적용 운동

❶ 작용 동작: 엉덩관절벌림

시티드 힙 애비덕터는 엉덩관절 벌림동작으로 큰볼기근, 중간볼기근 등이 주동근으로 작용합니다. 넙다리빗근은 엉덩관절과 무릎관절 굽힘작용을 하지만 무엇보다 엉덩관절의 회전움직임에 더욱 중요하게 작용합니다. 엉덩관절의 바깥회전, 무릎굽힘시 안쪽회전 작용을 합니다.

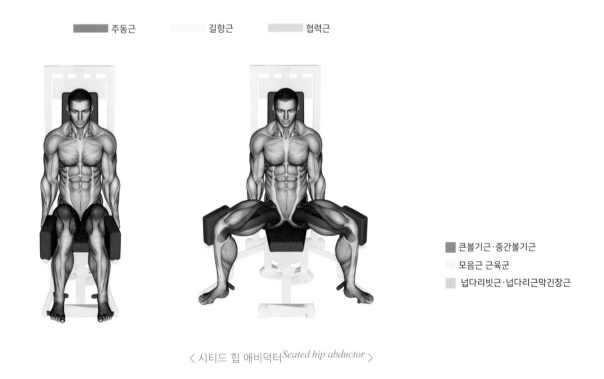

주동근　　길항근　　협력근

■ 큰볼기근·중간볼기근
□ 모음근 근육군
■ 넙다리빗근·넙다리근막긴장근

⟨ 시티드 힙 애비덕터 *Seated hip abductor* ⟩

2. 볼매뉴얼 적용

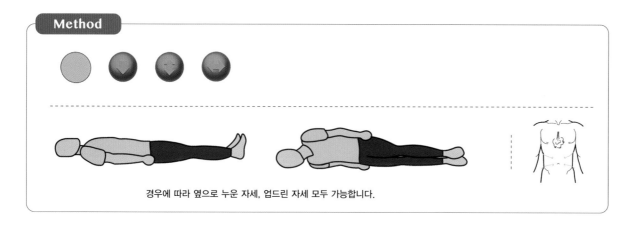

경우에 따라 옆으로 누운 자세, 업드린 자세 모두 가능합니다.

Ball point

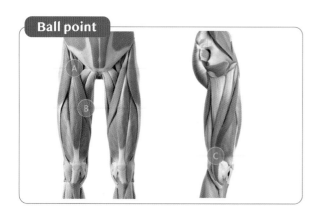

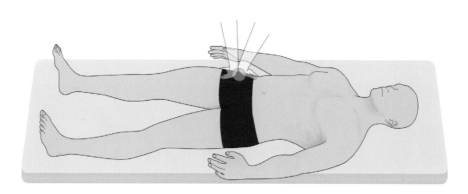

▶ 바로 누운 자세

440

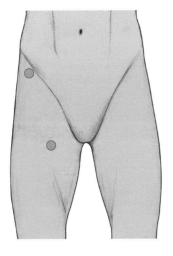

▶ 넙다리빗근을 경유해 자극해 주세요.

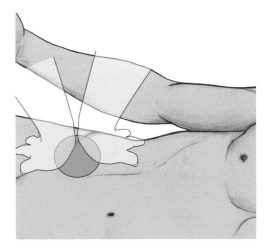

▶ 넙다리빗근부위에는 넙다리네갈래근의 시작점과 모음근이 부분적으로 중복되어 있는 부위로 동시다발적 효과가 있습니다.

❶ 포지션

(1) 트레이너

① 팔꿈치를 곧게 펴, 기본그립 후 체중을 이용해 넙다리빗근 A–C 를 압박해 주세요.

② 넙다리빗근은 위앞엉덩뼈가시에서 시작해 정강이뼈 안쪽에 붙습니다. 대각선 방향을 따라 압박해 주세요.

④ A–C를 프레싱 · 롤링 · 디깅을 각각 10초씩 압박해 주세요.

(2) 대상자

① 바로 누운 자세 *Side lying position* 으로 누워주세요.

② 날숨을 최대한 코를 통해 복식호흡해 주세요.

Real Tip

① 넙다리빗근은 거위발건 중 하나입니다. 무릎 굽힘과 회전에 안정성을 제공합니다.

② 넙다리빗근 힘줄 자극으로 프레싱 이후 써클링이 더욱 효과적입니다.

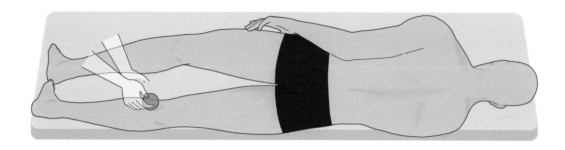

▶ 바로 누운 자세

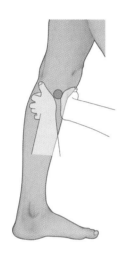

▶ 넙다리빗근 부착점 힘줄을 자극해 주세요.
  거위발건인 두덩정강근^{박근Gracilis}과
  반힘줄근^{반건형근Semitendinosus}이 동시에 자극되는 위치입니다.

442

3. 넙다리빗근 기능해부학

❶ 시작점 – 부착점 작용

① 시작점: 위앞엉덩뼈가시 *Anterior superior iliac spine*

② 부착점: 정강뼈의 몸쪽 앞안쪽에 있는 거위발 힘줄

③ 작용:

• 엉덩관절 굽힘, 벌림 • 외측 회전 • 무릎 굽힘

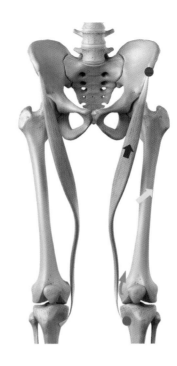

● 시작점
● 부착점

➜ 근육의 주된 수축방향
➜ 뼈 움직임 방향
➜ 관절 움직임 방향

〈 앞면 〉

443

XI. 발목운동

발목굽힘은 발등굽힘족배굴곡*Dorsi flexion*, 발바닥굽힘족저굴곡*Plantar flexion* 2가지 굽힘동작이 있습니다. 발바닥 굽힘은 종아리근육인 장딴지근비복근*Gastrocnemius*과 가자미근넙치근*Soleus*이 주된 수축근육이며, 발등굽힘은 앞정강이근전경골근*Tibialis anterior*이 주된 수축 근육입니다. 발목움직임은 상체 하체 복부 운동의 가장 기본이 되는 부위입니다. 발목의 안정화된 움직임을 통해 하체근력이 상체로 효율적으로 전달될 수 있게 운동전 기능을 향상시키는 것은 매우 중요합니다.

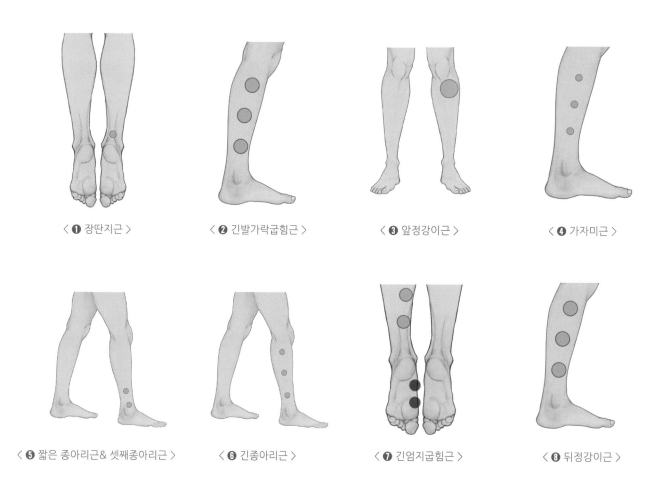

〈 ❶ 장딴지근 〉　　〈 ❷ 긴발가락굽힘근 〉　　〈 ❸ 앞정강이근 〉　　〈 ❹ 가자미근 〉

〈 ❺ 짧은 종아리근& 셋째종아리근 〉　　〈 ❻ 긴종아리근 〉　　〈 ❼ 긴엄지굽힘근 〉　　〈 ❽ 뒤정강이근 〉

① 아킬레스힘줄 아킬레스건 Achilles tendon

아킬레스힘줄은 신체에서 가장 두꺼운 힘줄로 장딴지근과 가자미근과 함께 결합해 발꿈치뼈 뒤쪽에 붙습니다. 아킬레스힘줄은 2종의 종아리근육과 함께 발바닥굽힘 작용을 하며, 러닝과 같은 과사용시 아킬레스힘줄 통증과 부종이 발생할 수 있습니다. 심한 경우에는 족저근막염까지 발생할 수 있습니다. 하지만, 통증의 원인이 아킬레스힘줄일 수 있지만, 근본적으로는 종아리근육의 과긴장이 먼저 해소되어야만 족저근막염 발전까지 예방할 수 있습니다. 아킬레스힘줄의 긴장을 감소시키기 위해서는 아킬레스 자극과 함께 장딴지근과 가자미근을 같이 이완이 병행되면 더욱 효과적입니다.

1. 적용운동

❶ 작용 동작: 발바닥굽힘^{족저굴곡}*Plantar flexion*

프론핵 칼프 레이즈는 대표적인 장딴지근 운동입니다. 근육 해부학적으로 아킬레스힘줄은 장딴지근과 넙치근이 결국에 병합되어 하나의 강력한 아킬레스힘줄을 형성합니다. 아킬레스힘줄약화는 발바닥 굽힘 동작의 기능저하와 함께 긴발가락굽힘근^{장지굴근}*Flexor Digitorum longus*, 긴엄지굽힘근^{장무지굴근}*Flexor hallucis longus*, 뒤정강이근^{후경골근}*Tibialis posterior* 와 같은 발바닥 외재근 근육 약화를 초래할 수 있습니다.

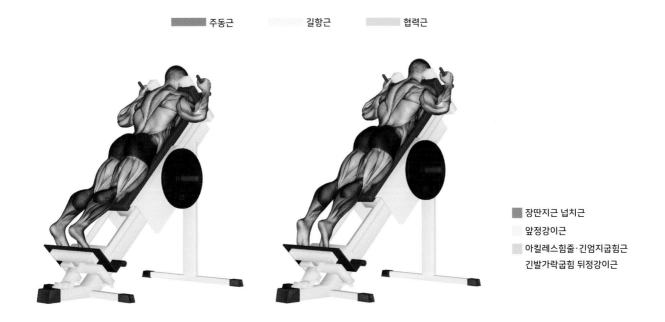

주동근　길항근　협력근

장딴지근 넙치근
앞정강이근
아킬레스힘줄·긴엄지굽힘근
긴발가락굽힘 뒤정강이근

⟨ 프론핵 칼프 레이즈*Prone hack calf raise machine* ⟩

2. 볼매뉴얼 적용

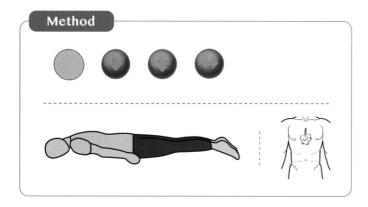

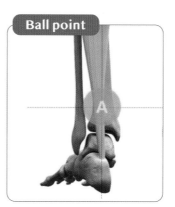

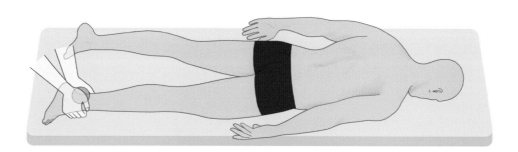

▶ 엎드린 자세

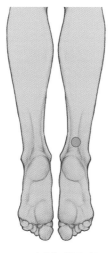

▶ 아킬레스힘줄 자극

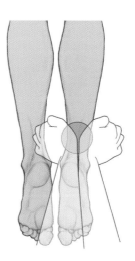

▶ 힘줄위주의 자극으로 프레싱 보다는 써클링 움직임이 더욱 효과적입니다.

446

❶ 포지션

(1) 트레이너	(2) 대상자
① 팔꿈치를 곧게 펴, 기본그립 후 체중을 이용해 아킬레스힘 　줄 A를 압박해 주세요. ② 아킬레스힘줄 장딴지근과 발꿈치뼈 사이에 있습니다.	① 엎드린 자세^{Prone lying position} 으로 누워주세요. ② 날숨을 최대한 코를 통해 복식호흡해 주세요. ③ 발목고정을 위해 두 무릎을 이용해 고정해 주세요. ④ A를 프레싱 · 롤링 · 디깅을 각각 10초씩 압박해 주세요.

❷ 주의사항

① 볼매뉴얼테라피 압박시 아킬레스힘줄은 통증이 심할 수 있습니다. 점진적으로 압박정도를 증가시켜 주세요.

② 발목통증이 심할 경우, 발목앞쪽에 미듐볼을 받쳐주세요.

3. 장딴지근 기능해부학

❶ 시작점 – 부착점 작용

① 시작점: 안쪽, 바깥쪽 넙다리뼈의 관절융기

② 부착점: 아킬레스힘줄을 경유하여 발꿈치뼈

③ 작용:

• 발바닥 굽힘　• 무릎굽힘

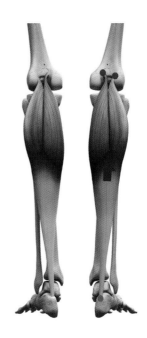

● 시작점
● 부착점

➡ 근육의 주된 수축방향
➡ 뼈 움직임 방향
➡ 관절 움직임 방향
⁂ 뼈뒤쪽 부착점

〈 뒷면 〉

447

긴발가락굽힘근은 발가락 굽힘과 발바닥 굽힘$^{Plantar\ flexion}$ 작용을 합니다. 긴발가락굽힘근 표면에는 짧은발가락굽힘근^{단지굴근} $^{Flexor\ digitorum\ brevis}$이, 그 밑에 층에는 발바닥네모근$^{족저방형근Quadratus\ plantae}$이 긴종아리근$^{장비골근Peroneus\ longus}$, 뒤정강이근^{후경골근} $^{Tibialis\ posterior}$가 위치해 있습니다. 긴발가락굽힘근 자극을 통해 겹쳐져 있는 근육들을 동시 다발적으로 모터동원 재구성이 가능하며, 근력증가 뿐만 아니라 발바닥 종아치 형성에도 중요한 효과를 기대할 수 있습니다.

1. 적용운동: 긴발가락굽힘근에 대한 적용운동은 제공하지 않습니다.

❶ 작용 동작: 발바닥 굽힘

2. 볼매뉴얼 적용

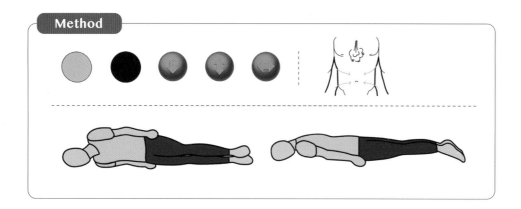

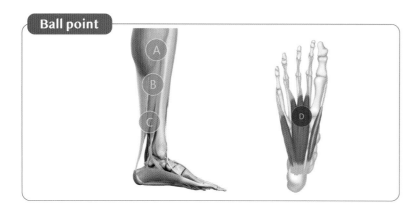

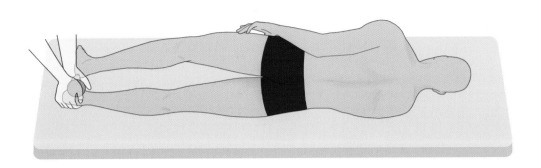

▶ 옆으로 누운 자세

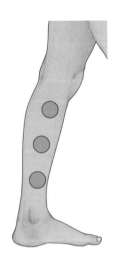

▶ 긴발가락 굽힘근 안쪽자극

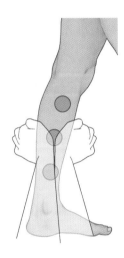

▶ 손가락을 이용해 정강이를 감싸주세요.
정강이뼈와 근육 사이를 떼어낸다는 느낌으로 압박해 주세요.
긴발가락굽힘근의 안쪽 측면을 자극하는 포인트입니다.

❶ 포지션

(1) 트레이너	(2) 대상자
① 팔꿈치를 곧게 펴, 기본그립 후 체중을 이용해 긴발가락굽힘근 A-C를 압박해 주세요.	① 옆으로 누운자세로 누워주세요.
② 발바닥 부위의 긴발가락굽힘근은 힘줄형대입니다. 강한 자극이 필요합니다.	② 날숨을 최대한 코를 통해 복식호흡해 주세요.
③ A-C를 프레싱 · 롤링 · 디깅을 각각 10초씩 압박해 주세요.	③ 발목고정을 위해 두 무릎을 이용해 고정해 주세요.

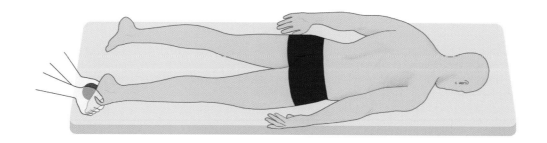

▶ 엎드린 자세

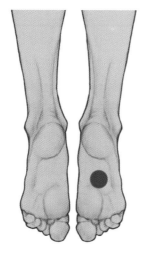

▶ 긴발가락 굽힘근 힘줄 자극

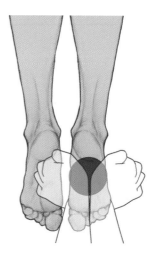

▶ 긴발가락 굽힘근 힘줄을 자극하는 포인트 입니다.
  강한게 압박해 주세요.

❷ 포지션

(1) 트레이너	(2) 대상자

① 팔꿈치를 곧게 펴, 기본그립 후 체중을 이용해 긴발가락굽
  힘근 D를 압박해 주세요.

② 발바닥 부위의 긴발가락굽힘근은 힘줄형태입니다. 강한 자
  극이 필요합니다.

③ D를 10초간 써클링 해주세요.

① 엎드린 자세 *Prone lying position* 으로 누워주세요.

② 날숨을 최대한 코를 통해 복식호흡해 주세요.

③ 발목고정을 위해 두 무릎을 이용해 고정해 주세요.

3. 긴발가락굽근 기능해부학

❶ 시작점 – 부착점 작용

① 시작점: 정강이뼈의 뒤쪽 중간

② 부착점: 2–5번째 발가락의 발바닥면

③ 작용:

• 2–5번째 발가락의 굽힘 • 발바닥쪽 굽힘 • 안쪽번짐

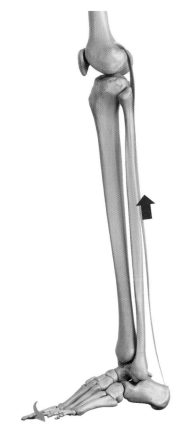

● 시작점
● 부착점

➡ 근육의 주된 수축방향
➡ 뼈 움직임 방향

〈 바깥 옆면 〉

발등굽힘^{Dorsiflexion}의 대표적인 근육인 앞정강이근은 정강이뼈^{Tibia} 바깥쪽에서 시작해 엄지발허리뼈$^{1st\ metatarsal\ bone}$와 안쪽쐐기 뼈$^{내측설상골Medial\ cuneiform}$에 부착되어 발 내번^{Inversion} 작용을 합니다. 정강이뼈^{Tibia}와 종아리뼈^{Fibula} 사이에는 동맥과 정맥이 뼈사이막^{Interosseous} 사이로 경유해, 「볼매뉴얼테라피」의 물리적힘에 의해 뼈사이막을 이완시켜 근육과 혈액순환 개선에 도움이 됩니다.

1. 적용운동

❶ **작용 동작: 발등굽힘**^{Dorsiflexion}

안정적인 머신 크런치 동작을 위해서는 발목에서 안정적으로 자세 고정이 중요합니다. 발등굽힘의 안정적 유지를 위해 앞정강이 근의 등척성 수축 유지를 통해 상체 움직임을 안정적으로 수행 할 수 있습니다.

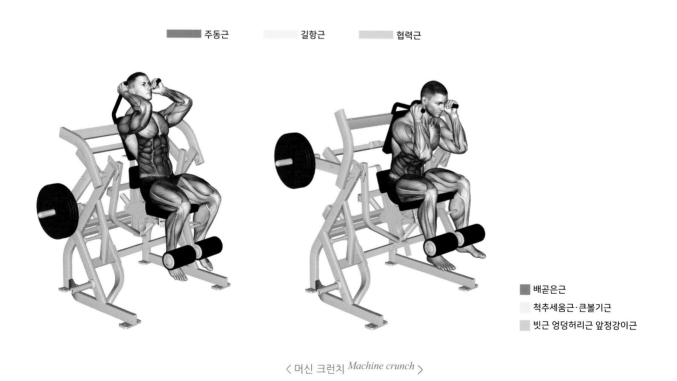

주동근　　　길항근　　　협력근

배곧은근
척추세움근·큰볼기근
빗근 엉덩허리근 앞정강이근

⟨ 머신 크런치 *Machine crunch* ⟩

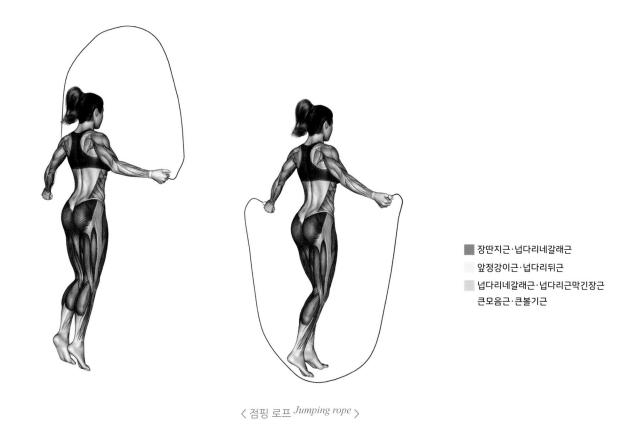

■ 장딴지근·넙다리네갈래근
□ 앞정강이근·넙다리뒤근
■ 넙다리네갈래근·넙다리근막긴장근
    큰모음근·큰볼기근

⟨ 점핑 로프 *Jumping rope* ⟩

가벼운 줄넘기 동작은 주로 무릎 굽힘/폄과 발목 굽힘 동작으로 가능합니다. 많은 근육들이 관여되지만 앞정강이근 수축을 통해 발목의 발등굽힘 동작의 개선이 가능합니다. 앞정강이근 활성화 증가로 주동·길항근 관계인 장딴지근의 움직임 개선에도 효과적입니다.

2. 볼매뉴얼 적용

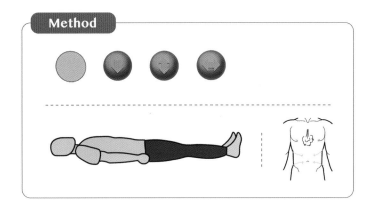

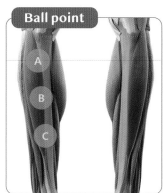

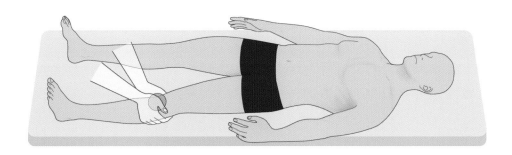

▶ 바로 누운 자세

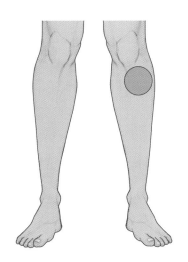

▶ 앞정강이근 앞쪽자극

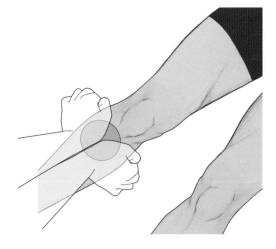

▶ 손가락을 이용해 정강이를 감싸주세요.
정강이뼈와 앞정강이근 사이를 떼어낸다는 느낌으로 압박해 주세요.

❶ 포지션

(1) 트레이너	(2) 대상자
① 팔꿈치를 곧게 펴, 기본그립 후 체중을 이용해 앞정강이근 A–C를 압박해 주세요.	① 바로누운 자세 *Supine lying position* 으로 누워주세요.
② 두 손을 이용해 양 옆으로 정강이를 감싸주세요.	② 날숨을 최대한 코를 통해 복식호흡해 주세요.
③ A–C를 프레싱 · 롤링 · 디깅을 각각 10초씩 압박해 주세요.	③ 발목고정을 위해 두 무릎을 이용해 고정해 주세요.

❷ 주의사항

① 정강이뼈 바깥쪽 근육과 정강이뼈 사이를 정확하게 촉지해 주세요.

② 골절의 위험이 있으니 너무 강한 압박은 주의해 주세요.

③ 근육을 수직으로 누르는 느낌보다는 비스듬히 빗겨 압박해 주세요.

3. 앞정강이근 기능해부학

❶ 시작점 – 부착점 작용

① 시작점: 정강이뼈 가쪽관절융기, 정강이뼈 몸통 가쪽면 1/2

② 부착점: 안쪽쐐기뼈의 안쪽면과 1번째 발허리뼈 바닥

③ 작용:

• 발등굽힘 • 안쪽젖힘(안쪽번짐)

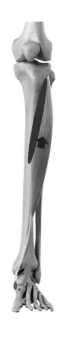

● 시작점
● 부착점

➜ 근육의 주된 수축방향
➜ 뼈 움직임 방향

⁂ 뼈뒤쪽 부착점

〈 앞면 〉

④ 가자미근 넙치근 Soleus

가자미근은 발목 움직임에 있어서 큰 힘을 발휘하며 보행, 런닝, 외발 균형잡기 시에 작용하는 근육입니다. 특히, 가자미근은 제2의 심장으로 불리며, 종아리에 위치한 두렁정맥을 압박해 혈액을 위쪽으로 이동시킵니다. 장딴지근은 무릎굽힘과 발바닥 굽힘 작용을 하지만 가자미근은 발바닥 굽힘에만 직접적으로 관여하는 차이점을 보입니다. 가자마근의 근비대가 선행되어야만 장딴지근의 부피가 커질 수 있습니다. 장딴지근은 무릎굽힘에도 작용하는 반면 가자미근은 발목 움직임에만 관여하기 때문에 발바닥 수축을통해 가자미근 벌크업을 시킬 수 있습니다.

1. 적용운동

가자미근에 대한 적용운동은 제공하지 않습니다.

❶ 작용 동작: 발바닥 굽힘

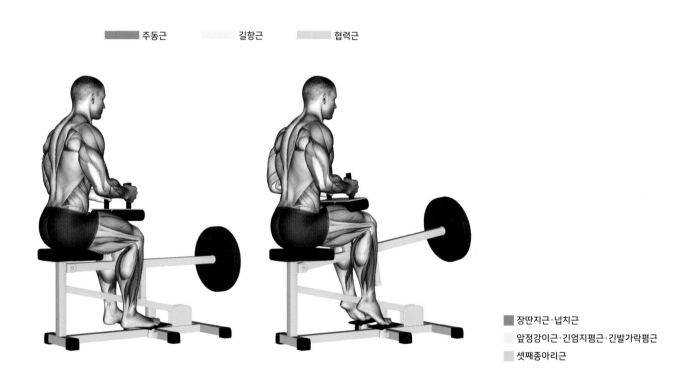

주동근　　　길항근　　　협력근

장딴지근·넙치근
앞정강이근·긴엄지폄근·긴발가락폄근
셋째종아리근

⟨ 시티드 레그 레이즈 *Seated leg raise* ⟩

2. 볼매뉴얼 적용

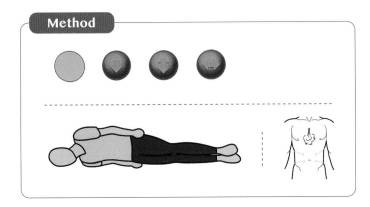

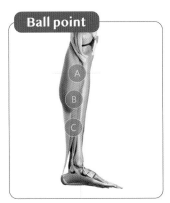

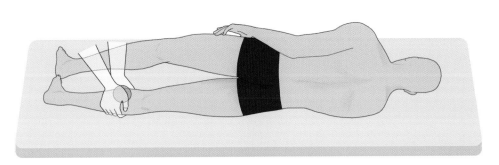

▶ 옆으로 누운 자세

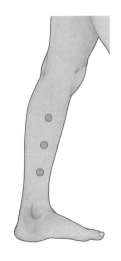

▶ 가자미근 안쪽자극

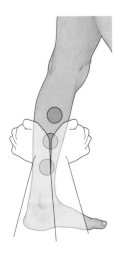

▶ 손가락을 이용해 정강이를 감싸주세요.
정강이뼈와 근육 사이를 떼어낸다는 느낌으로 압박해 주세요.

❶ 포지션

(1) 트레이너	**(2) 대상자**
① 팔꿈치를 곧게 펴, 기본그립 후 체중을 이용해 가자미근 A-C를 압박해 주세요.	① 옆으로 누운 자세 *Side lying position* 으로 누워주세요.
② 두 손을 이용해 양 옆으로 안쪽 정강이를 감싸주세요.	② 날숨을 최대한 코를 통해 복식호흡해 주세요.
③ A-C를 프레싱 · 롤링 · 디깅을 각각 10초씩 압박해 주세요.	③ 발목고정을 위해 두 무릎을 이용해 고정해 주세요.
	④ 볼적용 다리가 잘 노출될 수 있게 반대편 다리를 엉덩관절 굽힘 해주세요.

❷ 주의사항

① 정강이뼈 안쪽 가자미근과 정강이뼈 사이를 정확하게 촉지해 주세요.

② 골절의 위험이 있으니 너무 강한 압박은 주의해 주세요.

③ 근육을 수직으로 누르는 느낌보다는 비스듬히 빗겨 압박해 주세요.

3. 가자미근 기능해부학

❶ 시작점 – 부착점 작용

① 시작점: 뒤쪽 정강이와 종아리뼈

② 부착점: 아킬레스힘줄을 경유하여 발꿈치뼈

③ 작용: 발바닥쪽굽힘

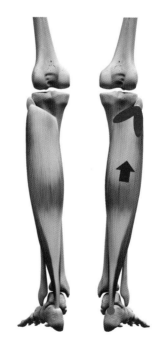

● 시작점
● 부착점

➜ 근육의 주된 수축방향

〈 뒷면 〉

짧은종아리근은 주로 발목의 바깥쪽을 삐는 염좌*Sprain*시 손상당하는 근육으로 발목관절 외번*Eversion*의 65%의 근력을 담당하고 있는 근육입니다. 셋째종아리근은 발등굽힘과 발목외전의 협력근의 작용을 주로합니다. 짧은종아리근과 셋째종아리근은 발등굽힘, 발바닥굽힘 주동근이 작용할 수 있게 동적안정성을 제공합니다.

1. 적용운동

짧은종아리근과 셋째종아리근에 대한 적용운동은 제공하지 않습니다.

❶ 작용 동작: 발바닥 굽힘

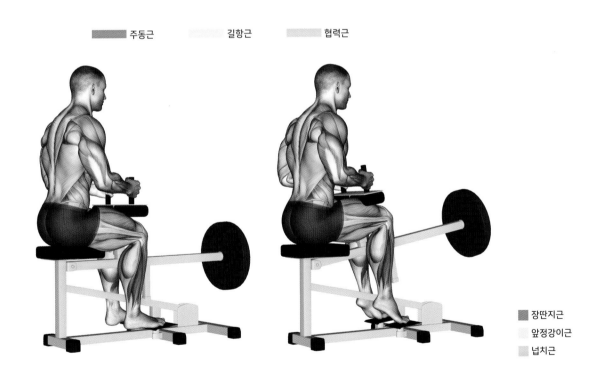

〈 시티드 레그 레이즈 *Seated leg raise* 〉

2. 볼매뉴얼 적용

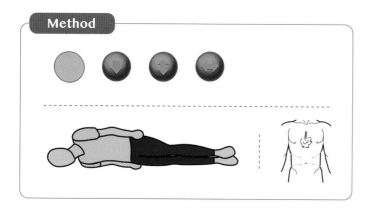

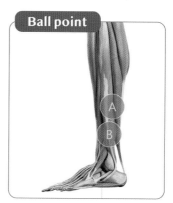

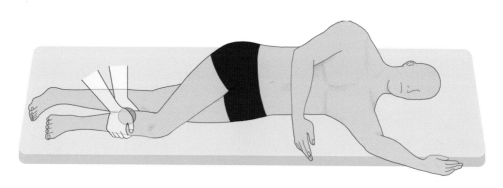

▶ 옆으로 누운 자세

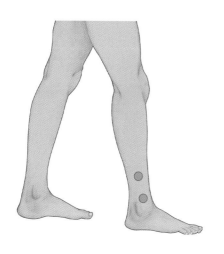

▶ 종아리근 정면자극

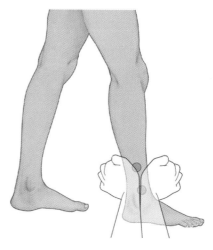

▶ 손가락으로 발목을 감싸주세요.
종아리뼈가 골절될 수 있으니 너무 강하게 압박하면 위험합니다.

❶ 포지션

(1) 트레이너	**(2) 대상자**
① 팔꿈치를 곧게 펴, 기본그립 후 체중을 이용해 짧은종아리근과 셋째종아리근 A, B를 압박해 주세요.	① 옆으로 누운 자세*Side lying position* 으로 누워주세요.
② 두 손을 이용해 양 옆으로 바깥쪽 정강이를 감싸주세요.	② 날숨을 최대한 코를 통해 복식호흡해 주세요.
③ A, B를 프레싱 · 롤링 · 디깅을 각각 10초씩 압박해 주세요.	③ 볼적용 다리가 잘 노출될 수 있게 반대편 다리를 엉덩관절 굽힘 해주세요.

❷ 주의사항

① 종아리뼈 위치를 정확히 파악해 주세요.

② 종아리뼈 골절 위험이 있으니 너무 강한 압박은 주의해 주세요.

③ 근육을 수직으로 누르는 느낌보다는 비스듬히 빗겨 압박해 주세요.

3. 짧은종아리근 기능해부학

❶ 시작점 – 부착점 작용

① 시작점: 먼쪽 종아리 바깥쪽

② 부착점: 5번째 발허리뼈

③ 작용:

• 발바닥쪽 굽힘 • 가쪽번짐

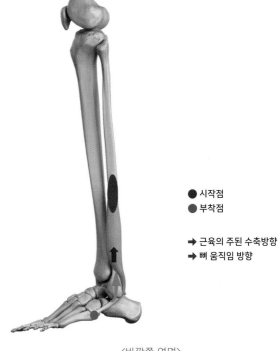

● 시작점
● 부착점

➜ 근육의 주된 수축방향
➜ 뼈 움직임 방향

〈바깥쪽 옆면〉

⑥ 긴종아리근 장비골근 Peroneus longus

긴종아리근은 발바닥 굽힘과 발의 외전 작용을 주로 하며, 체중지지를 할때 발바닥의 가로아치와 세로아치에 관여되기 때문에 발의 올바른 아치형성과 접지력 향상에 효과적인 근육입니다. 앞정강이근^{전경골근}*Tibialis anterior*과 종아리근육에 비해 덜 관심을 받는 근육이지만 발기능에 있어서는 매우 중요한 근육입니다.

1. 적용운동

긴종아리근에 대한 적용운동은 제공하지 않습니다.

❶ 작용 동작:

1) 발바닥 굽힘

2) 발목외번

3) 발바닥 횡아치 제공

2. 볼매뉴얼 적용

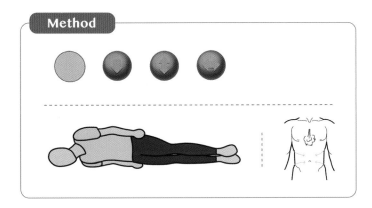

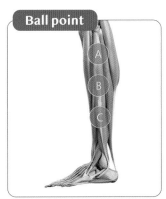

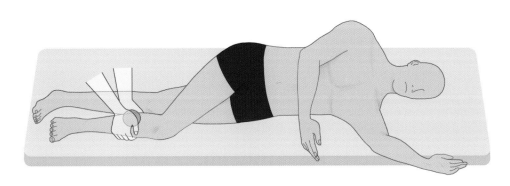

▶ 옆으로 누운 자세

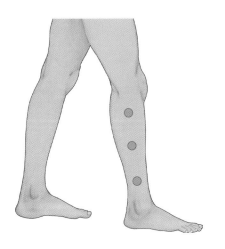

▶ 긴종아리근 근육자극

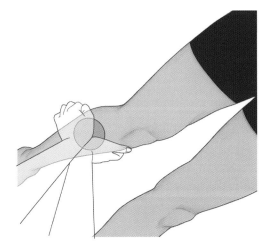

▶ 손가락으로 정강이를 감싸주세요.
　종아리뼈가 골절될 수 있으니 너무 강하게 압박하면 위험합니다.

❶ 포지션

(1) 트레이너	**(2) 대상자**
① 팔꿈치를 곧게 펴, 기본그립 후 체중을 이용해 긴종아리근 A–C를 압박해 주세요. ② 두 손을 이용해 양 옆으로 정강이를 감싸주세요. ③ A–C를 프레싱 · 롤링 · 디깅을 각각 10초씩 압박해 주세요.	① 옆으로 누운 자세*Side lying position* 으로 누워주세요. ② 날숨을 최대한 코를 통해 복식호흡해 주세요. ③ 볼적용 다리가 잘 노출될 수 있게 반대편 다리를 엉덩관절 굽힘 해주세요.

❷ 주의사항

① 종아리뼈 위치를 정확히 파악해 주세요.

② 종아리뼈 골절 위험이 있으니 너무 강한 압박은 주의해 주세요.

③ 근육을 수직으로 누르는 느낌보다는 비스듬히 빗겨 압박해 주세요.

3. 긴종아리근 기능해부학

❶ 시작점 – 부착점 작용

① 시작점: 몸쪽 종아리뼈 가쪽

② 부착점: 발의 안쪽

③ 작용:

· 가쪽번짐 · 발바닥쪽 굽힘

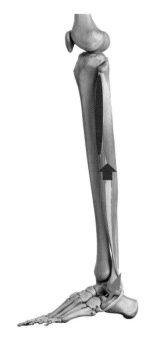

● 시작점
● 부착점

➡ 근육의 주된 수축방향
➡ 뼈 움직임 방향
➡ 관절 움직임 방향
⁂ 뼈뒤쪽 부착점

〈 바깥 옆면 〉

긴엄지굽힘근 장무지굴근 Flexor hallucis longus

긴엄지굽힘근은 종아리 뒤의 심부근육 중 하나의 근육으로 발바닥과 엄지발가락 굽힘을 주로 작용합니다. 긴엄지굽힘근은 발의 세로아치 형성에 관여하며, 대부분 현대인들은 편한 운동화를 착용하기 때문에 발바닥과 발가락 근육의 사용빈도가 감소하는 경향이 있습니다. 긴엄지굽힘근 사용 감소로 긴엄지굽힘근의 시작점인 종아리 부위에서 통증이 발생하며 엄지발가락 굽힘 근력이 많이 감소되는 것이 요즘 현대인들의 특징입니다.

1. 적용운동

긴엄지굽힘근에 대한 적용운동은 제공하지 않습니다.

❶ 작용 동작: 발바닥 & 발가락 굽힘

2. 볼매뉴얼 적용

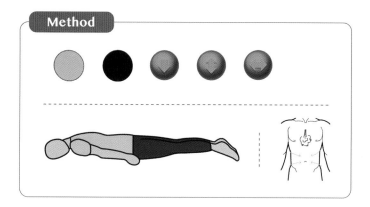

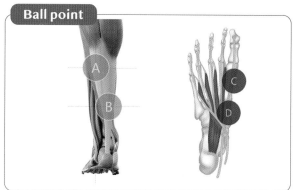

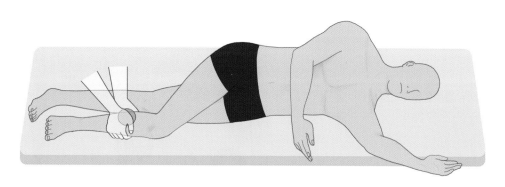

▶ 옆으로 누운 자세

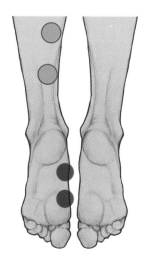

▶ 긴종아리근 근육자극

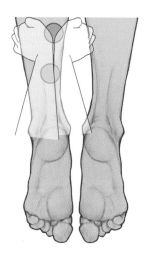

▶ 손가락으로 정강이를 감싸주세요.
종아리뼈가 골절될 수 있으니 너무 강하게 압박하면 위험합니다.

❶ 포지션

(1) 트레이너	(2) 대상자

(1) 트레이너

① 팔꿈치를 곧게 펴, 기본그립 후 체중을 이용해 긴엄지굽힘근 A-D를 압박해 주세요.

② 긴엄지굽힘근은 종아리뼈와 발꿈치, 엄지발가락을 경유합니다.

③ 두 손을 이용해 발을 감싸주세요.

④ A, B는 프레싱, 롤링, 디핑, C, D는 프레싱 써클링을 10초씩 해주세요.

(2) 대상자

① 엎드려 누운 자세 *Prone lying position* 으로 누워주세요.

② 날숨을 최대한 코를 통해 복식호흡해 주세요.

③ 발목고정을 위해 두 무릎을 이용해 고정해 주세요.

❷ 주의사항

① 발목통증 발생시 발목에 미듐볼을 받쳐주세요.

② 발바닥의 긴엄지굽힘근은 힘줄형태입니다. 강하게 자극해 주세요.

③ 종아리의 긴엄지굽힘근은 근육형태이며 종아리뼈는 얇은 뼈입니다. 너무 강한 자극은 골절의 위험도 있으며 통증이 심할 수 있습니다.

8 뒤정강이근 후경골근 Tibialis posterior

긴발가락굽힘근은 발가락으로 수건을 짚을때 사용되는 근육으로 뒤정강이근육과 긴엄지굽힘근과 함께 종아리 뒤쪽부위 심부근육에 속합니다. 뒤정강이근은 정강이뼈와 종아리뼈 사이에 위치하며 아래다리의 안정화에 관여합니다. 발의 안쪽 아치형성에 중요한 역할을 하며 평발의 경우 뒤정강이근의 약화되는 특성이 있습니다.

1. 적용운동

뒤정강이근에 대한 적용운동은 제공하지 않습니다.

❶ 작용 동작: 발바닥 굽힘

2. 볼매뉴얼 적용

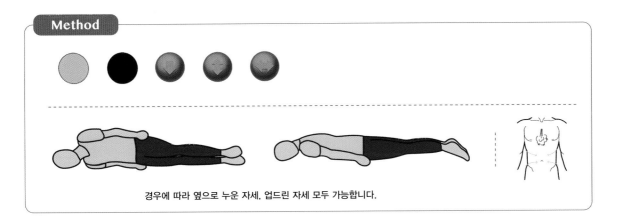

경우에 따라 옆으로 누운 자세, 업드린 자세 모두 가능합니다.

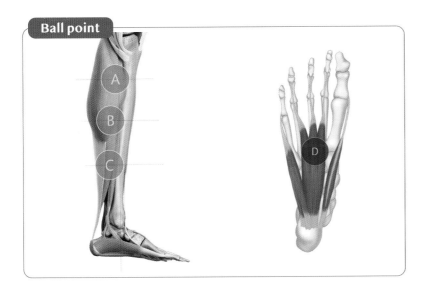

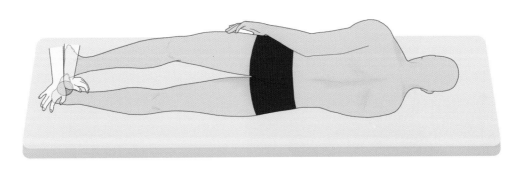

▶ 옆으로 누운 자세

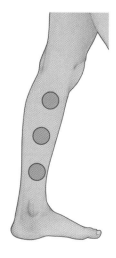

▶ 뒤정강이근 안쪽 자극

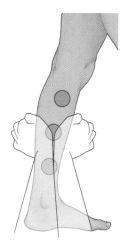

▶ 발바닥은 뒤정강이근 힘줄을 자극하는 포인트입니다.
강하게 압박해 주세요.

❶ 주의사항

① 뒷정강이근은 가자미근 밑에 층에 위치합니다. 지긋이 강하게 압박해 주세요.

② 복숭아뼈 위는 뒷정강이근의 힘줄부위가 경유하는 부위입니다. 써클링 해주세요.

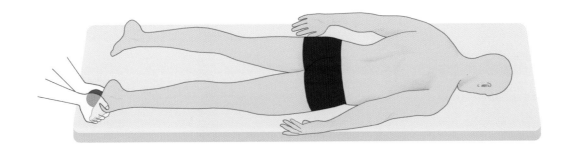

▶ 옆으로 누운 자세

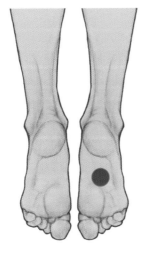

▶ 뒤정강이근 안쪽 자극

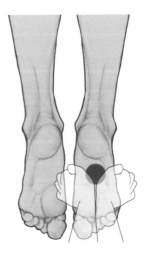

▶ 발바닥은 뒤정강이근 힘줄을 자극하는 포인트입니다.
강하게 압박해 주세요.

❷ 포지션

(1) 트레이너

① 팔꿈치를 곧게 펴, 기본그립 후 체중을 이용해 뒤정강이근 A-D를 압박해 주세요.

② 두 손을 이용해 양 옆으로 종아리를 감싸주세요.

③ A-D를 프레싱 · 롤링 · 디깅을 각각 10초씩 압박해 주세요.

④ D는 프레싱, 써클링을 10초씩 압박해 주세요.

(2) 대상자

① 업드려 누운 자세*Prone position* 으로 누워주세요.

② 날숨을 최대한 코를 통해 복식호흡해 주세요.

③ 발목고정을 위해 두 무릎을 이용해 고정해 주세요.

3. 뒤정강이근 기능해부학

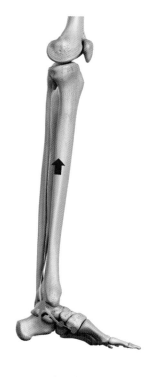

❶ 시작점 – 부착점 작용

① 시작점: 정강이뼈와종아리뼈 뒤쪽

② 부착점: 발배뼈 거친면

③ 작용: •발바닥쪽굽힘 •안쪽번짐

● 시작점
● 부착점
➡ 근육의 주된 수축방향
➡ 뼈 움직임 방향
⚹ 뼈뒤쪽 부착점

〈 안쪽 옆면 〉

참고자료

1. Baratta R, Solomonow M, Zhou BH et al (1988). Muscular coactivation. The role of the antagonist musculature in maintaining knee stability. The American Journal of Sports Medicine. 16(2):113-22.

2. Schmidt RA, Wrisberg CA (2007) Motor Learning and Performance: From Principles to Application. Human Kinetics Pub.

3. Card, R. K., & Lowe, J. B. (2018). Anatomy, shoulder and upper limb, elbow joint.

1. Bhimani, R., Gaugler, J. E., & Felts, J. (2020). Consensus definition of muscle tightness from multidisciplinary perspectives. Nursing research, 69(2), 109-115.

2. Muscular Stiffness T. Richard Nichols & Clotilde M. J. I(2009). Huyghues-Despointes

3. Cheung, K., Hume, P. A., & Maxwell, L. Delayed onset muscle soreness: Treatment Strategies and Performance Factors. ncbi. nlm. nih. gov. 2015.

4. Dupuy, O., Douzi, W., Theurot, D., Bosquet, L., & Dugue, B. (2018). An Evidence-Based Approach for Choosing Post-exercise Recovery Techniques to Reduce Markers of Muscle Damage, Soreness, Fatigue, and Inflammation: A Systematic Review With Meta-Analysis. Frontiers in Physiology, 9, 403. https://doi.org/10.3389/fphys.2018.00403

5. Hough, T. (1902). Ergographic studies in muscular soreness. American physical education review, 7(1), 1-17.

6. Laffaye, G., Da Silva, D. T., & Delafontaine, A. (2019). Self-myofascial release effect with foam rolling on recovery after high-intensity interval training. Frontiers in physiology, 10, 1287.

7. Ageberg, E., Link, A., & Roos, E. M. (2010). Feasibility of neuromuscular training in patients with severe hip or knee OA: the individualized goal-based NEMEX-TJR training program. BMC musculoskeletal disorders, 11(1), 1-7.

8. Clausen, B. (2016). Neuromuscular exercise as treatment for knee osteoarthritis in middle aged patients. Syddansk Universitet. Det Sundhedsvidenskabelige Fakultet

9. Risberg, M. A., Mørk, M., Jenssen, H. K., & Holm, I. (2001). Design and implementation of a neuromuscular training program following anterior cruciate ligament reconstruction. Journal of Orthopaedic & Sports Physical Therapy, 31(11), 620-631.

10. Fernandez-Yague, M. A., Trotier, A., Abbah, S. A., Larranaga, A., Thirumaran, A., Stapleton, A., ... & Biggs, M. J. (2020). Self-powered piezo-bioelectronic device mediates tendon repair through modulation of mechanosensitive ion channels. bioRxiv.

11. Abrantes, R., Nunes, S., Monteiro, E., Fiuza, A., Cesar Cunha, J., Ribeiro, M., ... & Novaes, J. (2019). Massage acutely increased muscle strength and power force. Journal of Exercise Physiology Online, 22(7).

12. Monteiro, E. R., Victorino, A., Muzzi, R., de Oliveira, J. C., & Cunha, M. (2021). Manual therapies for posterior thigh muscles enhanced ten-repetitions maximum test performance and hip flexibility in young soccer players. Perceptual and Motor Skills, 128(2), 766-780.

13. Kargarfard, M., Lam, E. T., Shariat, A., Shaw, I., Shaw, B. S., & Tamrin, S. B. (2016). Efficacy of massage on muscle soreness, perceived recovery, physiological restoration and physical performance in male bodybuilders. Journal of sports sciences, 34(10), 959-965.

14. Schleip, R., & Muller, D. G. (2013). Training principles for fascial connective tissues: scientific foundation and suggested practical applications. Journal of bodywork and movement therapies, 17(1), 103-115.

15. Simons, D. G. (2004). Review of enigmatic MTrPs as a common cause of enigmatic musculoskeletal pain and dysfunction. Journal of electromyography and kinesiology, 14(1), 95-107.

16. Moraska, A. F., Hickner, R. C., Kohrt, W. M., & Brewer, A. (2013). Changes in blood flow and cellular metabolism at a myofascial trigger point with trigger point release (ischemic compression): a proof-of-principle pilot study. Archives of physical medicine and rehabilitation, 94(1), 196-200.

17. Sherer, E. (2013). Effects of utilizing a myofascial foam roll on hamstring flexibility.

18. Weerapong, P., Hume, P. A., & Kolt, G. S. (2005). The mechanisms of massage and effects on performance, muscle recovery and injury prevention. Sports medicine, 35(3), 235-256.

19. Barlow, J. C., Benjamin, B. W., Birt, P. J., & Hughes, C. J. (2002). Shoulder strength and range-of-motion characteristics in bodybuilders. Journal of Strength and Conditioning Research, 16(3), 367-372.

20. Daneshmandi, H., Harati, J., & Fahim Poor, S. (2017). Bodybuilding links to upper crossed syndrome. Physical Activity Review, 5, 124-131.

21. Gadomski, S. J., Ratamess, N. A., & Cutrufello, P. T. (2018). Range of motion adaptations in powerlifters. The Journal of Strength & Conditioning Research, 32(11), 3020-3028.

22. Weerapong, P., Hume, P. A., & Kolt, G. S. (2005). The mechanisms of massage and effects on performance, muscle recovery and injury prevention. Sports medicine, 35(3), 235-256.

23. Cafarelli, E., & Flint, F. (1992). The role of massage in preparation for and recovery from exercise. Sports medicine, 14(1), 1-9.

24. Mikesky, A. E., Bahamonde, R. E., Stanton, K., Alvey, T., & Fitton, T. (2002). Acute effects of the stick on strength, power, and flexibility. The Journal of Strength & Conditioning Research, 16(3), 446-450.

25. Ge, H. Y., Arendt-Nielsen, L., & Madeleine, P. (2012). Accelerated muscle fatigability of latent myofascial trigger points in humans. Pain Medicine, 13(7), 957-964.

26. Ge, H. Y., Fernández-de-Las-Peñas, C., & Yue, S. W. (2011). Myofascial trigger points: spontaneous electrical activity and its consequences for pain induction and propagation. Chinese medicine, 6(1), 1-7.

27. Bron, C., & Dommerholt, J. D. (2012). Etiology of myofascial trigger points. Current pain and headache reports, 16(5), 439-444.

28. Wilke, J., Müller, A. L., Giesche, F., Power, G., Ahmedi, H., & Behm, D. G. (2020). Acute effects of foam rolling on range of motion

in healthy adults: a systematic review with multilevel meta-analysis. Sports Medicine, 50(2), 387-402.

29. Smith, L. L., Keating, M. N., Holbert, D., Spratt, D. J., McCammon, M. R., Smith, S. S., & Israel, R. G. (1994). The effects of athletic massage on delayed onset muscle soreness, creatine kinase, and neutrophil count: a preliminary report. Journal of Orthopaedic & Sports Physical Therapy, 19(2), 93-99.

30. Shin, M. S., & Sung, Y. H. (2015). Effects of massage on muscular strength and proprioception after exercise-induced muscle damage. The Journal of Strength & 31. Conditioning Research, 29(8), 2255-2260.

31. Arroyo-Morales, M., Fernández-Lao, C., Ariza-García, A., Toro-Velasco, C., Winters, M., Díaz-Rodríguez, L., ... & Fernández-De-las-Peñas, C. (2011). 32. Psychophysiological effects of preperformance massage before isokinetic exercise. The Journal of Strength & Conditioning Research, 25(2), 481-488.

33. Kamel, N. A. (2022). Bio-piezoelectricity: fundamentals and applications in tissue engineering and regenerative medicine. Biophysical Reviews, 1-17.

34. Lucas–Osma, A. M., & Collazos–Castro, J. E. (2009). Compartmentalization in the triceps brachii motoneuron nucleus and its relation to muscle architecture. Journal of Comparative Neurology, 516(3), 226-239.

35. Kong, P. W., & Burns, S. F. (2010). Bilateral difference in hamstrings to quadriceps ratio in healthy males and females. Physical Therapy in Sport, 11(1), 12-17.

36. Choi, J. S., Jang, T. J., & Jeon, I. C. (2022). Comparison of Gluteus Maximus, Hamstring and Multifidus Muscle Activities During Bridge Exercises According to Three Different Hip Abduction Angles. Physical Therapy Korea, 29(1), 11-18.

37. TESSA BIINDS, I. M., JILL, P., & ELLEN DAWSON, D. B. (2004). Effects of massage on limb and skin blood flow after quadriceps exercise. Medicine & Science in Sports & Exercise, 195(9131/04), 3608-1308.

38. Smith, L. L., Keating, M. N., Holbert, D., Spratt, D. J., McCammon, M. R., Smith, S. S., & Israel, R. G. (1994). The effects of athletic massage on delayed onset muscle soreness, creatine kinase, and neutrophil count: a preliminary report. Journal of Orthopaedic & Sports Physical Therapy, 19(2), 93-99.

38. Card, R. K., & Lowe, J. B. (2018). Anatomy, shoulder and upper limb, elbow joint.

39. https://www.osmosis.org/answers/muscle-stiffness

40. https://www.physio-pedia.com/Massage

41. https://www.osrpt.com/2018/08/what-are-stabilizing-muscles/

42. https://www.physio.co.uk/treatments/massage/physiological-effects-of-massage/mechanical-effects/increased-tissue-elasticity.php

43. https://movephys.io/blog/short-muscles-vs-tight-muscles/

44. https://www.spine-health.com/glossary/muscle-tension

45. https://www.physio.co.uk/treatments/massage/physiological-effects-of-massage/circulatory-effects/increased-vasodilation.php

찾아보기

신용어

479